医院等级评审应评实践

主 编 韦铁民 邵初晓

科学出版社
北 京

内 容 简 介

  医院等级评审在促进我国医院管理方面起着重要作用。本书主要介绍作者单位在医院等级评审应评准备工作中积累的大量成功经验和重要体会。全书分6章，对应评审条款设立章，对应条款编号设立标题，从四个方面来阐述医院等级评审的应评工作：第一是计划与规范，从需要具备的制度、应急预案、岗位职责和工作计划和规划，以及具有指导意义的文件等进行举例说明；第二是执行要点，列举医院实际工作中采取的关键、亮点举措；第三是检查与监管，重点介绍各部门在开展科室自查、主管部门监督及反馈、持续改进等工作的具体实施情况；第四是成效，如管理成效、项目实施成果、获得荣誉及奖项等。

  本书内容实用，重点突出，适用于各级医院管理工作者。

图书在版编目（CIP）数据

医院等级评审应评实践／韦铁民，邵初晓主编 . —北京：科学出版社，
2020.8

ISBN 978-7-03-065765-7

Ⅰ.①医…　Ⅱ.①韦…　②邵…　Ⅲ.①医院—评定—中国　Ⅳ.①R197.32

中国版本图书馆 CIP 数据核字（2020）第 136190 号

责任编辑：高玉婷／责任校对：郭瑞芝
责任印制：赵　博／封面设计：龙　岩

科 学 出 版 社 出版

北京东黄城根北街 16 号
邮政编码：100717
http://www.sciencep.com

三河市春园印刷有限公司 印刷
科学出版社发行　各地新华书店经销

*

2020 年 8 月第　一　版　开本：889×1194　1/16
2022 年 4 月第二次印刷　印张：16 1/4
字数：500 000

定价：99.00 元
（如有印装质量问题，我社负责调换）

编著者名单

主　　编　韦铁民　邵初晓

副 主 编　陈美芬

执行编委　吕丽华　孙　倩　卓玉荣　王传光　张登科

编　　委　（按姓氏笔画排序）

丁智勇　万云华　王苏英　王传光　韦铁民　方霞波　卢　汎

叶　琛　田　昕　田伟强　冯小红　边乐超　吕丽华　吕国元

吕耀军　朱丽萍　刘　英　刘向阳　许慧文　孙　倩　纪建松

苏艾华　杜晓霞　杜德希　李　雅　李旭明　杨　慧　杨伟斌

杨碧虹　吴丽仙　吴振华　何登伟　张　坤　张登科　邵初晓

陆丽虹　陈　莉　陈美芬　范晓希　卓玉荣　金　烈　周悦华

周望京　郑宏鹏　郑荣宗　赵卫全　赵志钢　胡祥华　钟爱武

施建英　洪怀江　姚奏英　莫海伟　徐　民　徐　萍　徐丽英

涂韶松　黄　渊　黄亦良　黄跃金　章平禄　曾春来　谢剑锋

虞作春　廖彩霞　潘红英　潘锋君　潘群婕　魏　琳　魏以新

致　谢

本书在编写过程中得到以下专家的指导，在此一并表示感谢！

浙江省医学学术交流管理中心	胡斌春
浙江省人民医院	何　强
浙江大学医学院附属第一医院	卢晓阳
浙江大学医学院附属第二医院	张秀来
浙江大学医学院附属第二医院	陆　群
浙江大学医学院附属第二医院	金静芬
浙江大学医学院附属邵逸夫医院	谢鑫友
浙江大学医学院附属邵逸夫医院	蔡　斌
杭州市妇产科医院	陈昌贵

前 言 Preface

等级评审作为提升医院运行和全面质量管理的重要抓手，是促进医院品质提升和品牌发展的有效工具，已经成为大家的共识。我国自1989年开始启动医院等级评审工作，至今已有31年。浙江省从1987年启动第一周期医院等级评审，至今已开展四轮，是我国较早开展医院评审且持续进行的省份之一。纵观国家和省级医院等级评审标准，从最初的强调医院规模、设备设施、人员配置，到如今更加重视医院运行管理、医疗质量管理、学科建设、人才结构和内涵建设，已经产生了质的飞跃。应该说，医院等级评审在促进我国医院管理向科学化、标准化、现代化发展方面起到了非常重要的作用。

浙江省丽水市中心医院于1971年建院，1973年开诊，历经二甲、三乙、三甲的多轮医院等级评审，伴随等级评审医院一路成长。可以说，每次等级评审对丽水市中心医院的发展，对医院各方面层次的提高都起到了极大的促进作用，为医院发展明确了方向，是医院前进的指挥棒。2019年，浙江省启动了第四周期医院等级评审工作。此轮医院等级评审是医院管理的一次革命，是做好现代医院管理工作的最佳助力。医院在准备过程中，充分认识到此轮评审标准是一套全面、系统、科学的现代医院管理评价体系，是引领医院科学发展、规范发展的金科玉律，对医院工作和质量管理的提升具有极其重要的意义。

医院从2018年正式启动等级评审迎评工作，先后完成了对标解读、培训考核、梳理问题、跨部门协调、整改提升、模拟自查等工作，更加注重对职工行为的引导，更加注重环节质量控制、系统管理、常态化管理，更加注重PDCA管理思维的应用及持续质量改进，强调多角度、多维度追踪检查方法的应用，在迎评准备方面做了大量细致且卓有成效的工作。正是因为我们的认真准备和对标准的深刻理解，丽水市中心医院在医院等级评审反馈会上得到了评审专家一致的高度肯定。

历时近两年的医院等级评审迎评准备，我们积累了大量的成功经验和重要体会，我们将这些经验和体会编撰成文，以飨读者。希望我们的经验，有助于同行理解新的评审条款，抓住工作重点，少走弯路。也期待各家医院的管理更趋科学化、标准化和现代化，与国内外一流医院管理接轨，为中国医院发展做出自己的贡献。本书的编撰得到了众多同行专家的关心与大力支持，在此谨致以诚挚谢意！

对于书中疏漏和错误之处，恳请各位读者和同道批评指正。

韦铁民
丽水市中心医院院长
2020年5月

编 撰 说 明

　　本书以《浙江省综合医院等级评审标准（2019版）》三类指标为蓝本，分6章，对应评审条款设立章，对应条款编号设立标题，便于读者对照查阅。运用PDCA循环的表达方式将评审标准对照质量管理要求分为4个层次，力求将我院的具体实践经验原汁原味地呈现给大家，供同仁参考和借鉴。编写框架为：①P:【计划与规范】对应评审标准C条款，从需要具备的制度、应急预案、岗位职责和工作计划、规划，以及具有指导意义的文件等进行举例说明。②D:【执行要点】对应评审标准C条款，列举医院实际工作中采取的关键、亮点举措。③C:【检查与监管】对应评审标准B条款，重点介绍各部门在落实C条款工作中开展科室自查、主管部门督查及反馈、持续改进等工作的具体实施情况。④A:【成效】对应评审标准A条款，重点呈现本条款自C到A开展工作的成效，如指标管理成效、项目实施成果、获得荣誉及奖项等。需要注意的是，所有涉及评审条款的研读与说明只是针对本院开展工作的一个举证或工作思路的呈现，所有A的成效也并非均要实施PDCA项目才能达标，不同医院要结合自身实际落实评审工作。

　　此外，本书中未编撰的标准为本院不适用条款，建议可效仿其他条款之思路而行。

目 录 Contents

第一章

医院功能与任务

一、依据医院功能与任务，确定医院的中长期发展规划

1.1.1 医院功能与任务符合卫生发展规划

1.1.1.1 医院功能、任务与目标符合服务区域的卫生发展规划

P:【计划与规范】

（1）《市卫生计生事业发展"十三五"规划》《医院发展"十三五"规划》。

（2）《医院章程》。

D:【执行要点】

（1）根据《市卫生计生事业发展"十三五"规划》制订《医院发展"十三五"规划》，提出基础建设、医疗技术、科研工作、人才培养、医疗设施、教育培训、运营管理模式方面的七大目标任务。

（2）制定《医院章程》，医院功能定位、运行管理、治理建设等与区域卫生发展规划同步。

（3）有医院核心文化元素，如院训、使命、核心价值观、愿景、目标、宗旨，符合发展规划和管理目标。

（4）医院通过多种途径向全体职工、患者及社会宣传医院的宗旨、愿景、目标、功能与任务。

1）在医院电梯、通道及门诊楼等公共区域悬挂各类宣传图片。

2）通过医院网站、微信公众号、户外广告向社会宣传。

3）通过《院报》《就医指南》《健康教育手册》及《人文修养》等资料向患者宣传。

4）通过中层干部例会、职工大会、职工代表大会、新职工岗前培训等向职工传达。

C:【检查与监管】

每月行政查房抽查职工对医院宗旨、愿景、目标、功能与任务的知晓情况，存在的问题通过OA系统反馈给科室进行整改。

A:【成效】

（1）职工与患者知晓医院的宗旨、愿景，医院功能、任务与区域发展规划同步。

（2）监测指标：职工对医院核心文化元素知晓率持续正向高值。

1.1.2 制订医院中长期规划与年度计划，医院规模和发展目标与医院功能、任务一致

1.1.2.1 根据医院功能与任务，制订医院中长期规划及年度计划

P:【计划与规范】

（1）《医院发展"十三五"规划》《医院发展"十三五"专项规划》《部门、科室发展"十三五"规划》。

（2）《医院年度工作计划》《部门、科室年度工作计划》。

D:【执行要点】

（1）制订《医院发展"十三五"规划》，内容包括目标、实施方法、实施步骤、工作分工、相关预算及年度安排等，医院中长期规划符合区域卫生规划。

（2）制订《医院发展"十三五"专项规划》，包括党的建设、人才培养、学科建设与科学研究、医疗质量与安全管理、护理工作、医学教育、基础设施建设、信息化建设、综合治理、急诊建设、门诊建设11个专项规划。

（3）医院采取自下而上、由上至下的双向通道，广泛征求职工意见，经过集体讨论，制订医院年度工作计划和中长期规划。

（4）医院的中长期规划及年度计划，通过院科约谈、院领导重点工作清单、院领导分管例会、院领导行政查房、值周领导例会、院长办公会责任清单、专题会议及各委员会会议等形式，由各部门共同参与完成。

（5）各部门、科室的年度计划与医院规划相一致。

（6）医院中长期规划及年度计划经过职工代表大会讨论通过，并通过职工大会、医院文件、OA系统公告等形式通告全体职工。

C:【检查与监管】

（1）党办、院办（党政综合办）每季度对各科室季度计划上交的及时性及完成情况等进行督查考核，结果与科室年度责任目标考核绩效挂钩。

（2）党办、院办（党政综合办）每年对医院年度计划的完成情况进行分析、总结，提交院领导班子持续改进。

A:【成效】

（1）医院中长期规划得到落实。

（2）各部门管理人员、各科室负责人对医院的规划目标及本部门、本科室的计划任务的知晓率持续正向高值。

1.1.3 医院具备急危重症和疑难疾病诊疗服务的设施、设备、技术梯队与处置能力

1.1.3.1 医院具备急危重症和疑难疾病诊疗服务的设施、设备、技术梯队与处置能力

P:【计划与规范】

（1）《全院急救紧急呼叫及应急复苏管理制度》《急诊绿色通道管理制度》《急诊手术管理制度》《急诊病人收治管理制度》《急诊医学科多发伤复合伤救程序》《重症医学科重症疑难患者多学科联合查房制度》《重症医学科转入转出管理制度》《重症医学科ECMO使用管理制度》《重症医学科负压病房管理制度》《危重新生儿抢救制度》《急诊医学科服务计划》《重症医学科服务计划》。

（2）《急性心肌梗死急诊绿色通道溶栓诊疗路径》《急性心肌梗死急诊溶栓流程》《急诊心力衰竭诊治流程》《急性缺血性脑卒中急诊绿色通道溶栓诊疗路径》《缺血性脑卒中急诊流程》《脑出血诊疗流程》《急性颅脑创伤患者急诊服务流程》《高危孕产妇救治服务流程和规范》。

D:【执行要点】

（1）制订急诊医学科和重症医学科人员配置表、设备清单、重点医疗技术项目清单，以及各专科及亚专科学科带头人、人才梯队和技术能力介绍手册等。

（2）制订急诊监护室、重症医学科《疾病目录》，承担本市区域危重症患者的救治、会诊任务。统计各县市医院年度转入急危重症患者人数，以及医院年度急危重症患者救治数、救治成功率。

（3）急诊医学科、重症医学科、放射科、超声科、检验科等科室提供24小时急危重症诊疗服务。

（4）医院建立覆盖全院的急救紧急呼叫及应急复苏体系。医院呼吸支持小组职责明确，由医务处每月排班，负责指导需呼吸支持患者的抢救。

（5）胸痛中心、卒中中心等中心和专业组织制度完善，流程合理，执行到位。有病历等资料记录。

C:【检查与监管】

（1）医务处每季度通过《专科检查表》对急危重症和疑难疾病的诊疗进行检查，存在的问题通过管理软件平台反馈给科室，每季度检查结果及整改情况在《医疗质量考评结果分析与持续改进》上通报。

（2）医务处每季度现场抽查全院急救紧急呼叫及应急复苏响应情况，并通过现场及中层干部例会反馈给各科室持续改进。

（3）护理部每月通过《危重患者护理/专科护理质量评价标准》检查全院护理单元，存在的问题通过OA系统反馈给科室进行整改，每季度在护理质量与安全管理会议上反馈，检查结果及整改情况在《医疗质量考评结果分析与持续改进》上通报。

A:【成效】

（1）医院对急危重症和疑难疾病诊治服务的能力不断提升。

（2）（疾病）诊断相关分组（DRG）本地区病例组合指数（CMI）排名、相对权重（RW）≥2排名，三、四类手术排名位于全省三甲医院中上水平。

（3）有省级重点（扶植）学科：心血管内科、普外科（肝胆胰外科）；省重点实验室：影像诊断与介入微创研究实验室；浙中区域专病中心：骨科、心血管内科、肿瘤中心、神经内科、眼科、肾内科；医院获评"中国卒中中心培训基地"，蝉联"国家五星级卒中中心"4年，是国家标准版胸痛中心，美国心脏协会（AHA）心血管急救培训中心，是中国医学救援协会动物伤害救治分会蛇伤专业委员会主任委员所在单位。

（4）医院曾开展心、肝、肾、角膜、骨髓移植；2001年心脏移植患者现还健在。

二、坚持公立医院公益性，将社会效益放在首位，履行相应的社会责任和义务

1.2.1 坚持公立医院公益性，将社会效益放在首位，履行相应的社会责任和义务。公立医院资源主要用于公众服务，控制公立医院特需服务规模

1.2.1.1 坚持公立医院公益性，将社会效益放在首位，履行相应的社会责任和义务

P:【计划与规范】

（1）《对口支援工作制度》《"双下沉，两提升"工作制度》。

（2）《突发重大事件医疗救治应急预案》。

（3）《医疗质量提升行动工作方案》《进一步改善医疗服务行动方案》《"最多跑一次工作"专项行动方案》《"医联体"乡村医师培训项目工作方案》《"医联体"基层医师培训项目工作方案》等。

D:【执行要点】

（1）医院的服务宗旨、院训、发展规划及文化建设体现坚持公立医院公益性，将维护人民群众健康的权益放在第一位。

（2）医院有优化质量、改进服务、降低成本、控制费用的措施，具体如下。

1）实施医疗质量提升行动计划，落实医疗质量安全18项核心制度及医疗技术临床应用监管、全员全流程医院感染预防与控制、临床检验项目和实验室安全管理、临床路径管理和疾病诊断相关分组（DRG）的应用、合理用药管理等方面。

2）开展"学科再发展"主题活动，通过打造品牌学科、扶强优势学科、做精特色小专科，优化医疗质量。

3）落实"最多跑一次"改革工作，运用信息化手段，改革费用结算、医事服务、刷脸就医、出生服务、检查检验等服务流程。

4）开展打造"节约型医院"主题活动，通过加强人力成本控制、抓好日常开支管理、严把物资采购关卡、调整收入结构、加强基层建设管理、加强内审管理等措施，减少浪费、节约资源、提升效率、调整经济结构。

（3）与各县（市）卫健委合作，免费分批次开展乡村医师、村医培训。

（4）完成各项政府指令性任务和各项保障任务，具体如下。

1）法定和政府指定的公共卫生服务、突发事件的紧急医疗救援。

2）援外、援疆、援藏、国防卫生动员、支农、支边与支援社区等任务。

3）征兵体检、新生儿筛查、疫苗接种、农村结对帮扶、助盲及各类保障任务等。

4）开展或举办多种形式的社会公益性活动（如义诊、健康咨询、募捐等）。

C:【检查与监管】

（1）科室每年对基本医疗服务、政府指令性任务的完成情况进行自查，并持续改进。

（2）医院每季度对各科室控制费用、降低药品比例、降低耗材使用比例、缩短平均住院日、医保支出等的执行情况进行检查、分析，在中层干部例会上通报。

（3）党办、院办（党政综合办）每年对各科室基本医疗服务、政府指令性任务的完成情况进行督查，存在的问题通过OA系统反馈给科室进行整改。

（4）党办、院办（党政综合办）设计《真情问卷表》，由义工在门诊、各病区每月开展问卷调查，结果通过中层干部例会、OA系统反馈，持续改进，并与年终绩效考核挂钩。

A:【成效】

（1）公立医院提供特需服务的比例不超过全部医疗服务的10%。

（2）监测指标：患者满意度持续正向高值。

1.2.2 根据《中华人民共和国传染病防治法》《中华人民共和国食品安全法》和《突发公共卫生事件应急条例》等相关法律、法规承担传染病的发现、救治、报告、预防等任务，规范开展食源性疾病监测与报告等工作

1.2.2.1 根据《中华人民共和国传染病防治法》和《突发公共卫生事件应急条例》等相关法律、法规，有健全的传染病防治组织架构，承担传染病的发现、救治、报告、预防等任务

P:【计划与规范】

（1）《传染性疾病患者医疗服务规程》《传染病疫情报告制度》《传染病门诊预检分诊管理制度》《发热门诊工作制度》《肠道门诊工作制度》《感染性疾病隔离制度》《空气传播性疾病感染防控制度》《医疗废物管理制度》。

（2）《突发重大事件医疗救治应急预案》。

（3）《公共卫生与预防保健科服务计划》。

D:【执行要点】

（1）由公共卫生管理领导小组、传染病医疗质量和安全管理工作小组、突发重大事件医疗救治应急指挥小组和应急医疗救治队伍、公共卫生科负责传染病疫情的管理工作。

（2）临床科室设有传染病管理员和院感管理员，负责本科室的传染病预防与控制工作的落实，公共卫生科、院感科承担医院的传染病预防与控制工作实施情况的指导和定期督查。

（3）门诊有发热呼吸道患者、腹泻患者登记系统，将传染病患者、疑似传染病患者引导至相对隔离的分诊点进行初诊，门诊、住院诊疗信息登记完整。

（4）按照传染病防治有关规定及时报告疫情。临床医师为责任疫情报告人，填写传染病报告卡；传染病管理员负责本科室的传染病报告管理工作；公共卫生科负责法定传染病的审核、网络报告和查漏工作。

（5）对发现的法定传染病患者、病原携带者、疑似患者的密切接触者采取必要的治疗和隔离措施，具体如下。

1）肺结核、人类免疫缺陷病毒（HIV）初筛阳性病例有"危急值"报告，同时住院系统会有相应颜色标识，提醒做好隔离措施，医师开具相应的隔离医嘱。

2）感染科设有隔离病房，并配备纱窗、折叠式蚊帐等防蚊设备。

3）重症医学科设有负压病房。

（6）对医院内被传染病病原体污染的场所、物品实施消毒和无害化处置，做好终末消毒。

C:【检查与监管】

（1）公共卫生科每月对门诊和住院所有患者进行传染病漏报调查、门急诊预检分诊督查，存在的问题及时电话反馈给主管医师并进行整改；OA系统公布每月传染病报告情况并上传到数据指标库供各科室查询。

（2）公共卫生科每季度做传染病报告情况分析与质量持续改进并上报质管处，在《医疗质量与安全报告》上通报，同时在医院感染管理委员会会议上做分析汇报。

（3）院感科、总务处每季度督查医疗废物的处置情况，督查结果及改进建议通过医院管理软件、OA系统反馈给科室持续改进。

（4）市疾控中心每季度对传染病的报告情况进行督导，书面反馈给医院进行整改。

A:【成效】

（1）传染病防治管理工作规范。

（2）无传染病漏报。

（3）无管理原因导致的传染病播散事件。

1.2.2.2 定期对全体医务人员进行传染病（含食源性疾病）防治知识和技能的培训与传染病处置演练

P:【计划与规范】

（1）《传染病培训制度》。

（2）《医院突发公共卫生事件应急预案》。

D:【执行要点】

（1）制订年度传染病防治和技能培训计划清单，每年对所有医务人员至少培训2次。遇传染病暴发流行时，则强化培训。新上岗人员在岗前培训时必须进行《中华人民共和国传染病防治法》及传染病报告相关内容的培训。

（2）根据本年度传染病的流行情况，传染病的有关法律、法规及本地区卫生行政部门的指示，选择性地准备培训材料，进行培训。

（3）公共卫生科制订培训计划，采取全员培训、重点科室培训和分级培训相结合；通过现场培训、软件平台等组织学习最新传染病防治知识和技能并进行考核。

（4）制订年度传染病应急演练计划清单，根据传染病疫情，适时开展传染病处置演练，如开展登革热防控演练等。

C:【检查与监管】

（1）公共卫生科定期对传染病（含食源性疾病）防治知识和技能的培训效果进行评价和分析，并做总结。

（2）公共卫生科每季度随机抽查医务人员传染病防治相关知识的知晓情况，存在的问题书面反馈给科室进行整改，并在《医疗质量与安全报告》上通报。

A:【成效】

（1）全体员工对传染病的处置能力不断提高。

（2）监控指标：传染病防治知识掌握的合格率持续正向高值。

1.2.2.3 规范开展食源性疾病监测与报告工作

P:【计划与规范】

《医院食源性疾病监测管理制度》。

D:【执行要点】

（1）按照食品安全风险监测计划和监测方案要求，开展食源性疾病监测工作，包括特定病原体的食源性疾病病例监测、食源性中毒病例监测、疑似食源性异常病例监测和食源性疾病暴发监测。

（2）发现接收的患者属于食源性疾病患者或者疑似患者的，医师据相关诊断（腹泻、腹痛、急性肠炎等）系统调出食源性疾病上报提醒，临床医师负责病例信息的采集，在系统中填写《食源性疾病病例监测信息表》，主要内容包括病例基本信息、临床症状与体征、初步诊断、饮食暴露史、标本采集信息等；公共卫生科在病例就诊的2个工作日内通过"浙江省食源性疾病监测报告系统"直接报送监测信息。

（3）临床医师发现符合定义的疑似食源性异常病例后，医务处及时组织专家会诊，确认后将《疑似食源性异常病例/异常健康事件报告卡》上报市疾控中心，并且附上该病例全部病历的复印件。

（4）临床医师发现疑似食源性疾病暴发事件，及时进行信息核实，确认为暴发的，在2小时内及时上报市疾控中心，并协助开展流行病学调查和采样。

（5）每年组织全院食源性疾病监测培训和知识竞赛，提高医师对食源性疾病监测的认识。

C:【检查与监管】

（1）公共卫生科每月开展门诊及出院患者漏报情况调查，每季度汇总并在医院感染管理委员会会议上分析汇报。

（2）市疾控中心每月对食源性疾病监测报告情况进行督导，以《市食源性疾病监测工作简报》的形式反馈给医院进行整改。

A:【成效】

（1）规范开展食源性疾病监测与报告工作，信息填写完整，无漏报、瞒报、缓报。

（2）监测指标：食源性疾病事件报告率、及时率均达到100%。

1.2.3 按照《国家基本药物临床应用指南》和《国家基本药物处方集》及医疗机构药品使用管理有关规定，优先合理使用基本药物

1.2.3.1 按照《国家基本药物临床应用指南》《国家基本药物处方集》及医疗机构药品使用管理有关规定，优先合理使用基本药物

P:【计划与规范】

（1）《药品管理制度》《〈医院基本用药供应目录〉管理制度》《药品引进与淘汰管理制度》。

（2）《医院基本用药供应目录》《药品处方集》。

（3）《国家基本药物临床应用指南》《国家基本药物目录》。

D:【执行要点】

（1）医院药事管理相关制度规定优先使用国家基本药物，并建立基本药物管理的监督体系。

（2）《药品处方集》和《医院基本用药供应目录》优先纳入《国家基本药物目录》中的品种，有充足库存量满足临床需求。

（3）每年更新《医院基本用药供应目录》，每三年修订《药品处方集》。

（4）对享有基本医疗服务的对象使用国家基本药物（门诊、住院）的比例符合省级卫生健康行政部门的规定，按临床科室药品使用特点细化基本药物考核指标。

C:【检查与监管】

（1）药学部每月统计基本药物品种占比、使用率，并通过指标数据库、OA系统双途径公示。

（2）临床科室对医师使用国家基本药物的情况进行自查，未达目标值的进行原因分析和讨论，制定整改措施，并填写《异常指标分析改进表》上报质管处。

（3）药学部质量考核小组每季度对基本药物的使用情况进行考核，并抽查医护人员基本药物的知晓情况，存在的问题通过OA系统反馈给科室进行整改。

（4）基本药物监测指标、科室对基本药物的自查情况纳入各科医疗质量考核体系。

A:【成效】

（1）国家基本药物在医院优先合理使用，比例符合省级卫生健康行政部门的规定。

（2）监测指标：国家基本药物目录品种使用金额比例、住院患者基本药物使用率（金额比例）、基本药物采购品种数占比、门诊患者基本药物处方占比等，持续正向高值。

1.2.4 实行分级诊疗，医院应建立与实施双向转诊制度与相关服务流程

1.2.4.1 实行分级诊疗，医院应建立与实施双向转诊制度与相关服务流程

P:【计划与规范】

《双向转诊制度》。

D:【执行要点】

（1）医院有双向转诊工作组织架构，按工作内容进行职能部门责任分工。

（2）与基层医疗机构签订双向转诊协议。

（3）实行分级诊疗，实施双向转诊制度与服务流程，建立双向转诊信息平台，有上转和下转的疾病诊疗目录清单。

（4）符合转诊指征的患者通过转诊平台转诊，通过管理软件统计上转和下转信息，记录完整。

（5）医院利用宣传单、电子屏、展板等形式广泛宣传双向转诊工作。

（6）医院每年召开相关职能科室及合作的基层医疗机构负责人双向转诊座谈会，讨论分析总结前期工作，并提出持续改进措施。

C:【检查与监管】

（1）发展处每季度根据双向转诊平台系统，统计出上转、下转信息，对结果进行分析，书面反馈给相

关部门及基层医院，落实整改。

（2）分级诊疗管理领导小组每半年对双向转诊的执行情况进行督查、总结，在中层干部例会上通报，持续改进。

A:【成效】

（1）分级诊疗及双向转诊工作落实到位。

（2）运用"双向转诊信息平台"开展患者上转、下转工作，转诊人次持续增加。

三、积极开展"双下沉，两提升"工作，全面推进城市医联体、县域医共体建设，整体提升基层医疗卫生服务能力

1.3.1 积极开展"双下沉，两提升"工作，加快形成医疗资源依次梯度下沉的格局，努力提升县域医疗卫生服务能力

1.3.1.1 积极开展"双下沉，两提升"工作，合作双方有合作办医协议，有专人负责，目标明确

P:【计划与规范】

（1）《"双下沉，两提升"工作制度》《对口支援工作制度》《合作医院派驻人员管理规定》《受援医院中层干部考核办法》《受援医院行政查房工作方案》《受援医院专家病历质控帮扶管理办法》《受援医院出院病历管理制度》《受援医院临床路径管理制度》等。

（2）《合作办医协议》。

（3）《医院领导班子工作分工》《受援医院领导班子工作分工》。

（4）《医院年度工作计划》《发展处年度工作计划》。

D:【执行要点】

（1）医院明确分管院领导和主管部门，根据合作协议制定工作方案，对职能部门进行责任分工，明确责任部门的工作职责，指定专人负责。

（2）医院与受援医院的当地政府签订合作办医协议，政府提供资金保障，专款专用；成立合作办医管理委员会，指导和监督合作办医工作。

（3）医院将"双下沉，两提升"工作纳入医院年度工作计划，发展处制订受援医院的帮扶计划。

（4）制订《"双下沉，两提升"实施方案》，与各科室签订年度工作目标责任书。

（5）医院选派干部担任受援医院的执行院长、院长助理等职务，明确分管工作；任命中层干部为重点帮扶学科执行主任。

（6）建立一系列符合受援医院发展需求的制度，包括"5S"管理、干部考核、行政查房、质量管理、病历管理、同质化管理、护理质量管理、临床路径建设、远程会诊等制度，将医院精细化管理理念植入受援医院。

（7）帮助受援医院进行重点学科建设、学科带头人培养及院内专科护士培养；接收管理干部及骨干人员进修；到受援医院举办学术继教班、开展学术讲座、开展疑难手术项目、指导开展病历书写、授课等竞赛及品管圈（QCC）比赛；设立专家工作站、开通远程会诊。

（8）医院每季度召开1次专题座谈会，讨论和解决工作中存在的问题；每年对合作办医工作开展2次以上调研工作；每年召开2次合作办医管理委员会会议，总结经验、审议新开展工作。

（9）医院年终对下派人员进行考核，结果与个人年度考核相挂钩。

C:【检查与监管】

（1）发展处每季度对下派管理人员和技术专家的工作情况、人才培养计划、学科帮扶计划的执行情况、临床路径开展、远程会诊、双向转诊的开展情况进行督查，存在的问题以书面形式反馈给相关部门及受援医院进行整改。

（2）发展处每半年组织医务处、护理部、质管处、药学部等职能部门对"双下沉，两提升"工作进行检查，对结果进行分析，并书面反馈给相关部门及受援医院进行整改。

A:【成效】

（1）合作医疗机构的医疗服务能力有所提高。

（2）受援医院总收入、门急诊就诊人次、出院患者人次、手术台次、临床路径病种数和病例数、新技术数、新项目数、年度内县域就诊率等逐年提升；平均住院日、药品收入占总收入的比例等逐年降低。

（3）受援医院成功创建"卒中防治中心""中国胸痛中心（基层版）"；获得省品管大赛综合组银奖、市县级医院质控联合检查县级医院第一名；消化内科、普外科顺利通过市级重点扶持学科验收；消化内科、骨科与神经内科被评为市县级龙头建设学科；成功申报省级课题、省级继教班，进而使其实现零突破；受援医院获得省级劳动模范1人、省级医坛新秀培养对象1人、市级绿谷新秀培养对象5人。

（4）省卫生健康委员会（卫健委）每年委托第三方考评，年度考核成绩优秀，做到持续改进有成效。

1.3.1.2 承担合作医院间的人才下沉及人才培训，制定相关的制度、培训方案，并有具体措施予以保障

P:【计划与规范】

（1）《受援医院学科建设与人才培养规范》《受援医院科研项目管理办法》《受援医院医学继续教育项目管理办法》。

（2）《合作办医协议》。

（3）《受援医院护理专科护士培养方案》。

D:【执行要点】

（1）根据全面托管的要求，医院制定下沉人员考勤、保障、考核激励等管理制度，制定医院下派医务人员劳务费用管理规定，建立下沉人员考核手册。

（2）发展处制订受援医院医疗技术、护理人员年度帮扶计划；确定受援医院重点帮扶学科带头人培养计划；帮助受援医院培养院内专科护士；督导重点帮扶学科具体帮扶计划的实施过程。

（3）医院制定的《卫生专业技术人员高级职称自主评聘制度》中对下沉人员设加分项。

（4）免费接受受援医院的人员进修、短期培训及柔性学习。

（5）定期开展学术讲座、技术指导，帮助受援医院申请省、市级继教班。

（6）下沉人员年度考核结果公布于医院内网，直接和年度个人考核挂钩。

C:【检查与监管】

（1）发展处每季度对受援医院的人员培训进行检查与监管，检查结果在合作办医管理委员会会议上通报。

（2）发展处每年根据检查要求对下沉人员名单、合作医院下沉人员的排班信息、考核手册、重点学科帮扶计划，有分析，有总结，有反馈，并持续改进。

A:【成效】

（1）任务有效完成，下沉及人才培训的效果达到合作双方协议目标。

（2）受援医院科研能力有明显提升，科研项目立项、核心期刊论文、SCI收录论文数每年持续上升。

（3）受援医院成功创建"卒中防治中心""中国胸痛中心（基层版）"；获得省级品管大赛综合组银奖、市县级医院质控联合检查县级医院第一名；消化内科、普外科顺利通过市级重点扶持学科验收；消化内科、骨科与神经内科被评为市县级龙头建设学科；成功申报省级课题、省级继教班，进而使其实现零突破；受援医院获得省级劳动模范1人、省级医坛新秀培养对象1人、市级绿谷新秀培养对象5人。

1.3.2 将城市医联体、县域医共体建设工作纳入院长目标责任制与医院年度工作计划

1.3.2.1 将城市医联体、县域医共体建设工作纳入院长目标责任制与医院年度工作计划，有实施方案，并有专人负责

P:【计划与规范】

（1）《医疗联盟（医联体）章程》。

（2）《医院领导班子工作分工》。

（3）《医院年度工作计划》。

D:【执行要点】

（1）医院与各成员单位签订医联体协议，成立医疗联盟管理委员会，下设工作委员会，明确牵头部门、责任分工。

（2）政府提供资金保障，资金专款专用。

（3）院长为医联体建设主要负责人，明确分管领导，明确发展处为主管部门，指定专人负责。医院制定《医疗联盟（医联体）实施方案》，将医联体工作纳入医院工作计划。

（4）制订医疗联盟年度工作计划、制定《医疗联盟医疗质量与安全管理办法》《急性缺血性脑卒中诊治流程》《急性心肌梗死诊治流程》等同质化管理文件。

（5）对成员单位定期走访，提供技术帮扶，进行同质化管理，开展慢性病健康教育活动及义诊活动。

（6）根据成员单位的实际情况，确定具体的技术指导、人才培养及管理帮扶目标和实施方案、学科共建实施方案，指导帮助成员单位开展卒中中心、胸痛中心建设。

（7）建立了心血管专业"韦铁民教授工作站"，定期开展医疗及教学等工作，开展国家心血管病高危人群早期筛查与综合干预科研项目。

（8）医院每季度召开医疗联盟专项座谈会，每年召开医疗联盟工作总结大会，讨论和解决工作中存在的问题。

（9）每年对下沉人员进行考核，纳入绩效考核与医师定期考核，并与晋升、聘任、任用和评优挂钩。

C:【检查与监管】

（1）医疗联盟工作委员会每半年组织医务处、护理部、质管处、药学部等职能部门对医疗联盟工作进行同质化检查，对结果进行分析，并书面反馈给成员单位持续改进。

（2）医疗联盟管理委员会每年对所开展的学科共建医院进行检查与监管，做出分析，结果反馈给成员单位。

A:【成效】

（1）实现对口支援责任目标。

（2）成员单位中3家获全国卒中防治中心称号、8家获胸痛中心称号。

（3）成员单位在县级医院综合医疗质量考评排名为前3名；在县级医院重点学科数量，新技术、新项目的开展数量位居前列。

（4）医联体建设通过了本区域第三方考核。

1.3.2.2 将社区慢性病管理纳入医院目标管理

P:【计划与规范】

（1）《社区慢病管理实施方案》。

（2）《医院年度工作计划》《健康教育科服务计划》。

D:【执行要点】

（1）将帮助社区开展慢性病管理纳入医院年度工作计划。

（2）有帮助社区开展慢性病宣传及管理的具体实施方案，内容如下。

1）对口社区与医院临床科室对接，建立管理微信群，将慢性病患者纳入签约医师—社区责任医师—市级医院专科医师—多学科综合诊疗（MDT）体系管理。

2）成立高血压、糖尿病、冠心病、脑卒中、恶性肿瘤、慢阻肺6个慢性病管理团队，设团队长和联络员，具体负责对口社区的慢性病管理工作。

3）心血管内科、内分泌科、儿科等学科每周指派专家到对口社区坐诊。

4）医院组织对口社区医务人员进行慢性病诊治和管理的业务培训；根据社区具体情况开展健康讲座、义诊咨询和送医下乡等活动；根据对口社区情况制作宣教PPT下发，供对口社区宣教时使用。

5）医院和对接科室配合对口社区做好双向转诊工作。

6）通过市疾控中心慢性病数据管理平台流转到对口社区，帮助对口社区完善慢性病管理数据。

7）公共卫生科与浙江省疾控中心、市卫健委、市疾控中心等单位合作开发慢性病管理软件《慢病校验集成系统》，帮助对口社区完善慢性病管理数据。

8）市心脑防治中心、肿瘤防办、脑卒中医疗质量控制中心挂靠在本院，按相关服务计划开展工作。

9）国家卫健委层级重大科研项目《心血管病高危人群筛查与综合干预》《城镇社区心脑血管病综合防治》等十余项在对口社区开展。

C:【检查与监管】

（1）医院每季度对对口社区进行现场督导，现场反馈，及时整改。

（2）健康教育科每季度召开工作例会，总结前期工作经验，持续改进工作。

A:【成效】

（1）帮助对口社区实现全社区人口的慢性病网络管理，健康档案的比例达到100%。

（2）监测指标：辖区居民满意度、慢性病报卡率持续正向高值。

（3）《慢病校验集成系统》获国家软件著作权，并在推广应用。

（4）连续5年荣获浙江省心脑血管病防治工作先进集体、中国卒中学会优秀红手环志愿者单位，并被国家卫健委脑卒中防治工程委员会授予脑卒中筛查先进单位。

四、应急管理

1.4.1 成立医院应急工作领导小组，建立医院应急指挥系统，落实责任，建立并不断完善医院应急管理机制

1.4.1.1 建立健全医院应急管理组织和应急指挥系统，负责医院应急管理工作

P:【计划与规范】

（1）《医院紧急事件管理计划》《应急救援物资管理制度》《应急救援人员紧急调配制度》《总值班制度》。

（2）《全院应急预案合集》。

D:【执行要点】

（1）由医院应急工作领导小组负责医院应急管理；建立风险与危机管理委员会，负责应急工作的日常监督；应急办负责医院日常应急管理工作。

（2）有医院应急指挥系统，院长是医院应急管理的第一责任人。多部门或重大应急事件由院长（书记）任总指挥，分管院领导（值周领导）任执行指挥，总值班任执行副指挥，各职能部门负责人任相关紧急事件工作小组执行组长。

（3）医院有紧急事件上报和沟通流程；各部门、各科室负责人在应急工作中有具体的职责与任务。

（4）有院内、院外和院内各部门、各科室间的协调机制，并有明确的协调部门和协调人。

（5）应急办每年通过软件平台对全院职工进行《紧急事件管理计划》的培训。

（6）医院根据法律、法规和有关部门授权进行紧急事件信息的发布。

C:【检查与监管】

应急办每季度对各部门、科室负责人在应急工作中岗位职责的知晓情况进行检查，现场反馈并落实整改。

A:【成效】

应急管理责任落实到位。

1.4.2 明确医院需要应对的主要突发事件策略，制定和完善各类应急预案，提高快速反应能力

1.4.2.1 开展灾害脆弱性分析，明确医院需要应对的主要突发事件及应对策略

P:【计划与规范】

（1）《紧急事件管理计划》。

（2）《全院应急预案合集》。

（3）《灾害脆弱性分析报告》。

D:【执行要点】

（1）每年年底，设施安全管理委员会、感染管理委员会等委员会成员对医院面临的各种潜在危害加以识别，进行讨论后确定高风险事件，提交风险与危机管理委员会讨论；风险与危机管理委员会根据《灾害脆弱性分析评分标准》进行灾害脆弱性分析、评估和排序，选出院级前十项高风险项目。

（2）全院各科室评估、讨论确定科室前三项高风险危机项目。

（3）医院制订《灾害脆弱性分析报告》，对突发事件可能造成的影响及医院的承受能力进行系统分析，提出加强医院应急管理的措施。

（4）制定医院应对各类突发事件的总体预案和部门预案，明确各个部门及相关人员职责及应急反应行动的程序。

（5）结合年度《医院十大院级优先项目评估报告》，为下一年风险项目灾害脆弱分析提供依据。

（6）编制《全院应急预案合集》，方便员工随时查阅，各部门各级各类人员知晓相关应急预案的流程。

C:【检查与监管】

医院质量与安全管理委员会每年对风险与危机管理委员会灾害脆弱性分析的执行情况进行督查，存在的问题书面反馈并落实整改。

A:【成效】

及时完善应急预案和调整应对策略。

1.4.3 开展应急培训和演练，提高各级各类人员的应急素质和医院的整体应急能力

1.4.3.1 开展全员应急培训和演练，提高各级各类人员的应急素质和医院的整体应急能力

P:【计划与规范】

（1）《紧急事件管理计划》《应急救援人员紧急调配制度》。

（2）《全院应急技能培训及考核计划》《全院应急演练计划表》。

D:【执行要点】

（1）每年年初应急办制订应急技能培训和考核计划，相关部门按计划分批次通过现场集中或软件平台的方式对各级各类人员进行应急相关法律、法规、预案及应急知识与技能的培训与考核。

（2）按照院、科两级高风险项目制订全院应急演练计划表，包含院、科两级开展的各类突发事件的总体预案和专项预案的应急演练。

（3）各部门、科室每年至少组织或参加一次系统的应急演练。

（4）进行应对突发大规模传染病暴发等突发公共卫生事件的综合演练。

（5）保卫科每年对所有职工进行消防技能考核，发放消防培训合格证。

（6）技能培训中心每两年对所有职工进行心肺复苏（CPR）技能考核，发放CPR合格证书。

C:【检查与监管】

（1）应急办每季度对各部门应急技能培训的执行情况和应急演练情况进行督查，有评价、分析，通过OA系统反馈给各科室持续改进。

（2）应急办对院级前十项高风险项目的演练情况进行评估，存在问题通过OA系统反馈给科室进行整改。

A:【成效】

（1）医院的应急能力不断提高。

（2）监测指标：全院应急演练计划完成率达到100%。

（3）运用失效模式与影响分析（FMEA）《降低住院患者的用药差错》《完善信息系统故障下门诊患者就诊流程》。

（4）开展成本效益分析项目《医院心脏骤停患者5分钟急救率的成本效益分析》。

（5）开展PDCA项目《提高院内"999"5分钟内规范抢救率》，达到目标值并持续4个月以上。

1.4.3.2 医院有停电事件的应急对策

P:【计划与规范】

（1）《供电管理制度》《配电房管理制度》《发电机房管理制度》《动力监控中心交接班制度》《动力监

控中心工作制度》《总务处维修巡查制度》。

（2）《医院停电应急预案》《急诊医学科停电应急预案》《产科停电应急预案》《介入诊疗中心停电应急预案》《手术室停电应急预案》《消毒供应中心停电应急预案》《新生儿科停电应急预案》《血液净化中心停电应急预案》《重症医学科停电应急预案》《信息中心停电应急预案》。

D:【执行要点】

（1）医院有明确的电力系统配置图，有两台640KVA发电机保障全院医疗区域照明插座设备用电，手术室、重症医学科、急诊医学科、新生儿监护室、感染科、信息中心、检验科等重点科室另配有不间断电源（UPS）。

（2）总务处每年分场次对全院职工进行停电应急知识、处置流程及预案的现场集中培训；重点科室每年对科内人员进行本科室停电对策的现场培训。

（3）每年组织院级和重点科室停电应急演练至少一次，进行分析、总结、点评、整改，记录完整。

（4）动力监控中心实行24小时3班2人值班制，有完整的交接班和配电运行记录；对停电及应急处理有完整记录，记录时间精确到分，并有处理人员的签名。

（5）维修科对电工人员每月组织业务学习，每季考核市电与发电机供电切换操作流程及操作时间，每年组织业务能力考核，考核结果与绩效挂钩。

C:【检查与监管】

（1）维修科每周对发电机组进行检查；每季对发电机带负荷运行一次，对发电机带负荷供电时配电箱的切换情况进行检查、分析，有整改记录。

（2）维修科每月对楼层配电箱进行巡检，在冬夏用电高峰时节，加强对配电箱（柜）用电电压、用电负荷、接地电阻及元器件的检测，发现问题，及时处理。

（3）维修科每月对重点科室UPS主机运行情况、电池充电电压、电池漏液及发热情况进行检查，每半年UPS带负荷充、放电测试一次，对主机、电池进行除尘清理等维护保养，发现异常情况，及时处理。

（4）发电机维保公司每月对发电机组进行维护保养并空载运行一次，发现问题，及时处理。

（5）防雷检测部门每年对重点科室接地系统进行检测，发现问题，督查整改，出具检测报告。

（6）电力部门每两年对配电房的高低压配电设备进行预防性实验并清理一次，发现问题立即处理，出具检测报告。

（7）应急办每年对院级和重点科室的停电应急演练进行检查、评估，通过OA系统反馈给科室持续改进。

A:【成效】

（1）停电应急管理工作落实到位，应急预案具有可操作性。

（2）监测指标：市电切换时间≤30秒，达到目标值并维持4个月以上。

（3）开展PDCA项目《提高发电机供电时配电箱正常切换率》，达到目标值并维持4个月以上。

1.4.4 合理进行应急物资和设备的储备

1.4.4.1 制订应急物资和设备储备计划，且有严格的管理制度及审批程序，有适量应急物资储备，并有应对应急物资设备短缺的紧急供应渠道

P:【计划与规范】

《应急救援物资管理制度》《紧急事件管理计划》。

D:【执行要点】

（1）制订应急物资和设备的储备计划，实行科主任负责制，采购中心、药学部、设备处、总务处等部门各负其责。

（2）通过相关委员会确定医院应急物资储备目录，科学合理确定应急物资储备的种类、方式和数量。

（3）有应急物资和设备管理制度和审批程序，遇突发事件时，由医院执行指挥批准统一调度使用，统一填写物资领用审批单。

（4）应急物资和设备的使用及时登记，定期维护，确保有效期，每月自查并记录。

（5）与食品、水、电等供应商之间签订应急物资和设备紧急供应的协议。

（6）总务后勤仓库、医疗器械仓库、设备仓库、西药库等应急仓库达到同质化管理要求。

C:【检查与监管】

（1）应急物资管理部门每月对负责的应急仓库中物资和设备的数量、质量、性能、有效期等状况进行检查，存在的问题现场进行整改。

（2）应急办每半年对各应急仓库的应急物资储备及管理情况进行督查，存在的问题通过现场或OA系统反馈给科室进行整改。

A:【成效】

（1）医院按照各项应急需求持续调整应急物资和设备的储备，以满足医院的应急需求。

（2）监测指标：应急物资和设备性能完好率持续正向高值。

五、承担突发公共卫生事件和重大事故灾害的紧急医疗救援与紧急救治

1.5.1 遵守国家法律、法规，严格执行各级政府制定的应急预案

1.5.1.1 遵守国家法律、法规，严格执行各级政府制定的应急预案，承担突发公共卫生事件和重大事故灾害的紧急医疗救援与紧急救治

P:【计划与规范】

（1）《紧急事件管理计划》《大批伤员/重大公共卫生事件救援应急管理制度》。

（2）《医院应急预案合集》。

D:【执行要点】

（1）根据各级政府的指令，制定突发事件和重大事故灾害的应急预案。

（2）按照各级政府及卫生健康行政部门的指令，承担突发公共卫生事件和重大事故灾害的紧急医疗救援和紧急救治。

1）流感、严重急性呼吸综合征（SRAS）、登革热、人感染高致病禽流感、新型冠状病毒肺炎等传染病疫情。

2）安全交通事故、山体滑坡、群体食物中毒等突发事件的紧急医疗救援。

3）环境污染、危险品爆炸。

（3）医院定期组织突发公共卫生事件和重大事故灾害的紧急医疗救援的应急预案培训与演练，有完备的应急响应机制。

（4）各科室（部门）每年至少组织或参加一次系统的应急演练。

C:【检查与监管】

（1）应急办每季度对各科室人员知晓院级十大高风险项目及本科室应急预案的情况进行检查，存在的问题现场反馈并落实整改。

（2）应急办每季度对各部门应急技能培训的执行情况和应急演练情况进行督查，有评价、分析，通过OA系统反馈给各科室持续改进。

A:【成效】

（1）应急预案不断完善，相关人员的应急管理工作能力和水平得到提高。

（2）监测指标：大批伤员（重大公共卫生事件）救援执行率达到100%。

六、开展健康教育与科普宣传

1.6.1 开展健康教育与科普宣传，普及疾病预防等相关知识

1.6.1.1 针对本地区人群健康状况特点，开展健康教育、慢性病管理与科普宣传工作

P:【计划与规范】

（1）《科普宣传制度》《健康教育宣传资料管理制度》《健康教育工作考核奖惩制度》《健康教育奖惩制度》。

（2）《医院健康教育计划》《健康教育科服务计划》《健康教育科质量改进与患者安全管理计划》。

（3）《社区慢病管理实施方案》《医院全面质量与安全管理实施方案》。

D:【执行要点】

（1）采用多学科模式建立健康促进工作团队，设置独立的健康教育科为责任部门，下设随访中心，有专、兼职人员18名，人员岗位职责明确。

（2）开展基层医务人员培训与居民（村民）健康讲座、健康巡讲、送医下乡、卫生日宣传、疾病普查、多媒体视频播放，编印《院报》《处州健康报》《相约健康》杂志等。

（3）健康教育与健康促进领导小组负责监制健康教育资料，注明监制时间。健康教育科对健康宣教资料进行集中管理，对院外健康教育活动进行备案管理。

（4）健康教育融入医疗服务全程：全院自制宣教视频212个，播放形式多样；将院内健康宣教和戒烟门诊随访工作纳入医院信息系统（HIS），医护人员对每位住院患者进行全程评估、宣教落实、效果评价，并记录在系统中，取用方便。

（5）研发了本院的"健康教育知识库"，将其放入临床路径，为患者开具健康教育处方。

（6）通过科研项目带动健康教育、慢性病管理与科普宣传工作。

（7）健康教育与健康促进领导小组每季度召开工作例会，商讨与健康教育工作相关的计划、组织和执行要点，重点讨论健康教育执行要点过程中出现的问题，并寻求解决方案。

（8）专人负责职工的健康与安全管理，率先在全省规范开展无纸化的员工健康随访工作。

（9）市心脑防治中心、肿瘤防办、脑卒中医疗质量控制中心挂靠在本院，按相关服务计划开展工作。

C:【检查与监管】

（1）每月通过行政查房对科室健康教育、慢性病管理、科普宣传和社会公益等工作的开展情况进行检查，存在的问题通过OA系统反馈给科室进行整改。

（2）护理部每季度按照《健康教育质控检查标准》对科室进行检查，存在的问题通过OA系统反馈给科室进行整改。

（3）健康教育科每季开展健康教育知识问卷调查，评价健康教育效果，根据结果进行进一步整改；进行健康教育工作考核，结果全院通报，并限期整改。

（4）市卫健委和市疾控中心等上级部门定期对医院健康教育、慢性病管理、防办工作、科普宣传和社会公益活动的开展情况进行检查，医院落实持续改进。

A:【成效】

（1）健康教育、慢性病管理与科普宣传工作落实到位。

（2）监测指标：慢性病报卡率、35周岁及35周岁以上人群首诊血压测量率、员工满意度持续正向高值。

（3）开展《心血管病高危人群筛查与综合干预》《城镇社区心脑血管病综合防治》等十余项省、市健康教育科研项目与慢性病适宜技术推广项目，医院蝉联"国家五星级卒中中心"4年。

（4）连续5年荣获浙江省心脑血管病防治工作先进集体、中国卒中学会优秀红手环志愿者单位，并被国家卫健委脑卒中防治工程委员会授予脑卒中筛查先进单位；多次代表浙江省在国家卫健委举办的全国健康促进医院示范点经验交流会上做报告；2018年7月25日，在国家卫健委举办的健康促进医院示范点新闻发布会（全国仅3家医院）上做发言；2018年3月1日，中央电视台"朝闻天下"播报了本院被国家卫健委确定为试点建设健康促进医院。

第二章

...医院服务...

一、门诊服务管理

2.1.1 优化门诊布局结构，落实便民措施

2.1.1.1 优化门诊布局结构，落实便民措施，减少就医等待，改善患者就医体验

P:【计划与规范】

（1）《门诊管理规程》《门诊预检分诊制度》《门诊预约诊疗工作制度》《门诊挂号和号源管理制度》《门诊部服务计划》《科室质量改进和患者安全计划》《门诊部工作制度》《门诊工作人员仪容仪表管理制度》《门诊服务中心管理制度》《发热门诊工作制度》《发热门诊消毒隔离制度》《肠道门诊工作制度》《肠道门诊消毒隔离制度》《肝炎门诊工作制度》《传染病门诊预检分诊管理制度》《造口伤口门诊工作制度》《门诊流量监测及医疗资源调配制度》《门诊部护理紧急人力资源调配制度》《门诊急性胸痛诊治制度》等。

（2）《门诊部岗位职责》。

D:【执行要点】

（1）各诊区、药房、收费处、检查检验科室布局符合患者就诊动线要求；各部门制定并优化符合患者需求的工作流程；提供各种信息化便捷就医服务。

（2）采取各种措施保障门诊重点区域和高峰时段诊疗的秩序和连贯性，缩短患者等候时间。

1）根据工作量合理安排医护人数，错时上班；门诊实时流量监测系统出现预警提示信息或医师下班前45分钟候诊人次超过20个人时启动医疗资源调配。

2）信息化服务：提供多种预约挂号途径、多种方式预约检查，提供多种结算方式，如诊间结算、自助机结算、手机移动端结算等；智慧药房智能发药；患者移动服务平台；检查检验区域共享；电子健康码；电子票据及电子票据自助打印机等。

3）收费及取药窗口、门诊大厅、人流密集区域等重点部门常规安排保安，各楼层流动巡查保安1～2人。

（3）提供共享轮椅自助租借、母婴室、放射科设更衣小木屋、智能导航及导诊服务、特殊需求患者陪诊等便民措施。

（4）门诊各楼层均提供自助挂号、自助缴费服务，各诊室均提供诊间结算及诊间预约挂号服务。

C:【检查与监管】

（1）护士长和护理组长每日巡查诊区的环境、秩序，人员工作状态，设备、系统的运行情况等，存在的问题现场反馈并纳入《门诊部门诊工作每月督查表》，每月科务会议上反馈并整改。

（2）门诊部每周查看意见本，存在的问题反馈给责任科室进行整改。

（3）门诊部每月进行《门诊满意度调查》，并安排义工暗访门诊工作人员微笑服务和文明用语的情况，存在的问题通过现场、科务会议反馈整改。

（4）党办、院办（党政综合办）每月对门诊患者进行问卷调查，存在的问题通过中层干部例会及《真情反馈表调查统计汇总》反馈给各科室进行整改。

（5）市卫健委每季度安排第三方对门诊患者进行问卷调查，并通过《丽水市市直医院服务对象满意度第三方测评数据报告》反馈给医院进行整改。

（6）主管部门定期对改善患者就医体验工作进行检查，并通过中层干部例会、OA系统反馈给科室持续改进，检查结果及整改情况在《医疗质量考评结果分析与持续改进》上通报。

A:【成效】

（1）患者对就医环境和就医过程满意。

（2）市卫健委委托第三方测评患者满意度不断提升，位居本市前列。

（3）医院荣获"中国最美医院"称号。

2.1.2 公开出诊信息，保障医务人员按时出诊，提供咨询服务，帮助患者有效就诊

2.1.2.1 公开出诊信息，保障医务人员按时出诊。遇有医务人员出诊时间变更时，应当提前告知患者。提供咨询服务，帮助患者有效就诊

P:【计划与规范】

《专家（专科）门诊管理制度》《门诊管理规程》《门诊医师停诊通知操作流程及规范》《门诊预约诊疗工作制度》《特需专家门诊管理制度》。

D:【执行要点】

（1）通过微信、医院网站、院报院刊、门诊大厅专家出诊一览表等多种方式向患者提供出诊信息并及时更新。

（2）医师停诊需同级别医师替诊，预约患者停诊短信告知，普通患者门诊大厅公告告知；每月监测各科室专家门诊停诊率。

（3）提供各种方式咨询服务。

1）门诊服务中心及各分诊台。

2）电话咨询（含周末）。

3）信息化平台，如患者移动服务平台、基层医疗机构联络工作群、互联网医院平台等。

（4）使用4点监测法监管门诊医师准点出诊：登录、刷卡、诊断、结束4个时间点中2个点合格即为准点。

C:【检查与监管】

门诊部每月督查医师出诊准点率，通过OA系统、中层干部例会反馈给科室持续改进，各科室每季度填写《异常指标分析改进表》，提交质管处，并在《医疗质量考评结果分析与持续改进》上通报。

A:【成效】

（1）患者及时有效获知出诊变更信息。

（2）开展PDCA项目《提高门诊医师出诊准点率》，达到目标值并维持4个月以上。

2.1.3 根据门诊就诊患者流量和突发事件调配医疗资源，做好门诊各科室之间的协调配合

2.1.3.1 根据门诊就诊患者流量调配医疗资源，做好门诊各科室之间的协调配合

P:【计划与规范】

《门诊流量监测及医疗资源调配制度》。

D:【执行要点】

（1）运用门诊实时流量监测系统进行流量监测。

（2）门诊实时流量监测系统出现预警提示信息或医师下班前45分钟候诊人次超过20人时启动医疗资源调配：增派医师、延时下班、分配患者给同专科医师。

（3）医疗资源调配登记本实时登记。

C:【检查与监管】

门诊部每季度检查各科室医疗资源的调配情况，存在的问题现场反馈给诊区或通过中层干部例会、OA系统反馈给科室进行整改。

A:【成效】

（1）门诊就诊患者的流量实时监测，并得到有效控制。

（2）无医疗资源调配相关不良事件发生。

2.1.3.2 有门诊突发事件处置预案，并有效实施

P:【计划与规范】

《门诊突发事件应急处置预案》《心脏骤停应急预案》《信息系统应急预案》《医院感染暴发事件应急处置预案》《灭火和应急疏散预案》《危化品失窃应急处置预案》《防治人禽流感应急预案》《高热应急预案》《异物窒息应急预案》《过敏性休克应急预案》《抽搐应急预案》《高血压危象应急预案》《低血糖应急预案》《停水应急预案》《停电应急预案》《电梯事故应急预案》《遇暴徒的应急处置预案》等。

D:【执行要点】

（1）通过集中培训、现场培训、软件平台、自学等方式培训应急预案并进行考核。

（2）制订年度演练计划并落实，每次演练均有记录，并针对存在的不足进行持续改进。

（3）制定抢救设备分布图并下发各区域，方便紧急情况时就近获取。

（4）各区域每日检查抢救车、除颤仪、吸引器等抢救设施的性能并登记；每日检查抢救车封条完好性，每月检查抢救药品的数量及质量，均做好登记。

C:【检查与监管】

（1）门诊部每季度检查抢救设备、物品、药品的备用状态，存在的问题现场反馈给各区域进行整改。

（2）药学部每季度检查抢救药品的备用状态，存在的问题通过OA系统《临床药品质量查检查检表》反馈给门诊部进行整改。

（3）护理部每季度检查抢救设备、物品、药品的备用状态及应急演练的落实情况，并通过OA系统反馈给门诊部持续改进，检查结果及整改情况每季度在护理质量管理会议上反馈，并在《医疗质量考评结果分析与持续改进》上通报。

（4）应急办每季度通过《应急预案演练评估表》对门诊部应急演练项目的完成情况进行检查，存在的问题通过OA系统反馈给科室进行整改。

A:【成效】

（1）门诊突发事件的处置能力不断提高。

（2）监测指标：抢救车药品完好率达到100%。

（3）护理部模拟急救考核达标。

（4）未发生应急处置不良事件。

2.1.4 开展多学科联合门诊

2.1.4.1 开展多学科联合门诊，方便患者就医

P:【计划与规范】

《门诊疑难病例及多学科会诊工作制度》。

D:【执行要点】

（1）设立门诊会诊中心，专人负责多学科联合门诊管理。

（2）开设肺结节、肝癌、胃癌、结直肠癌、乳腺肿瘤、甲状腺结节、前列腺癌/肾癌、高危妊娠、感染性疾病、慢性创口不愈合、肝硬化门静脉高压、疑难病12种多学科联合门诊，建立会诊工作群。

（3）组建专家团队，制定多学科会诊流程，多学科联合门诊工作与科室、个人绩效挂钩。

C:【检查与监管】

（1）主管部门每季度对多学科联合门诊工作进行检查，并通过中层干部例会反馈给科室持续改进。

（2）门诊部每月进行多学科联合门诊满意度调查，发绩效管理处按满意度考核目标要求落实奖惩措施。

A:【成效】

（1）多学科联合门诊的服务能力不断提高。

（2）开展PDCA项目《提高多学科联合门诊会诊满意度》，满意度达到目标值并维持4个月以上。

（3）多学科联合门诊病种类型及会诊例数逐步增加。

（4）多学科联合门诊工作获医院管理创新奖。

（5）多学科联合门诊工作在省医院门诊协会门急诊管理专业委员会学术年会和医院门诊质控培训会上

作交流。

二、预约诊疗服务

2.2.1 有预约诊疗工作制度和规范，有操作流程

2.2.1.1 有预约诊疗工作制度和规范，有操作流程，逐步提高患者预约就诊的比例

P:【计划与规范】

（1）《预约诊疗工作制度及管理规定》《预约考核绩效管理规定》《门诊预约诊疗工作制度》《挂号和号源管理制度》。

（2）《门诊预约诊疗组岗位职责》。

D:【执行要点】

（1）通过微信、医院网站、院报院刊、门诊大厅专家出诊一览表等多种方式向患者提供出诊信息并及时更新。

（2）医师停诊需同级别医师替诊，预约患者停诊短信（微信消息）推送告知；普通患者门诊大厅公告告知。

（3）医院普通、专科和专家门诊号源全部放号预约，所有预约方式号源100%共享，包括网站号源。

（4）预约诊疗组组长负责统一预约管理和协调工作，设预约小组专职人员。

（5）预约排队系统信息化设置，用唯一平台维护操作，统一号池。

（6）签订《科主任目标责任书》，科室门诊预约就诊率作为考核指标，与科室绩效挂钩。

C:【检查与监管】

（1）预约组长每日巡查预约工作及系统运行情况正常与否，存在的问题现场或每月预约小组工作会议上反馈并进行整改。

（2）护士长每月通过《门诊部门诊工作每月督查表》检查预约诊疗工作的开展情况，存在的问题每月科务会议上反馈并进行整改。

（3）门诊部每月统计门诊预约就诊率并通过中层干部例会、OA系统反馈给门诊各科室及医师，未达标科室讨论分析整改后OA系统提交《异常指标分析改进表》至质管处。

（4）党办、院办（党政综合办）每月通过《真情问卷表》对门诊患者进行预约服务工作满意度调查，结果通过中层干部例会、OA系统反馈持续改进，并与年终绩效考核挂钩。

（5）主管部门每季度对门诊预约诊疗工作进行检查，并通过中层干部例会、OA系统反馈给科室持续改进，检查结果及整改情况在《医疗质量考评结果分析与持续改进》上通报。

A:【成效】

（1）门诊预约就诊比例逐步提高。

（2）开展PDCA项目《提高门诊预约就诊率》，达到目标值并维持4个月以上，并在医院PDCA项目竞赛中获奖。

2.2.2 实施多种形式的预约诊疗与分时段预约服务

2.2.2.1 实施多种形式的预约诊疗与分时段预约服务，对门诊和出院复诊患者实行中长期预约

P:【计划与规范】

《门诊预约诊疗工作制度》。

D:【执行要点】

（1）医院开展电话、网站、诊间、微信、浙里办APP、支付宝、自助机、现场预约等多种预约诊疗服务形式。

（2）结合医院要求及医师平均看诊速度，个性化设置号源间隔时间，分时段精准预约。

（3）提供8周时间的中长期预约；基层医疗机构开放10天预约号源。

C:【检查与监管】

（1）门诊部每月统计各科室及医师候诊时长合格率，并通过中层干部例会、OA系统反馈给各科室及

医师，未达标科室讨论分析整改后通过OA系统提交《异常指标分析改进表》至质管处。

（2）党办、院办（党政综合办）每月对门诊患者进行问卷调查，存在的问题通过中层干部例会及《真情反馈表调查统计汇总》反馈给各科室并进行整改。

（3）主管部门每季度对门诊预约诊疗工作进行检查，并通过中层干部例会、OA系统反馈给科室，检查结果及整改情况在《医疗质量考评结果分析与持续改进》上通报。

A:【成效】

（1）多种形式预约诊疗服务得到有效落实，分时段预约服务的比例不断提高。

（2）开展PDCA项目《提高分时段精准预约候诊时长合格率》，达到目标值并维持4个月以上。

三、入院、出院、转科、转院服务流程管理

2.3.1 完善患者入院、出院、转科、转院服务管理工作制度和标准，改进服务流程，方便患者

2.3.1.1 完善患者入院、出院、转科、转院服务管理工作制度和标准，对床位进行统筹管理，改进服务流程，方便患者

P:【计划与规范】

《患者出入院管理制度》《入院准备中心管理制度》《转科转院管理制度》《患者转运交接管理制度》。

D:【执行要点】

（1）医院设置有入院准备中心，同时具备出入院一体化便捷服务功能，能提供24小时服务。入院准备中心实时查询全院床位并统筹办理床位预约、入院缴费（微信或支付宝均可）、入院前检查检验等各类服务。

（2）医院实施床边办理出（转）院，能通过人工柜台、病区护士站、病区自助机等途径完成出院费用结算。病区能提供电子发票、住院清单、出入院小结等自助打印服务。

（3）医院能为特殊患者提供多种服务及便民措施，包括但不限于新生儿科病区能直接开通就诊卡办理入出院手续；产科、新生儿科有新生儿转运箱；儿科门诊有母婴室等；无主急诊患者除开通绿色通道外，陪护公司可帮助订餐，根据病情需要提供陪护人员等；入院准备中心、急诊医学科、病区备有平车、轮椅以供残疾或行动不便患者使用，洗手间有专门的扶手等。

C:【检查与监管】

（1）医务处每季度通过《专项检查表》对出入院、转科转院工作的落实情况进行检查，存在的问题通过管理软件平台反馈给科室进行整改，检查结果及整改情况每季度在《医疗质量考评结果分析与持续改进》上通报。

（2）护理部每月通过《交接运送管理质量评价标准》检查全院护理单元交接运送工作，存在的问题通过OA系统反馈给科室进行整改，检查结果及整改情况每季度在护理质量与安全管理会议上反馈，并在《医疗质量考评结果分析与持续改进》上通报。

A:【成效】

（1）全院床位做到统筹管理，优化服务流程，方便患者。

（2）监测指标：急诊危重症患者转运交接规范率达到目标值并维持4个月以上。

（3）开展PDCA项目《缩短急诊抢救室患者滞留时间》，达到目标值并维持4个月以上，在省医院品管大赛中获进阶组银奖。

2.3.2 为急诊患者出入院制定合理、便捷的出入院相关制度与流程，急危重症患者应优先及时办理入院手续

2.3.2.1 为急危重症患者办理出入院手续提供个性化服务和帮助

P:【计划与规范】

（1）《患者出入院管理制度》《转科转院管理制度》《急诊绿色通道管理制度》《急诊手术管理制度》。

（2）《急诊医疗服务规范》。

D:【执行要点】

（1）生命体征不稳定、预见可能危及生命及有时间窗要求的各类急危重症患者实行"先抢救、后

付费"。

（2）院区对"胸痛""卒中"等患者就诊有专项标识引导就诊；急诊医学科提供"溶栓""胸痛"专用床位；对"胸痛""卒中"等急危重症患者优先缴费、检查、取药等；对急危重症传染病患者提供隔离单间等。

（3）急危重症患者转院时可以先离院，后办手续，并提供派车及实时提供影像资料等服务。

C:【检查与监管】

（1）医务处每季度通过《专项检查表》检查急危重症患者入出院、转科转院工作，存在的问题通过管理软件平台反馈给科室进行整改，检查结果及整改情况在《医疗质量考评结果分析与持续改进》上通报。

（2）护理部每月通过《交接运送管理质量评价标准》《危重患者护理质量评价标准》检查全院护理单元急危重症患者的出入院工作，每季度通过《急诊医学科护理质量评价标准》检查急诊医学科急危重症患者的出入院工作，存在的问题通过OA系统反馈给进行科室整改，检查结果及整改情况每季度在护理质量与安全管理会议上反馈，并在《医疗质量考评结果分析与持续改进》上通报。

A:【成效】

（1）优化急危重症患者出入院服务流程，方便患者。

（2）监测指标：急诊危重症患者转运交接规范率达到目标值并维持4个月以上。

（3）医院蝉联国家五星级卒中中心4年，为本地区第一家国家标准版胸痛中心。

（4）《构建急性胸痛患者市县乡一体化救治体系》管理项目获亚洲医院管理奖。

2.3.3 加强转科、转院区、转院患者的交接管理，为患者提供连续医疗服务

2.3.3.1 加强转科、转院区、转院患者的交接管理，及时传递患者病历与相关信息，为患者提供连续医疗服务

P:【计划与规范】

《转科转院管理制度》《患者转运交接管理制度》《患者评估制度》《诊疗知情同意制度》。

D:【执行要点】

（1）通过转科患者交接单、转院患者交接记录单、患者外出检查/诊疗交接记录单、手术患者评估与交接记录单、新生儿转科交接记录单等表单及其他病历资料进行科室间患者病情交接。

（2）通过集中培训、软件平台、自学等方式组织医务人员进行转科、转院交接相关制度及流程的培训并进行考核。

（3）与上级医院、基层医院及专科医院有双向转诊协议，协议内规定双方在患者双向转诊过程中的责任和义务。

C:【检查与监管】

（1）医务处每季度通过《专项检查表》检查转科、转院交接工作，存在的问题通过管理软件平台反馈给科室进行整改，检查结果及整改情况在《医疗质量考评结果分析与持续改进》上通报。

（2）护理部每月通过《交接运送管理质量评价标准》检查全院护理单元的转科转院交接工作，存在的问题通过OA系统反馈给科室进行整改，检查结果及整改情况每季度在护理质量与安全管理会议上反馈，并在《医疗质量考评结果分析与持续改进》上通报。

A:【成效】

（1）保障转科（院）患者获得连续性医疗服务。

（2）监测指标：急诊危重症患者转运交接规范率达到目标值并维持4个月以上。

（3）开展PDCA项目《缩短急诊抢救室患者滞留时间》，达到目标值并维持4个月以上，在省医院品管大赛中获进阶组银奖。

2.3.4 加强出院患者的健康教育和随访管理

2.3.4.1 加强出院患者的健康教育和随访管理，提高患者出院后对医疗、护理及康复措施的知晓度和患者的健康知识水平

P:【计划与规范】

（1）《健康教育宣传资料管理制度》《出院病人随访管理制度》《科普宣传制度》《出院病人预约随访制

度》《健康教育工作考核奖惩制度》《健康教育奖惩制度》《出院病人首次电话随访奖惩制度》。

（2）《健康教育计划》《健康教育科服务计划》《健康教育科质量改进与患者安全管理计划》。

（3）《出院病人电话随访考核方案》《出院病人电话随访工作实施方案》。

（4）《出院病人随访中心工作职责》《健康教育科岗位职责》。

D:【执行要点】

（1）制订《慢病管理实施方案》，纳入医院年度工作计划。

（2）患者出院1周后由病区医师或护士进行首次电话随访，部分出院患者由随访中心继续进行电话、信函、短信、入户等随访。

（3）患者或其近亲属能知晓出院后医疗、护理和康复措施。

1）全院制作宣教视频在各病区、诊区滚动播放。

2）全院有宣传资料1000种，并纳入医院HIS系统，可以根据需要随时打印。

3）医院制作便民卡和医患联系卡，出院时发放给患者或其近亲属，方便随时联系沟通。

4）医师在每位患者出院前给予出院指导并记录在出院记录上；护士在每位患者出院前给予出院护理健康指导。

C:【检查与监管】

（1）随访中心每月对出院患者首次电话随访的情况和质量进行检查和考核，对随访率不达标的科室下发整改通知单，每季度进行统计、分析、反馈和落实整改。

（2）健康教育科每季对随访中心电话随访的情况进行质量控制，对存在的问题进行反馈，并在《医疗质量考评结果分析与持续改进》上通报；开展健康教育知识问卷调查，评价健康教育效果，根据结果进行进一步整改；对出院健康教育情况进行检查与监管和落实整改。

（3）健康教育与健康促进领导小组每季度召开工作例会，商讨与健康教育工作相关的计划、组织和执行要点，重点讨论健康教育执行要点过程中出现的问题，并寻求解决方案。

（4）院部每年年终对健康教育情况、出院患者首次随访率的考核情况进行奖惩。

A:【成效】

（1）出院患者随访率不断增加。

（2）开展PDCA项目《提高出院患者首次电话随访率》，达到目标值并维持4个月以上。

四、基本医疗保障服务管理

2.4.1 有各类基本医疗保障管理制度和相应保障措施

2.4.1.1 有各类基本医疗保障管理制度和相应保障措施，严格服务收费管理

P:【计划与规范】

《医保管理制度》《医疗保险办公室工作制度》《医保入出院管理制度》《医保床位管理制度》《医保住院患者限制药品和特殊诊疗（材料）审批制度》《医保医疗费用管理制度》《医保规定（特殊慢性）病种管理制度》《医保外配处方管理制度》《参保患者身份核对制度》《医保非正常疾病住院管理制度》《医保异地医疗费用核查制度》《医保投诉管理制度》《医保管理奖惩制度》《医保办公室服务计划》。

D:【执行要点】

（1）医保办公室负责医院的基本医疗保障管理工作。

（2）定期开展医保管理知识培训和考核。

1）医保管理人员每月学习医疗保障相关知识。

2）医院每年对新职工进行医保管理的岗前培训。

3）临床科室每年自行组织学习《基本医疗保险定点医药机构服务协议》。

4）医保政策重大调整时召开专题会议，医保管理人员到各相关临床科室进行现场培训。

5）医保政策及制度在OA系统发布，供全院职工查阅学习，并执行。

（3）医保管理人员每日复核入出院患者的住院指征、病种、费用，审批医保规定（特殊慢性）病种、

外配处方，审批特殊药品和诊疗（材料）及出院带药；每周定期下病房对住院医保患者身份进行抽查、核对。

（4）每年根据医保管理奖惩制度对相关科室或个人进行奖惩。

C:【检查与监管】

（1）医保管理人员每季度通过《临床科室医疗质量评分表（医保管理）》对医保管理制度的落实情况进行督查，存在的问题通过OA系统、中层干部例会反馈给相关科室进行整改，同时在《医疗质量考评结果分析与持续改进》上通报。

（2）医保管理人员每季度通过医保病历检查记录反馈单对医保管理制度的落实情况进行督查，并将反馈意见通过OA系统下发至相关科室，落实整改。

（3）基本医疗保险管理领导小组每季度检查医院各部门对医疗保险政策和规定的贯彻落实情况，存在的问题书面反馈给科室进行整改；每季度召开一次工作会议，讨论解决医院医保运行管理中出现的问题及相关事宜。

（4）医保中心每月对医院医保费用进行审核，通过医保信息系统反馈到医院，合理的费用由医院责任科室进行申诉解释，存在的问题及时进行整改。

（5）市医保局、财政局、医保中心每年对医院进行年度考核，医院根据考核条款进行书面汇报，对现场检查中发现的问题及时反馈并落实整改。

A:【成效】

（1）基本医疗保障管理制度得到有效落实。

（2）监测指标：患者满意度持续正向高值。

（3）医院信用考核评定为A级、公立医院改革绩效考核及医保定点医疗机构年度考核成绩优秀、获得医保管理先进单位。

2.4.1.2 保障各类参加基本医疗保障人员的权益，公开医疗价格收费标准和基本医疗保障支付项目，强化参保患者的知情同意

P:【计划与规范】

《医保管理制度》。

D:【执行要点】

（1）医院自助机设置医保查询和信息查询模块，供参保人员查询各类基本医疗保障相关信息。

（2）住院患者每日清单上公开基本医疗保障服务收费标准（包含自理比例和医保限价）。

（3）在门诊和住院大厅上墙公示部分医疗服务收费标准及基本医疗保障支付项目和标准。

（4）开设医保咨询窗口，向患者提供基本医疗保障相关信息和咨询服务。

（5）发放医保入院须知供患者了解医保政策。

（6）医保患者费用实时联网结算，临床科室及时发放住院患者每日费用清单。

（7）住院病历设有医保知情同意书，对于基本医疗保障服务范围外的诊疗项目应事先征得参保患者的知情同意，如单价大于200元的药品、材料、诊疗项目需患者自费时，要求事先告知并签字方可使用。

C:【检查与监管】

（1）医保管理人员每日通过《医保患者日常医疗费审核登记表》审核住院医保患者的医疗费用，如有疑问，及时通过电话与相关科室沟通核实并记录，做到出院前更正落实。

（2）医保管理人员每月通过《住院病历医保知情同意书合格率查检表》抽查住院病历医保知情同意书的签字情况，存在的问题通过医保秘书微信群、OA系统、中层干部例会反馈给相关科室进行整改，并在《医疗质量考评结果分析与持续改进》上通报。

（3）医保办管理人员每月根据医保经办机构审核存在的问题，通过OA系统反馈给临床科室进行整改。

A:【成效】

（1）基本医疗保障费用信息及时准确，参保患者权益得到保障。

（2）监测指标：住院病历医保知情同意书签字合格率持续正向高值。

五、患者的合法权益

2.5.1 医院有相关制度保障患方（患者或其代理人）充分了解其权利

2.5.1.1患方对病情、诊断、医疗措施和医疗风险等具有知情选择的权利，医院有相关制度保证医务人员履行告知义务

P:【计划与规范】

《患者和家属的权利与义务管理制度》《维护患者和家属权利管理制度》《患者隐私及信息管理制度》《患者拒绝治疗及拒绝复苏制度》《鼓励患者参与医疗安全活动制度》《尊重患者民族风俗和宗教信仰制度》《医患沟通制度》《诊疗知情同意制度》《行政谈话制度》《医疗技术风险预警管理制度》。

D:【执行要点】

（1）医院知情告知书标准化、结构化，包括患方病情、诊断、医疗措施、医疗风险和替代医疗方案等告知内容。

（2）通过集中培训、软件平台、自学等方式组织医师进行知情告知相关制度的培训并进行考核。

（3）针对高风险和疑难危重患者，由科室提出申请，医务处进行行政谈话告知。

（4）入院病情告知、术前知情谈话、术后知情谈话、贵重耗材使用等知情告知后患方要有签字或在病程中记录。

C:【检查与监管】

（1）医务处每季度通过《专项检查表》对医务人员履行告知义务进行检查，存在的问题通过管理软件平台反馈给科室进行整改，检查结果及整改情况在《医疗质量考评结果分析与持续改进》上通报。

（2）质管处每月通过《病历质控检查表》抽查运行病历、通过《门急诊病历质控检查表》抽查门诊病历，每季度通过《住院病历质量检查评分表》检查归档病案知情告知的执行情况，存在的问题通过OA系统、院长函反馈给科室进行整改，同时在病案（历）质量管理委员会会议上通报，检查结果及整改情况在《病案质量检查结果分析与持续改进》《医疗质量考评结果分析与持续改进》上通报，落实奖惩措施。

A:【成效】

（1）患者合法权益得到充分保障。

（2）监测指标：知情告知规范执行率达到目标值并维持4个月以上。

2.5.2 应向患方说明病情、治疗方案、特殊治疗及处置

2.5.2.1向患方说明病情、治疗方案、特殊治疗及处置，并获得其同意，说明的内容应有记录

P:【计划与规范】

《医患沟通制度》《诊疗知情同意制度》《患者和家属的权利与义务管理制度》《维护患者和家属权利管理制度》《患者拒绝治疗及拒绝复苏制度》《行政谈话制度》。

D:【执行要点】

（1）通过集中培训、软件平台、自学等方式，院、科两级均组织医务人员进行知情同意和告知技能相关制度及流程的培训并考核。

（2）在实施手术、麻醉、高危诊疗操作、特殊检查、特殊治疗（如化疗、放疗）或使用血液制品、贵重药品、贵重耗材前，用通俗易懂的方式和语言与患方进行沟通并签字。

C:【检查与监管】

（1）科室每月监管监测指标、不良事件等，异常指标分析整改后通过OA系统提交《异常指标分析改进表》至质管处；每季度通过《临床科室病历质量、核心制度自查改进表》《科室管理自查表》开展自查工作，每月及每季度存在的问题均在科室医疗质量与安全管理会议上进行反馈和整改，并记录在《科室医疗质量与安全管理持续改进记录册》上传至质管处。

（2）医务处每季度通过《专项检查表》对医务人员的履行告知义务进行督查，存在的问题通过管理软件平台反馈给科室进行整改，检查结果及整改情况在《医疗质量考评结果分析与持续改进》上通报。

（3）质管处每月通过《病历质控检查表》抽查运行病历、通过《门急诊病历质控检查表》抽查门诊病

历，每季度通过《住院病历质量检查评分表》检查归档病案，进行病情、治疗方案、特殊治疗及处置知情告知执行情况的检查，存在的问题通过OA系统、院长函反馈给科室，同时在病案（历）质量管理委员会会议上通报，检查结果及整改情况在《病案质量检查结果分析与持续改进》《医疗质量考评结果分析与持续改进》上通报，落实奖惩措施。

（4）党办、院办（党政综合办）每月对患者的知情告知情况进行满意度问卷调查，存在的问题通过中层干部例会及《真情反馈表调查统计汇总》反馈给各科室进行整改。

A:【成效】

（1）患方知情同意权益得到维护，患方满意度逐渐提高。

（2）监测指标：门急诊、住院患者满意度持续正向高值。

2.5.3 保护患者的隐私权，尊重民族习惯和宗教信仰

2.5.3.1 保护患者的隐私权，尊重民族习惯和宗教信仰

P:【计划与规范】

《患者隐私及信息管理制度》《尊重患者民族风俗和宗教信仰制度》。

D:【执行要点】

（1）通过集中培训、现场培训、软件平台、自学等方式对医务人员进行患者隐私保护、尊重患者民族风俗和宗教信仰的培训并进行考核。

（2）患者的隐私除法律规定外，未经本人同意，不得向他人泄露患者情况，如不在公共场所谈论患者相关信息。

C:【检查与监管】

（1）医务处每季度通过《专项检查表》对患者隐私的保护进行检查，存在的问题通过管理软件平台反馈给科室进行整改，检查结果及整改情况在《医疗质量考评结果分析与持续改进》上通报。

（2）护理部每季度通过《护理综合质量检查表》对患者隐私的保护进行检查，存在的问题通过OA系统反馈给科室进行整改，检查结果及整改情况在护理质量与安全管理会议上反馈，并在《医疗质量考评结果分析与持续改进》上通报。

A:【成效】

（1）对患者隐私的保护落实到位。

（2）开展PDCA项目《提高全院电脑桌面屏保合格率》，达到目标值并维持4个月以上。

（3）监测指标：门急诊、住院患者对隐私保护的满意度持续正向高值。

2.5.4 有保护患者隐私的设施和管理措施

2.5.4.1 有保护患者隐私的设施和管理措施

P:【计划与规范】

《患者隐私及信息管理制度》。

D:【执行要点】

（1）有一人一诊室、独立处置室等私密性的诊疗环境，有自助设备之间使用挡板、各类候诊区域的叫号显示屏不显示患者全名、工作电脑定时自动屏保、服务窗口设置一米线、特殊疾病用符号表示等患者隐私的保护措施。

（2）多人病室设置隔帘、挡板等间隔设施，进行暴露躯体检查、操作时做好隐私保护。

（3）所有病区均设有单独谈话间。

（4）标本运送过程中应用密封袋包装，由运送人员送至标本检查科室；所有印有患者身份的可辨识资料由科室统一保管存放并上锁，每季度由总务处集中处理。

C:【检查与监管】

（1）医务处每季度通过《专项检查表》对患者隐私保护设施及管理措施进行检查，存在的问题通过管理软件平台反馈给科室进行整改，检查结果及整改情况在《医疗质量考评结果分析与持续改进》上通报。

（2）护理部每季度通过《护理综合质量检查表》对患者隐私保护设施及管理措施进行检查，存在的问

题通过OA系统反馈给科室进行整改，检查结果及整改情况在护理质量与安全管理会议上反馈，并在《医疗质量考评结果分析与持续改进》上通报。

A:【成效】

（1）保护患者隐私的设施和管理措施健全。

（2）监测指标：门急诊、住院患者对隐私保护满意度持续正向高值。

（3）开展PDCA项目《提高全院电脑桌面屏保合格率》，达到目标值并维持4个月以上。

六、投诉管理

2.6.1贯彻落实《医疗机构投诉管理办法》，实行"首诉负责制"，设立或指定专门部门统一接受、处理患者和员工的投诉，及时处理并答复投诉人

2.6.1.1设立或指定专门部门统一接受、处理患者和员工的投诉，及时处理并答复投诉人

P:【计划与规范】

《医院投诉管理制度》《医疗安全管理制度》《首诉负责制度》《医疗投诉（纠纷）登记制度》《医疗投诉（纠纷）防范制度》《医疗投诉（纠纷）报告制度》《医疗投诉（纠纷）处理制度》。

D:【执行要点】

（1）在门诊大厅、住院收费处公布《医院投诉管理流程和纠纷处置流程》。

（2）设立投诉管理办公室，统一接受、处理投诉。

（3）一般投诉于5个工作日内向投诉人反馈相关处理情况或处理意见；涉及多个科室，需组织、协调相关部门共同研究的投诉事项，于10个工作日内向投诉人反馈处理情况或处理意见。

（4）实行"首诉负责制"，科室、职能部门处置投诉的职责明确。"首诉负责"部门无法处置的，转交投诉管理办公室，依照"统一受理、归口处理"原则牵头协调处置。

（5）投诉管理办公室和接待室均配备录音、录像设备。

C:【检查与监管】

（1）医务处每季度对投诉管理工作进行统计、分析，并在科务会议上反馈，落实整改；每季度对"首诉负责"科室投诉的处置情况进行检查并反馈给科室进行整改。

（2）医务处每季度通过《专项检查表》对各科室医疗安全会议的记录情况进行检查，存在的问题通过管理软件平台反馈给科室进行整改。

（3）每季度召开医疗安全管理小组会议，汇总分析全院医疗安全纠纷情况并在《全院投诉管理分析报告》上通报。

A:【成效】

（1）各种投诉得到及时有效的处理，患方满意度不断提高。

（2）监测指标：5天内投诉处理率达到100%、投诉处理满意度持续正向高值。

2.6.1.2妥善处理医疗纠纷

P:【计划与规范】

《医疗投诉（纠纷）登记制度》《医疗投诉（纠纷）防范制度》《首诉负责制度》《医疗投诉（纠纷）报告制度》《医疗投诉（纠纷）处理制度》《医务人员负面行为积分管理制度》《信访工作制度》。

D:【执行要点】

（1）常年聘请法律顾问、律师提供相关法律支持，与律师事务所签订顾问合同。

（2）通过集中培训、现场培训、软件平台、自学等方式培训医疗投诉纠纷的处置并进行考核。

（3）每年组织医疗纠纷防范和法律法规知识学习班。

（4）医疗安全管理小组会议每季度对每例纠纷进行无记名投票定责，投票结果与个人绩效等挂钩。

C:【检查与监管】

（1）医务处每季度通过《专项检查表》对各科室医疗投诉纠纷进行检查，结案后分别根据《临床（医技）科室医疗质量评分表》《年度工作目标责任书》进行季度、年度考核并落实绩效。

（2）医务处每季度对全院医疗纠纷情况进行统计、分析，并在医疗安全管理小组会议上反馈给科室。

（3）每季度召开医疗安全管理小组会议，汇总分析全院医疗安全纠纷情况并在《全院投诉管理分析报告》上通报。

A:【成效】

（1）医疗纠纷处理制度落实到位。

（2）医疗纠纷赔付比例维持并处于全省低值。

（3）监测指标：医疗纠纷及时处置率、"首诉"处置及时率及结案率持续正向高值。

（4）近5年无重大刑事及治安案件、无重大安全事故、无集体越级上访事件、无二级以上医疗事故发生。

2.6.2公布投诉管理部门、地点、接待时间及其联系方式，同时公布上级部门投诉电话，建立健全投诉档案，规范投诉处理程序

2.6.2.1建立患者投诉渠道，健全投诉档案，规范投诉处理程序，持续改进医疗服务

P:【计划与规范】

《医院投诉管理制度》《医疗安全管理制度》《医疗投诉（纠纷）登记制度》《医疗投诉（纠纷）防范制度》《首诉负责制度》《医疗投诉（纠纷）报告制度》《医疗投诉（纠纷）处理制度》《信访工作制度》。

D:【执行要点】

（1）在门诊大厅、住院收费处公布，并在全院意见箱上张贴《医院投诉管理流程和纠纷处置流程》，在医院网站、微信公众号等处开通投诉渠道。

（2）投诉管理办公室对每一例投诉均备案登记，动态跟进，通过《医院投诉登记表》详细记录投诉处理的全过程。

（3）每例投诉均建立档案，包括《医院投诉登记表》、投诉处理经过、佐证材料、结案记录，由投诉管理办公室保管并电子档案备存，结案后每年交档案室归档。

（4）每例有效投诉均列入医师不良行为负面积分，并与医疗安全奖、职称晋升、个人绩效等挂钩。

C:【检查与监管】

（1）医务处每季度通过《专项检查表》对各科室"首诉负责"的落实情况进行检查，结案后分别根据《临床（医技）科室医疗质量评分表》《年度工作目标责任书》进行季度、年度考核并落实绩效。

（2）医务处每季度对全院的投诉管理工作进行统计、分析，并在科务会议上反馈，落实整改；每季度对"首诉负责"科室投诉的处置情况进行检查并反馈给科室进行整改。

（3）每季度召开医疗安全管理小组会议，汇总分析全院投诉情况并在《全院投诉管理分析报告》上通报。

A:【成效】

（1）投诉处理规范。

（2）监测指标："首诉"处置及时率及结案率持续正向高值。

（3）医院没有发生因医院处置不当患者到市卫健委投诉2次（含）以上的医疗纠纷。

2.6.3对员工进行纠纷防范及处理的专门培训

2.6.3.1对员工进行纠纷防范及处理的专门培训，并有记录

P:【计划与规范】

《医院投诉管理制度》《医疗安全管理制度》《医疗投诉（纠纷）登记制度》《医疗投诉（纠纷）防范制度》《首诉负责制度》《医疗投诉（纠纷）报告制度》《医疗投诉（纠纷）处理制度》《信访工作制度》。

D:【执行要点】

（1）通过集中培训、现场培训、软件平台、自学等方式对医务人员进行医疗投诉纠纷的防范及处理的培训并进行考核。

（2）每年组织医疗纠纷防范和法律法规知识学习班。

（3）医务处通过现场专题医疗安全教育、典型案例通报、微信工作群、软件平台等途径及形式进行典型案例教育。

C:【检查与监管】

（1）医务处每季度通过《专项检查表》对各科纠纷培训的落实情况进行检查，存在的问题通过管理软件平台反馈给科室进行整改。

（2）每年组织重点科室至少进行1次重大医疗纠纷处置应急演练，存在的问题现场反馈给科室并进行持续改进，同时在医疗质量与安全管理委员会会议上通报。

A:【成效】

（1）员工的纠纷防范和处理能力不断提高。

（2）医疗纠纷赔付比例维持并处于全省低值。

（3）监测指标：医疗纠纷及时处置率、"首诉"处置及时率及结案率持续正向高值。

（4）近5年无重大刑事及治安案件、无重大安全事故、无集体越级上访事件、无二级以上医疗事故发生。

七、就诊环境管理

2.7.1 为患者提供就诊服务

2.7.1.1 为患者提供就诊接待、引导、咨询服务

P:【计划与规范】

（1）《门诊管理规程》《门诊服务中心管理制度》《首问负责制度》《门诊工作人员仪容仪表管理制度》。

（2）《医院就医指南》。

D:【执行要点】

（1）医院各楼层张贴医院建筑平面图和清晰易懂的医院服务标识，在各服务窗口提供就诊指南和说明患者权益与义务的图文介绍资料等。

（2）设有门诊服务中心，有专人为患者提供咨询服务；设有入院准备中心，为患者提供床位预约、入院前检查检验预约、双向转诊等一站式服务，相关人员熟知服务流程。

（3）提供各种便民措施与服务，具体如下。

1）有无障碍设施及辅助用轮椅、推车等设备。

2）为老年人、有困难的患者提供导医和帮助。

3）提供饮水、电话、健康教育宣传等服务。

4）合理规划全院停车区域，建设智能停车场，为患者提供适宜停放车辆的区域。

（4）对全院所有卫生间进行改造，卫生间卫生、清洁、无味、防滑，包括专供残疾人使用的卫生设施（残疾人卫生间）。

（5）有通畅无障碍的救护车通道。

（6）有电梯服务管理人员。

（7）全院病房、楼梯、卫生间等地有防滑标识、防跌倒扶手、防滑垫等警示标识。

（8）医院所有职工上班佩戴工作牌，便于患者识别。

（9）实行首问负责制，最先接待患者或家属咨询的医院工作人员为第一责任人，负责解答、引导、寻医问药、科室方位及就医流程等各类问题。

C:【检查与监管】

（1）组织人事处每季度对职工胸牌的佩戴情况进行检查，发现问题，现场反馈给科室进行整改。

（2）每月行政查房对5S管理、职工胸牌的佩戴情况和首问负责的执行情况进行检查，通过OA系统反馈给科室进行整改。

（3）门诊部每月对门诊便民措施进行检查，发现问题现场反馈，及时整改。

A:【成效】

（1）就诊服务流程规范，环境良好，全院标识规范。

（2）监测指标：全院职工胸牌佩戴率、职工首问负责制执行率持续正向高值。

（3）患者满意度持续正向高值。

（4）监测指标：2019年第三方门诊综合满意度调查获市直综合医院第一名。

2.7.2 急诊与门诊候诊区、医技部门、住院病区等均有标识

2.7.2.1 急诊与门诊候诊区、医技部门、住院病区等均有清晰、规范、醒目、易懂的标识

P:【计划与规范】

《医院标识管理制度》。

D:【执行要点】

（1）有医院建筑平面图、楼层分布图和就诊指南，医院服务标识清晰易懂。

（2）急诊室、检验科、放射科、急诊收费处等与急救相关科室有明显的识别与路径标识。

（3）标识用字规范、清楚、醒目，导向易懂。

（4）医院有明确标识设计部门、制作流程和管理规定，能根据各服务区域的功能或路径变化，及时变更标识。

C:【检查与监管】

（1）各部门、科室每月对所在区域标识的正确性、完整性进行自查并及时改进。

（2）每月行政查房检查医院标识，发现问题通过OA系统反馈给科室进行整改。

A:【成效】

标识与服务区域功能或路径完全相符。

2.7.3 患者就诊、住院的环境清洁、舒适、安全

2.7.3.1 患者就诊、住院的环境清洁、舒适、安全

P:【计划与规范】

《门诊管理规程》《门诊医院感染管理制度》《保洁外包管理制度》《无烟医院管理制度》《医院探视、陪护人员管理制度》《5S管理制度》《行政查房制度》《清洁管理制度》《病区环境卫生质量评比制度》《医院院区环境管理制度》《外包服务管理计划》。

D:【执行要点】

（1）医院建筑布局符合患者就诊流程的要求和医院感染管理的需要，有医院总体规划布局图和楼层分布图。

（2）门诊等候休息区配备适宜座椅，有候诊排队提示系统，有无障碍设施及各类志愿者服务。

（3）住院病房配置床边呼叫系统和可移动病床，床单元面积符合相关标准要求。

（4）院区划区域确定保洁人员，定人定岗，每日打扫，公共区域卫生间设有机械通风，保证室内通气量，保持厕所无异味。

（5）实行楼长制，楼长负责对各个区域灯光、节水、控烟、标识、设施及保洁质量等进行督导。

（6）有卫生洗浴设施，有防止跌倒的安全设施，如卫生间有防滑标识、防跌倒扶手、一键报警装置及防滑垫，病区走廊装有扶手，病床配有护栏，住院病房床头卡及患者手腕带上有小心跌倒标识等。

（7）院内道路整洁，地面硬化；车辆定点停放，保持环境整洁、优美。

（8）实行楼顶管理，总务处定期巡查屋顶檐沟是否有垃圾、设备机房的卫生状况、屋顶设备是否正常运行等。

（9）实行病区环境卫生质量考评制，成立考评组，设内科、外科环境卫生优胜流动红旗，根据排名，分别给予奖励与处罚。

C:【检查与监管】

（1）楼长每周督查环境卫生质量，发现问题现场反馈，及时落实整改；每月考核，结果与奖惩挂钩。

（2）卫生管理小组每半个月举行外包管理工作例会，提出需要双方协调解决的问题，并实施责任清单制；每月进行保洁质量大检查，开展测评活动，并进行考核，结果与外包服务费挂钩。

（3）维修科每月对全院开水器、热水器、微波炉、冰箱等进行安全巡查，每季对门窗、玻璃、轮椅、病床及公共设施等进行安全巡查，发现问题并及时处理。

（4）每月行政查房对院区内环境、卫生进行检查，存在的问题通过OA系统反馈给科室进行整改。

（5）卫生质量考评小组每季度对全院的环境卫生质量进行考评，结果与奖惩挂钩。

A:【成效】

（1）就诊、住院的环境清洁、舒适、安全。

（2）监测指标：医院环境满意度持续正向高值。

（3）医院获"全国文明单位""中国最美医院"等荣誉称号。

（4）省内外21批次170余人参观医院建筑及环境。

（5）《"厕所革命"提升医院品味》2018年发表在《医养环境设计》杂志，院长外出讲课十余次。

2.7.4 执行《无烟医疗卫生机构标准（试行）》及《关于2011年起全国医疗卫生系统全面禁烟的决定》

2.7.4.1执行《无烟医疗卫生机构标准（试行）》及《关于2011年起全国医疗卫生系统全面禁烟的决定》，并有具体禁烟措施

P:【计划与规范】

（1）《无烟医院管理制度》《戒烟门诊工作制度》《健康教育科服务计划》《消防安全管理制度》《控烟工作实施方案》《医院控烟工作制度》《医院控烟工作奖惩制度》。

（2）《科室控烟监督员岗位职责》《控烟巡查员岗位职责》。

D:【执行要点】

（1）总务处和健康教育科为检查禁烟执行情况的责任部门，相关职能科室及临床科主任组成医院控烟领导小组，各科室设立控烟监督员及控烟巡查员。

（2）每年签订控烟工作目标责任书。

（3）公共区域贴有禁止吸烟的醒目标识，电子屏、宣传栏、展板、院报、院网站开展控烟宣传。

（4）医院设立戒烟门诊，有戒烟咨询电话，对有吸烟史的住院患者进行出入院戒烟健康教育。

（5）健康教育科每年组织无烟日活动和"健教知识、控烟技巧"专题讲座，并开展控烟监督员控烟知识的培训。

C:【检查与监管】

（1）控烟监督员每日对科室内及科室门前吸烟者进行监督和劝阻工作。

（2）控烟领导小组每季度召开会议，安排布置控烟活动的检查和落实工作，及时对工作中出现的问题进行通报批评，限期整改。

（3）每月行政查房对控烟进行检查与督查，通过OA系统反馈给科室进行持续改进。

（4）院领导定期在中层干部例会上反馈控烟工作存在的问题，并督促整改。

A:【成效】

（1）完全符合无烟医院标准。

（2）医院获得"无烟医院"称号。

（3）科研项目《戒烟门诊的规范化建设》获得2016年市科技局公益性技术应用研究项目，现完成结题。

八、创建智慧医院

2.8.1 围绕患者就医体验，积极创建智慧医院

2.8.1.1积极创建智慧医院，为患者提供全程化（诊前、诊中和诊后）智慧医疗服务

P:【计划与规范】

《医院智慧服务分级评估标准体系（试行）》。

D:【执行要点】

（1）有创建智慧医院的实施内容、阶段目标，具体如下。

1）2019年：医院内部服务初步建立，达到医院智慧2级。

2）2020～2021年：医院内外的智慧服务初步建立，达到医院智慧3级。

3）2022～2023年：医院智慧服务基本建立，达到医院智慧4级。

（2）医院提供门诊医师工作站、医院微信公众号、自助机、浙江健康导航平台、市人口健康平台等渠道预约号源。

（3）门诊医师工作站检查项目按时间段预约；入院准备中心预约病房床位。

（4）医院智慧结算方式如下。

1）门诊结算方式：自助机结算、诊间结算、移动结算。

2）住院结算方式：护士站结算、自助机结算、移动结算。

（5）在非核心医疗服务中应用信息为患者提供便利保障服务，如轮椅租赁、手机充电、订餐、中药代煎等。

（6）医院提供其他智慧服务，如电子发票、数字云影像、手机端查询检查检验报告、区域内电子健康档案信息共享。

C:【检查与监管】

（1）门诊部每月对各种号源的预约情况及共享轮椅、自助服务机的使用情况进行检查，发现的问题现场反馈，及时整改。

（2）中药房每月对中药代煎、第三方配送进行监管，发现的问题通过书面反馈，落实整改。

A:【成效】

（1）医院内部智慧服务初步建立。

（2）已达到医院智慧服务2级。

第三章

...患者安全...

一、确立查对制度，识别患者身份

3.1.1 对就诊患者身份施行唯一标识管理

3.1.1.1 对就诊患者身份施行唯一标识（居民电子健康卡、医保卡、身份证号码、病案号等）管理

P:【计划与规范】

（1）《患者身份识别管理制度》。

（2）《门诊患者建档相关规定》《患者入院办理流程》。

D:【执行要点】

（1）确定患者身份证号码作为就诊患者身份识别唯一标识。

（2）首次门诊就诊患者：凭身份证、医保卡、户口本、驾驶证等有效证件建立患者身份信息档案。未提供有效证件者办理临时卡，3天后自动冻结，下次来院就诊时完善个人就诊信息。

（3）住院患者：身份证号码作为唯一识别号关联住院号。未提供有效证件者入院3天内医嘱系统自动提醒补充身份证号码，直至患者携带有效身份证件到住院处补充完整。

（4）所有住院、急诊留观区及抢救区、操作时镇静的患者（儿）均使用"腕带"作为识别工具识别患者（儿）身份。

（5）举行患者身份识别活动月行动。

C:【检查与监管】

（1）质管处每月检查门诊患者身份证号码与门诊号关联率、住院患者身份证号与住院号关联率，分析并通过医疗质量指标数据库、OA系统、中层干部例会反馈责任科室进行整改。

（2）患者身份识别正确执行率列入院级优先监测指标，质管处每月监管并通过医疗质量指标数据库、OA系统、中层干部例会、院长函等反馈给科室，未达标科室讨论分析整改后通过OA系统提交《异常指标分析改进表》至质管处；每季度检查结果及整改情况在医院质量与安全管理委员会会议上反馈，并同时在《医疗质量考评结果分析与持续改进》及《医院质量与安全报告》上通报；定期分析涉及患者身份识别的不良事件，并在中层干部例会、OA系统上进行案例分享。

（3）护理部护理质控小组每月检查患者身份识别的落实情况，存在的问题通过OA系统反馈给科室整改；检查结果及整改情况每季度在护理质量与安全管理会议上反馈，并在《医疗质量考评结果分析与持续改进》上通报。

（4）根据需要召开多部门沟通会：如质管处、护理部、医务处针对患者身份的错误信息修改召开专题协调会等。

A:【成效】

（1）身份标识制度落实到位。

（2）监测指标：门诊、住院患者身份证号码关联率持续正向高值。

（3）监测指标：护理部护理查对小组质控检查合格率达到目标值并维持4个月以上。

（4）开展PDCA项目《提高患者身份识别正确执行率》，达到目标值并维持4个月以上；项目在医院PDCA项目竞赛中获奖。

（5）涉及身份识别的不良事件例数逐月下降。

3.1.2 在诊疗活动中，严格执行"查对制度"，至少同时使用两项患者身份识别方式

3.1.2.1 在诊疗活动中，严格执行"查对制度"，至少同时使用两项患者身份识别方式，确保对正确的患者实施正确的操作

P:【计划与规范】

《患者身份识别管理制度》《查对制度》《医嘱查对和执行规程》《窗口发药查对制度》。

D:【执行要点】

（1）规定患者身份识别方式为患者姓名＋出生年月日。

（2）患者身份识别时机包括各类治疗和手术的操作前、操作中、操作后，问诊，发药、给药、各类检查及手术（操作部位标识）前，输血或使用血制品前，患者转运及交接、报告"危急值"、发放饮食时等。

（3）身份核对时让患者或其家属主动陈述患者姓名，不得采用条码扫描作为唯一识别方法。

（4）通过集中培训、现场培训、软件平台、自学等方式组织全院职工对身份识别管理的相关制度进行培训并考核。

（5）利用宣传图片、微信公众号等方式进行包括患者在内的全员身份识别宣教。

C:【检查与监管】

（1）患者身份识别正确执行率列入院级优先改进指标，质管处每月监管并通过医疗质量指标数据库、OA系统、中层干部例会、院长函等反馈给科室，未达标科室讨论分析整改后通过OA系统提交《异常指标分析改进表》至质管处；每季度检查结果及整改情况在医院质量与安全管理委员会会议上反馈，并同时在《医疗质量考评结果分析与持续改进》及《医院质量与安全报告》上通报；定期分析涉及患者身份识别的不良事件，并在中层干部例会、OA系统上进行案例分享。

（2）患者身份识别活动月期间，质管处组织患者身份识别核查小组，全院范围内交叉检查，检查结果通过OA系统公示，并结合绩效进行奖惩措施。

（3）护理部组织护理查对小组每月检查患者身份识别的落实情况，存在的问题通过OA系统反馈给科室进行整改；检查结果及整改情况每季度在护理质量与安全管理会议上反馈，并在《医疗质量考评结果分析与持续改进》上通报。

A:【成效】

（1）监测指标：患者身份识别不良事件发生逐月下降。

（2）监测指标：护理部护理查对小组质控检查合格率达到目标值并维持4个月以上。

（3）开展PDCA项目《提高患者身份识别正确执行率》，达到目标值并维持4个月以上；项目在医院PDCA项目竞赛中获奖。

3.1.3 完善关键流程的患者识别措施，健全转科交接登记制度

3.1.3.1 落实关键流程（急诊、病房、手术室、ICU、产房、新生儿病室患者交接流程）的患者识别制度，健全转科交接登记制度

P:【计划与规范】

《患者身份识别管理制度》《患者转运交接管理制度》《手术患者交接制度》。

D:【执行要点】

（1）患者转运前需进行评估。

（2）患者转运及交接前转运人员（含转运工人）需对患者进行身份识别。

（3）交流障碍的患者（如新生儿、幼童、虚弱、重病、镇静或麻醉、智能不足的患者等），有家属或代理人在场时，请家属或代理人陈述患者姓名和出生年月日；无家属或代理人在场时，医务人员使用病历或信息系统中的患者身份资料双人核对识别工具（如腕带、病历本、各种表单）上的姓名和出生年月日。

（4）对用"年份＋无名氏＋年度序号＋就诊年月日"命名的各类检查和治疗必须由两名医务人员共同核对，确认无误后方可继续执行。

（5）患者交接的内容包括但不限于：患者目前诊断、重要的诊疗措施、目前的病情变化、需注意的

事项。

（6）按规定填写各种转运交接单，均放入归档病历。

C:【检查与监管】

（1）患者身份识别正确执行率列入院级优先改进指标（含转运工人的身份识别），质管处每月监管并通过医疗质量指标数据库、OA系统、中层干部例会、院长函等反馈给科室，未达标科室讨论分析整改后通过OA系统提交《异常指标分析改进表》至质管处；每季度检查结果及整改情况在医院质量与安全管理委员会会议上反馈，并同时在《医疗质量考评结果分析与持续改进》及《医院质量与安全报告》上通报；定期分析涉及患者身份识别的不良事件，并在中层干部例会、OA系统上进行案例分享。

（2）护理部每月监管急诊危重症患者转运交接规范率，护理部交接运送管理小组每月对关键流程患者的身份识别进行检查，存在的问题通过OA系统反馈给科室进行整改；检查结果及整改情况每季度在护理质量与安全管理会议上反馈，并在《医疗质量考评结果分析与持续改进》上通报。

A:【成效】

（1）重点部门患者转运交接时身份识别制度落实到位。

（2）监测指标：急诊危重症患者转运交接规范率持续正向高值。

（3）监测指标：护理部交接运送管理小组质控检查合格率达到目标值并维持4个月以上。

（4）开展PDCA项目《提高患者身份识别正确执行率》，达到目标值并维持4个月以上；项目在医院PDCA项目竞赛中获奖。

3.1.4 使用"腕带"作为识别患者身份的标识

3.1.4.1 使用"腕带"作为识别患者身份的标识

P:【计划与规范】

《患者身份识别管理制度》《查对制度》《感染性疾病隔离管理制度》。

D:【执行要点】

（1）住院患者、急诊留观室及抢救室患者、产科新生儿、操作时镇静的患者均进行腕带管理，规范腕带内容、佩戴时机、佩戴方法等。

（2）腕带上有患者姓名、出生年月、门诊号（住院号）等患者身份内容。

（3）根据医嘱，患者腕带及床头卡贴隔离标识。

（4）根据制度规定，将药物过敏、血型、"小心跌倒"标识粘贴在患者腕带上。

C:【检查与监管】

（1）护理部每月监管各护理单元个人数字助理（PDA）扫描率。

（2）各护理单元每月对腕带管理情况进行自查，存在的问题在科室护理质量与安全管理会议上分析并整改。

（3）护理部护理查对小组每季度对腕带的管理情况进行督查，存在的问题通过OA系统反馈给护理单元进行整改；检查结果及持续改进情况在护理质量与安全管理会议上反馈，并在《医疗质量考评结果分析与持续改进》和《医院质量与安全报告》上通报，考核质量与年度绩效挂钩。

A:【成效】

（1）"腕带"识别患者身份落实到位。

（2）监测指标：患者身份识别正确率、腕带佩戴正确率、PDA扫描率持续正向高值。

二、确立特殊情况下医务人员之间有效沟通的程序、步骤

3.2.1 在住院患者的常规诊疗活动中，应以书面方式下达医嘱

3.2.1.1 按规定开具完整的医嘱或处方

P:【计划与规范】

《医嘱管理制度》《医嘱查对和执行规程》《外文缩略语（医嘱）使用管理制度》《处方和药物医嘱管理制度》《处方和药物医嘱审核制度》。

D:【执行要点】

（1）落实模糊医嘱澄清流程：护士发现模糊不清、有疑问的医嘱，及时向开医嘱的医师提出，开医嘱医师不在或联系不到时，报告值班医师或其上级医师，医师认真审核医嘱并及时修正，护士再次核对后准确执行。

（2）HIS中加载审方软件，对门急诊、住院处方、医嘱进行监控。

（3）规范文字医嘱中医学缩略语的使用，并进行监管。

C:【检查与监管】

（1）医务处每季度通过《专项检查表》对医嘱规范的落实情况进行检查，存在的问题通过管理软件平台反馈给科室进行整改。

（2）质管处每月对医嘱缩略语使用的规范情况进行检查，通过OA系统、现场反馈给科室进行整改。

（3）护理部护理查对小组每季度通过《护理查对质量评价标准》对全院医嘱的执行情况进行检查，存在的问题通过OA系统反馈给科室进行整改，检查结果及整改情况在护理质量与安全管理会议上反馈，并在《医疗质量考评结果分析与持续改进》上通报。

（4）药学部每月通过门急诊处方点评和出院病历合理用药点评进行医嘱、处方开具和执行情况的检查，每月OA系统公示门急诊处方和出院病历点评结果，反馈给科室进行整改；药事管理与药物治疗学委员会处方点评工作小组联合处方点评专家咨询小组每季度召开会议讨论不合格处方，分析处方点评结果。上述检查结果及整改情况均在《医疗质量考评结果分析与持续改进》上通报。

A:【成效】

（1）开具的医嘱或处方规范。

（2）监测指标：处方合格率、文字医嘱正确率持续正向高值。

3.2.2在实施紧急抢救的情况下，必要时可口头下达临时医嘱；护理人员应对口头临时医嘱复述确认。口头临时医嘱在执行时应双人核查，执行后应及时补记

3.2.2.1按照有关规定，在紧急抢救的情况下使用口头医嘱

P:【计划与规范】

《医嘱管理制度》《医嘱查对和执行规程》。

D:【执行要点】

（1）规定口头医嘱仅适用于抢救或手术中医师无法使用纸质（电子）医嘱时使用。

（2）口头医嘱执行流程：记录—复读—确认—执行。

（3）医师在抢救结束后6小时内必须补录医嘱并确认签名。

C:【检查与监管】

医务处每季度对口头医嘱的执行情况进行检查，存在的问题现场反馈给科室进行整改，并在医疗质量与安全管理委员会会议上通报。

A:【成效】

（1）紧急抢救情况下使用口头医嘱管理规范。

（2）监测指标：口头医嘱规范化执行率持续正向高值。

三、确立手术安全核查制度，防止手术患者、手术部位及术式发生错误

3.3.1手术部位识别标识

3.3.1.1规范执行手术部位识别标识

P:【计划与规范】

《手术及有创操作部位标识管理制度》。

D:【执行要点】

（1）涉及双侧、多重结构、多平面部位手术时，使用不易褪色的"黑色记号笔"在手术侧或部位统一标识：画一个圆圈"〇"，如放置置入物在"〇"内画"＋"，即"⊕"。

（2）以下情况用书面标识：黏膜表面、肛门等部位在技术上、解剖学上标识不可行的；可能会留下永久痕迹不适合做皮肤标识的，如3岁以内婴幼儿；介入治疗无法针对靶器官投影进行标识时；标识影响患者美观的，如眼科、耳鼻咽喉科、口腔科等；患者拒绝体表标识的。

（3）标记实施者为手术（有创操作）医师。

（4）患者被送达术前准备室或手术室前，已完成手术部位标识。

C:【检查与监管】

医务处联合护理部每月对手术标识的落实情况进行现场督查，并通过OA系统、管理软件平台、中层干部例会等方式反馈给科室持续改进，检查结果及整改情况每季度在《医疗质量考评结果分析与持续改进》上通报。

A:【成效】

（1）手术部位标识规范。

（2）监测指标：手术部位标识正确执行率持续正向高值。

3.3.2 手术安全核查

3.3.2.1 规范执行手术安全核查

P:【计划与规范】

《手术及有创操作安全核查管理制度》。

D:【执行要点】

（1）手术医师、麻醉师、巡回护士按制度规定实行麻醉实施前、手术开始前、患者离开手术室前手术安全核查。麻醉实施前由手术医师发起、主持；手术开始前（time-out）由主刀医师发起，麻醉医师主持；患者离开手术室前（sign-out）由巡回护士发起、主持。

（2）根据不同的手术场所及麻醉方式，核查后分别完整填写《手术安全核查表》《手术室外安全核查表》《局麻手术安全核查表》。

C:【检查与监管】

医务处联合护理部每月对手术安全核查的落实情况进行现场督查，并通过OA系统、管理软件平台、中层干部例会等方式反馈给科室持续改进，检查结果及整改情况每季度在《医疗质量考评结果分析与持续改进》上通报。

A:【成效】

（1）每例手术患者均执行手术安全核查。

（2）监测指标：全院手术（有创操作）患者安全核查正确执行率持续正向高值。

四、执行手卫生规范，落实医院感染控制的基本要求

3.4.1 按照《医务人员手卫生规范》，正确配置有效、便捷的手卫生设施

3.4.1.1 按照手卫生规范，正确配置有效、便捷的手卫生设施，为执行手卫生提供必需的保障与有效的监管措施

P:【计划与规范】

《手卫生管理制度》。

D:【执行要点】

（1）全院治疗室、换药室、处置室、病房及病房门口、医护办公室等配置手卫生设施，包括洗手池、擦手纸、洗手液、垃圾桶、洗手图示，且全院医疗区域均为非触摸式水龙头。

（2）无法安装流动水设施的区域放置速干手消毒剂。

1）新生儿重症监护室（NICU）、重症监护室（ICU）、急诊监护室（EICU）、血液净化中心每床有速干手消毒剂，其他病房每个房间有速干手消毒剂。

2）公共区域（如电梯厅）安装速干手消毒剂。

3）移动护理车、换药车、治疗车、保洁车、消毒供应中心下收下送车辆、食堂配送车辆、医疗废物

收集专用车等配备速干手消毒剂。

（3）手术室、感染科、新生儿科、产科、内镜中心、重症监护室、急诊医学科、口腔科、消毒供应中心、血液透析中心等重点科室配备抗菌洗手液。

C:【检查与监管】

（1）院感科及护理部消毒隔离质控小组每季度对各区域的手卫生设施的配置情况进行督查，存在的问题反馈给科室进行整改。

（2）科室院感质控员对手卫生设施的配备及性能的完好情况进行自查，存在的问题在科内反馈、整改。

（3）总务处每月巡检洗手池及水龙头情况并现场整改。

（4）每月行政查房，存在的问题通过OA系统反馈给科室进行整改，整改情况次月验证。

A:【成效】

全院手卫生设施的配置满足医疗安全的需要，在医疗区域3m之内均能提供手卫生设施。

3.4.2 医务人员在临床诊疗活动中遵循《医务人员手卫生规范》有关要求

3.4.2.1根据《医务人员手卫生规范》制定手卫生相关管理制度，医务人员在临床诊疗活动中应严格遵循

P:【计划与规范】

《手卫生管理制度》。

D:【执行要点】

（1）开展全院各层各类人员的手卫生培训：院感科负责全院所有员工；各科室负责新进职工、规培生、实习生、进修生；外包公司负责公司员工。

（2）通过软件平台、微信群、电脑屏保、中层干部例会、感控周活动等途径进行手卫生培训。

（3）组织开展全院感染管理PDCA项目竞赛。

（4）对全院职工（包括外包公司员工）进行手卫生正确性考核，并发放手卫生合格证。

C:【检查与监管】

（1）各科室院感质控员每月进行手卫生依从性和正确性的自查，存在的问题反馈给个人并进行整改。

（2）主管部门对手卫生规范的执行情况进行检查。

1）手卫生依从性列入院级优先改进指标，院感专职人员和各科院感质控员分片区每月对各科室进行手卫生依从性的督查，每次至少查5人，分别为不同层次人群；检查存在的问题通过OA系统、中层干部例会、医院感染管理委员会会议、质控员会议等途径反馈给各科室进行整改，每季度汇总后形成《院感简讯》，并在《医疗质量考评结果分析与持续改进》及《医院质量与安全报告》上通报，与绩效考核和奖惩制度挂钩。

2）护理部消毒隔离质控小组每季度对各护理单元手卫生规范的执行情况进行督查，检查结果及持续改进情况在护理质量与安全管理会议上反馈，并在《医疗质量考评结果分析与持续改进》和《医院质量与安全报告》上通报，考核质量与年度绩效挂钩。

A:【成效】

（1）全院手卫生依从性和正确性达标并逐年提高。

（2）开展PDCA项目《提高手卫生依从性和正确性》，达到目标值并维持4个月以上，在医院PDCA项目竞赛中获奖。

五、加强高警示药物的管理，提高用药安全

3.5.1 对高警示药物有严格的储存要求，确保药品发放和使用安全

3.5.1.1有高警示药品，听似、看似等易混淆药品的储存与识别要求

P:【计划与规范】

（1）《高警示药品管理制度》。

（2）《高警示药品管理标准操作规程》。

D:【执行要点】

（1）制定高危药品和相似药品目录。

（2）有全院统一的高危、听似、看似、多规药品警示标识，高危药品专柜或专区存放，相似药品避免同排放置，存放点放置警示标签。

（3）全院高警示药品实行同质化管理，医嘱系统、审方系统、药房发药系统等相关信息系统中，以及药品使用标签、发药清单、患者变动医嘱本、给药执行单上药品名称前均有统一的高警示药品警示符号。

（4）通过软件平台、现场培训、集中培训等线上线下形式开展全院医务人员高警示药品管理培训，并考核。

C:【检查与监管】

药学部、护理部每月对全院高警示药品的管理和使用进行检查，存在的问题通过OA系统反馈给各科室进行整改，并形成检查结果分析报告，上报药事管理与药物治疗学委员会，在《药事管理与药物治疗学委员会工作报告》上通报。

A:【成效】

（1）高警示药品及各类易混淆药品储存管理规范。

（2）开展PDCA项目《提高高警示药品管理项目合格率》《提高高浓度电解质管理项目合格率》，达到目标值并维持4个月以上。

3.5.2 处方或用药医嘱在转抄（录）和执行时有严格的核对程序

3.5.2.1 处方或用药医嘱在转抄（录）和执行时有严格的核对程序，并由转抄（录）和执行者签名确认

P:【计划与规范】

（1）《医嘱管理制度》《住院患者使用自备药品管理制度》《住院患者自理药品管理制度》《查对制度》《医嘱查对和执行规程》《用药知识宣教制度》《给药管理制度》。

（2）《药物过敏性休克应急预案》《输液反应应急预案》。

D:【执行要点】

（1）患者自备药品使用按规定签署《住院患者自备药物使用告知书》，自理药品患者或其家属须填写《住院患者自理药品使用登记表》。

（2）审方系统对药物配伍禁忌证进行自动审核。

（3）全院各科室每年组织1次药物过敏性休克、输液反应应急演练。

（4）护士执行医嘱过程中严格执行《查对制度》并签字；按给药时间规定发放药品并做好宣教。

C:【检查与监管】

（1）医务处每季度通过《专项检查表》对规范开医嘱的情况进行检查，存在的问题通过管理软件平台反馈给科室进行整改，检查结果及整改情况在《医疗质量考评结果分析与持续改进》上通报。

（2）医务处每季通过《专项检查表》对全院药物过敏性休克、输液反应应急演练的落实情况进行检查，存在的问题通过现场和书面反馈给科室进行整改。

（3）护理部相关质控小组每季度通过《护理查对质量评价标准》《危重患者护理/专科护理质量评价标准》等对全院医嘱的执行情况、用药指导情况进行检查，存在的问题通过OA系统反馈给科室进行整改，检查结果及整改情况在护理质量与安全管理会议上反馈，并在《医疗质量考评结果分析与持续改进》上通报。

（4）药学部每月进行门急诊处方点评和出院病历合理用药点评，点评结果每月通过OA系统公示并反馈给科室进行持续改进；药事管理与药物治疗学委员会处方点评工作小组联合处方点评专家咨询小组每季度召开会议，讨论不合格处方，分析处方点评结果。上述检查结果及整改情况均在《医疗质量考评结果分析与持续改进》上通报。

A:【成效】

（1）处方及医嘱执行规范。

（2）监测指标：处方合格率持续正向高值。

六、临床"危急值"管理

3.6.1根据医院实际情况确定临床"危急值"项目，建立临床"危急值"管理制度与工作流程

3.6.1.1根据医院实际情况确定临床"危急值"项目，建立临床"危急值"管理制度与工作流程

P:【计划与规范】

《危急值管理制度》。

D:【执行要点】

（1）医技部门包括病理科、内镜室、放射科等所有"危急值"项目表上传管理软件平台和OA系统，全院医务人员均可查询。

（2）通过集中培训、现场培训、软件平台、自学等方式针对全院医务人员进行"危急值"项目、管理制度及流程的培训并进行考核。

C:【检查与监管】

医务处联合护理部每月对"危急值"处置及时率进行数据统计、分析，并通过管理软件平台和医疗质量指标数据库平台反馈给科室进行整改，检查结果及整改情况每季度在《医疗质量考评结果分析与持续改进》上通报。

A:【成效】

（1）医院"危急值"管理规范性不断提高。

（2）监测指标："危急值"处置及时率持续正向高值。

3.6.2严格执行临床"危急值"的报告制度与流程

3.6.2.1严格执行临床"危急值"的报告制度与流程

P:【计划与规范】

《危急值管理制度》。

D:【执行要点】

（1）发现"危急值"，医技部门5分钟内通知相应医护人员。

（2）医护人员接获"危急值"报告后记录患者信息、临床"危急值"内容、报告者信息，5分钟内报告开单（主管）医师，医师在10分钟内进行处理。

（3）门诊"危急值"由医技部门通知门诊办公室，开单医师无法及时赶到医院的，正常上班时间由同科室（专业）门诊医师负责；非正常上班时间由急诊医学科负责。

（4）门诊患者"危急值"，若电话联系3次均联系不上患者，门诊工作时间应报告门诊办公室医务人员处理，非门诊工作时间应报告医疗总值班处理，均编写短信发送给患者，告知立即来院就诊；保卫科协助联系患者。

（5）心电图室发现急性心肌梗死患者，由心电图室医师将患者用轮椅或平车送至急诊胸痛中心，并向值班医师汇报情况，同时电话告知胸痛中心值班医师，"危急值"登记本详细记录。

（6）检验、放射"危急值"报告、接收、处置各环节的相关信息实现自动记录。

C:【检查与监管】

医务处联合护理部每月对"危急值"处置及时率进行数据统计、分析，并通过管理软件平台和医疗质量指标数据库平台反馈给科室进行整改，检查结果及整改情况每季度在《医疗质量考评结果分析与持续改进》上通报。

A:【成效】

（1）临床"危急值"处理技术、记录规范。

（2）监测指标："危急值"处置及时率持续正向高值。

七、防范与减少患者跌倒、坠床等意外事件发生

3.7.1 对患者进行跌倒、坠床等风险评估，并采取措施防止意外事件的发生

3.7.1.1 对患者进行跌倒风险评估，主动向高危患者告知跌倒、坠床风险，采取有效措施防止意外事件的发生

P:【计划与规范】

《患者跌倒/坠床防范管理制度》。

D:【执行要点】

（1）规定护理部、医务处、质管处、总务处、基建科、药学部、医护人员、患者家属、外包员工等部门及人员在跌倒管理中的职责。

（2）评估量表：住院成人患者使用《Morse跌倒风险评估量表》，14周岁以下儿童患者使用《儿童跌倒风险评估量表（HDFS）》，门、急诊患者使用《门、急诊患者跌倒风险评估表》。

（3）评估时机如下。

1）新入院、转科4小时内。

2）住院高危跌倒患者每日进行评估，Morse跌倒风险评分≥45分每天评估1次，Morse跌倒风险评分25～44分每周评估2次，Morse跌倒风险评分＜25分每周评估1次。HDFS跌倒风险评分≥12分每天评估1次，HDFS跌倒风险评分＜12分每周评估1次，新生儿默认高危，手术（麻醉、操作时）镇静后、分娩后、意识改变、低血糖、低血压、大出血、特殊诊疗（介入、血液透析等）、跌倒危险因子项目发生改变时，及时再评估并记录。

（4）预防跌倒、坠床的环境、设施、标识管理：与信息中心、药学部合作，使用易跌倒药物时，给药标签、检查单显示高危跌倒标识；高危跌倒住院、急诊患者腕带上（门诊患者肩部衣服上）粘贴"小心跌倒"标识；配备床边坐便椅、助行器；卫生间贴"小心地滑"标识、安装呼叫铃；护理交班报告自动导出跌倒高风险患者等。

（5）高危跌倒患者签署《预防跌倒/坠床告知书》；编写图文并茂的《跌倒安全教育手册》；拍摄视频并进行宣教；举行预防跌倒健康教育比赛，护理单元根据情况安排专人进行预防跌倒健康教育。

（6）组织跌倒评估及防范培训：对护工进行患者跌倒预防的培训，并发放《跌倒安全教育手册》；对保洁员工进行拖地方法培训；通过集中培训、软件平台、自学等方式对全院医务人员进行《患者跌倒/坠床防范管理制度》的培训并考核。

（7）护士长会议上分享预防跌倒管理经验；每季度选择典型案例情景再现；中层干部例会汇报跌倒、坠床管理难点。

（8）定期召开护理部、医务处、总务处、外包公司等多部门协调会，分析跌倒事件发生的原因、讨论制定整改措施。

（9）修订《跌倒/坠床预防管理质量评价标准》；患者跌倒、坠床发生率列入年度院级优先监测指标。

C:【检查与监管】

（1）护理单元每月对跌倒、坠床等意外事件的安全管理进行自查，存在的问题在科室护理质量与安全管理会议上分析并整改。

（2）跌倒管理质控小组每月、科护士长每半年对跌倒、坠床等意外事件的安全管理进行检查，存在的问题通过OA系统反馈给护理单元进行整改；检查结果及持续改进情况每季度在护理质量与安全管理会议上反馈，并汇总在《医疗质量考评结果分析与持续改进》和《医院质量与安全报告》上通报，考核质量与年度绩效挂钩。

（3）护理部每季度行政查房1次，重点检查高危跌倒患者预防措施的落实情况，存在的问题通过OA系统反馈给护理单元进行整改。

（4）不良事件严重度评估分级（SAC）1、2级以上及特殊的跌倒、坠床伤害事件进行根本原因分析（RCA）并改进。

A：【成效】

（1）跌倒和坠床等意外事件的安全管理规范，措施落实到位。

（2）监测指标：全院跌倒、坠床预防管理质量合格率达标，跌倒、坠床发生率和伤害率比上年度下降。

3.7.2规范执行患者跌倒、坠床等意外事件报告制度、处理预案与工作流程

3.7.2.1规范执行患者跌倒、坠床等意外事件报告制度、处置预案与工作流程

P：【计划与规范】

（1）《患者跌倒/坠床防范管理制度》《不良事件报告及根本原因分析制度》。

（2）《门、急诊患者跌倒/坠床评估、预防与处理流程》《住院患者跌倒/坠床评估、预防与处理流程》。

D：【执行要点】

（1）通过集中培训、现场培训、软件平台、自学等方式对全院医务人员进行《患者跌倒/坠床防范管理制度》《不良事件报告及根本原因分析制度》的培训并考核。

（2）每季度选择典型案例制作视频情景再现，并组织学习。

（3）所有院内跌倒、坠床均通过不良事件报告系统上报、分析整改。

（4）跌倒造成SAC1、2级不良事件及特殊的跌倒、坠床伤害事件进行RCA，并追踪整改。

（5）护士长会议上分享跌倒应急处理经验。

C：【检查与监管】

（1）护理单元每月对跌倒、坠床等意外事件的上报及处理进行自查，存在的问题在科室护理质量与安全管理会议上分析并整改。如有跌倒发生，科室增加质控检查频率为每2周1次，直至稳定3个月。

（2）护理部预防跌倒、坠床管理小组每月、科护士长每半年对跌倒、坠床等意外事件上报及处理等进行检查，存在的问题通过OA系统反馈给护理单元进行整改；检查结果及持续改进情况每季度在护理质量与安全管理会议上反馈，并汇总在《医疗质量考评结果分析与持续改进》和《医院质量与安全报告》上通报，考核质量与年度绩效挂钩。

（3）护理部、医务处、质管处、总务处等职能部门每季度进行跌倒、坠床不良事件汇总、分析、整改，并在相关委员会会议上汇报。

（4）护理单元对典型跌倒、坠床事件开展PDCA项目进行持续改进。

A：【成效】

（1）跌倒、坠床等意外事件报告和处置管理规范。

（2）监测指标：跌倒、坠床发生率、伤害率持续下降，跌倒、坠床预防管理质量合格率达标。

八、防范与减少患者压疮的发生

3.8.1规范执行压疮风险评估与报告制度，规范执行压疮诊疗及护理规范

3.8.1.1规范执行压疮风险评估与报告制度，规范执行压疮诊疗及护理规范

P：【计划与规范】

（1）《压力性损伤管理制度》《患者评估制度》《不良事件报告及根本原因分析制度》《护理会诊制度》。

（2）《2013版中国压疮护理指导意见》。

D：【执行要点】

（1）规定造口伤口管理小组成员、护士长、科护士长在压力性损伤管理中的职责。

（2）评估量表：住院和急诊抢救室成人患者采用《Braden风险评估量表》，＜14周岁采用《Braden Q风险评估量表》进行压力性损伤的风险评估，并按照医院《护理文书书写管理制度》记录。

（3）评估时机：住院和急诊抢救室成人患者，Braden评分＞18分者每周评估1次，Braden评分10～18分者每天评估1次，Braden评分≤9分者每班评估1次；住院、急诊抢救室儿童患者Braden Q评分＞23分者每周评估1次，Braden Q评分10～23分者每天评估1次，Braden Q评分≤9分者每班评估1次；若有病情变化，随时评估，并做好记录。

（4）参照2016年4月美国压疮咨询委员会（NPUAP）发布的定义及分期进行诊断，制定护理规范及查检表。

（5）护理交班报告自动导出压力性损伤高风险患者。

（6）高危压力性损伤（压力性损伤）患者落实告知与健康教育内容，Braden评分≤14分发放告知书，由患者或其家属签名。

（7）院外带入、院内发生压力性损伤，从OA系统填写《压力性损伤上报处理表》，院内发生的压力性损伤按照《不良事件报告及根本原因分析制度》管理。

（8）疑难压力性损伤案例请专科护士会诊或多学科讨论。

C:【检查与监管】

（1）护理单元每月对压力性损伤管理进行自查，存在的问题在科室护理质量与安全管理会议上分析并整改。

（2）造口伤口管理小组每季度讨论分析院内发生的压力性损伤案例，并进行全院各护理单元住院患者的压力性损伤患病率的调查，提出整改措施。

（3）造口伤口管理小组每季度对护理单元压力性损伤管理进行检查，重点问题每月督查，对问题进行分析汇总后通过OA系统反馈给护理进行单元整改，检查结果及持续改进情况在护理质量与安全管理会议上反馈，并汇总在《医疗质量考评结果分析与持续改进》和《医院质量与安全报告》上通报，考核质量与年度绩效挂钩。

A:【成效】

（1）每例患者均进行压力性损伤评估。

（2）每例压力性损伤报告符合要求。

3.8.2 实施预防压疮的有效措施

3.8.2.1 落实预防压疮及创面处理的措施

P:【计划与规范】

（1）《压力性损伤管理制度》。

（2）《2013版中国压疮护理指导意见》。

D:【执行要点】

（1）医院有预防压力性损伤的气垫床、翻身枕、水胶体敷料、泡沫敷料等各种设备、材料，医护人员能够正确使用。

（2）按照《2013版中国压疮护理指导意见》制订伤口换药规范及流程并执行。

（3）护理部、造口伤口管理小组、护理单元对压力性损伤管理制度及相关知识与技能进行分层分批培训考核；造口伤口小组成员轮流到造口伤口门诊学习1周，选派骨干护士参加国家级、省级学习班。

（4）疑难病例请专科护士会诊或多学科会诊，按会诊建议落实措施。

C:【检查与监管】

（1）护理单元每月对患者压力性损伤风险评估、报告制度与诊疗措施等的落实情况进行自查，存在的问题在科室护理质量与安全管理会议上分析并整改。

（2）造口伤口小组每季度对护理单元压力性损伤诊疗措施的落实情况进行检查，对问题进行分析汇总后通过OA系统反馈给护理单元进行整改；每季度讨论分析院内发生的压力性损伤案例，提出整改措施，检查结果及持续改进情况在护理质量与安全管理会议上反馈，并汇总在《医疗质量考评结果分析与持续改进》和《医院质量与安全报告》上进行通报，考核质量与年度绩效挂钩。

A:【成效】

（1）预防压力性损伤及创面护理措施落实到位。

（2）监测指标：压力性损伤护理质控达标率为100%，住院患者院内压力性损伤发生率下降。

（3）举办省级医学继续教育项目《老年慢性伤口护理进展培训班》。

九、医院安全（不良）事件管理

3.9.1 有主动报告医院安全（不良）事件的制度、激励机制及非惩罚制度与流程

3.9.1.1 建立健全主动报告医院安全（不良）事件的相关制度与工作流程，并得到落实

P:【计划与规范】

《不良事件报告及根本原因分析制度》《医院奖惩制度》。

D:【执行要点】

（1）通过集中培训、现场培训、软件平台、自学等方式对全院人员进行不良事件报告流程及制度相关内容的培训，并进行考核。

（2）全院统一使用医疗安全不良事件报告系统上报不良事件，全院职工均能实名或匿名上报。

（3）职工上报不良事件，科主任负责科室不良事件的处理，各职能部门负责分管部门不良事件的结案；全院不良事件归口质管处统一管理，每季度上报至浙江省医疗安全上报系统；最终结案通过医疗安全不良事件报告系统反馈上报科室，短信通知个人。

（4）不良事件每例上报均给予奖励；质管处每月检查各科室死亡病例、非计划再次手术、纠纷投诉事件、超长住院日、低风险死亡病例等的迟报、漏报现象，落实惩处并补报。

（5）不良事件上报例数、不良事件上报及时率、非计划再次手术、纠纷投诉事件漏报率、不良事件3个工作日内处理率、不良事件5个工作日内结案率作为部门级监测指标，每季度纳入科室医疗质量考评进行绩效考核；不良事件3个工作日内处理率、不良事件5个工作日内结案率纳入《年度目标责任书》。

C:【检查与监管】

（1）各科室每月在科室医疗质量与安全管理会议上进行不良事件分析并落实整改，记录在《科室医疗质量与安全管理持续改进记录册》内，同时上传质管处。

（2）医务处、护理部、质管处、药学部、院感科等职能部门每季度对分管领域内的不良事件进行汇总、分析、整改，并在相关委员会会议上汇报反馈、整改。

（3）质管处每月监管不良事件上报例数、不良事件上报及时率、非计划再次手术漏报率、纠纷投诉事件漏报率、不良事件3个工作日内处理率、不良事件5个工作日内结案率，存在的问题通过医疗质量指标数据库反馈给分管职能部门及责任科室进行整改，每季度对每个科室的不良事件进行汇总、分析，通过院长函反馈给科室进行整改，检查结果及整改情况在《医疗质量考评结果分析与持续改进》上通报。

（4）质管处每月、每季度、每年均进行全院不良事件的汇总、分析、整改，在品质改善小组会议、医院质量与安全管理委员会、中层干部例会上汇报反馈，同时在《医院质量与安全报告》上通报。

A:【成效】

（1）建立医院安全（不良）事件直报系统及数据库。

（2）监测指标：不良事件上报及时率、非计划再次手术漏报率、纠纷投诉事件漏报率、不良事件3个工作日内处理率、不良事件5个工作日内结案率达到目标值并维持4个月以上。

3.9.2 与医院实际情况相结合，从医院管理体系、运行机制与规章制度上进行有针对性的持续改进，对重大安全（不良）事件要有根本原因分析

3.9.2.1 定期分析医院安全（不良）事件信息，利用信息资源改进医院安全管理

P:【计划与规范】

《不良事件报告及根本原因分析制度》。

D:【执行要点】

（1）各科室每月在科室医疗质量与安全管理会议上进行不良事件分析、整改；医务处、护理部、质管处、药学部、院感科、总务处等职能部门每季度进行相关不良事件汇总、分析、整改，并在相关委员会汇报；质管处每月、每季度、每年均进行全院不良事件汇总、分析、整改，在品质改善小组会议、医院质量与安全管理委员会、中层干部例会上汇报反馈，同时在《医院质量与安全报告》《医疗质量考评结果分析与持续改进》上通报；收集不良事件典型案例，并在中层干部例会、医疗安全不良事件报告系统上进行案

例分享。

（2）警讯事件、SAC1、2级不良事件、具有学习意义的SAC3、4级不良事件，均进行根本原因分析，持续改进。

（3）设置医院品质改善小组，每月召开会议，分析不良事件并提出整改；参与并指导每例RCA。

（4）运用医疗安全不良事件报告系统实现不良事件信息化上报及管理。

C：【检查与监管】

（1）各科室每月在科室医疗质量与安全管理会议上进行不良事件分析并落实整改，记录在《科室医疗质量与安全管理持续改进记录册》内，同时上传质管处。

（2）医务处、护理部、质管处、药学部、院感科等职能部门每季度对分管领域内的不良事件进行汇总、分析、整改，并在相关委员会会议上汇报。

（3）质管处每月监管不良事件上报例数、不良事件上报及时率、非计划再次手术漏报率、纠纷投诉事件漏报率、不良事件3个工作日内处理率、不良事件5个工作日内结案率、警讯事件及SAC1、2级不良事件RCA≤45天完成报告率，存在的问题通过医疗质量指标数据库反馈给分管职能部门及上报科室进行整改，每季度对每个科室的不良事件进行汇总、分析，通过院长函反馈给科室进行整改，检查结果及整改情况在《医疗质量考评结果分析与持续改进》上通报。

（4）质管处每月、每季度、每年均进行全院不良事件的汇总、分析、整改，在品质改善小组会议、医院质量与安全管理委员会、中层干部例会上汇报反馈，同时在《医院质量与安全报告》上通报。

A：【成效】

（1）医院管理体系、运行机制与规章制度不断完善。

（2）监测指标：警讯事件及SAC1、2级不良事件RCA≤45天完成报告率、非计划再次手术漏报率、投诉纠纷不良事件漏报率、不良事件5个工作日内结案率等达到目标值并维持4个月以上。

（3）RCA案例在省医院品质管理大赛中获奖。

十、患者参与医疗安全

3.10.1 主动邀请患者参与医疗安全活动

3.10.1.1 主动邀请患者参与医疗安全活动，如身份识别、手术部位确认、药物使用等

P：【计划与规范】

《鼓励患者参与医疗安全活动制度》《患者身份识别管理制度》《诊疗知情同意制度》《医嘱查对和执行规程》《查对制度》。

D：【执行要点】

（1）入院后进行《住院患者须知》等宣教，鼓励患者主动参与医疗安全管理。

（2）患者在接受介入或手术等有创诊疗前，医患共同进行手术部位确认等；使用贵重自费药物治疗前、输血前等需签署知情告知书。

（3）患者身份识别时均要求患者或其家属主动陈述患者姓名＋出生年月日。

（4）医务处对危重疑难或存在医疗纠纷隐患等病例开展行政谈话，鼓励患者及其家属主动参与医疗安全管理。

C：【检查与监管】

（1）医务处每季度通过《专项检查表》对患者主动参与医疗安全管理的落实情况（如知情告知、手术部位标识、手术安全核查等）进行检查，存在的问题通过管理软件平台、中层干部例会反馈给科室进行整改，检查结果及整改情况在《医疗质量考评结果分析与持续改进》上通报。

（2）质管处每月监控患者身份识别正确执行率，并通过OA系统、中层干部例会、院长函等反馈给科室，未达标科室讨论分析整改后通过OA系统提交《异常指标分析改进表》至质管处；每季度检查结果及整改情况在医院质量与安全管理委员会会议上汇报，并同时在《医疗质量考评结果分析与持续改进》及《医院质量与安全报告》上通报。

（3）护理部每季度对患者主动参与医疗安全管理的落实情况进行检查，存在的问题通过OA系统反馈给科室进行整改；检查结果及整改情况每季度在护理质量与安全管理会议上反馈，并在《医疗质量考评结果分析与持续改进》上通报。

A:【成效】

（1）患者参与医疗安全活动措施得到有效落实。

（2）监测指标：手术部位标识正确执行率、全院手术（有创操作）患者安全核查正确执行率持续正向高值；给药错误发生率下降。

（3）开展PDCA项目《提高患者身份识别正确执行率》，达到目标值并维持4个月以上；在医院PDCA项目竞赛中获奖。

第四章
...医疗质量、安全管理与持续改进...

一、医疗质量与安全管理组织

4.1.1 医院有医疗质量与安全管理体系，实行院、科两级责任制

4.1.1.1 医院有医疗质量与安全管理体系，院长是医院医疗质量与安全管理的第一责任人

P:【计划与规范】

（1）《委员会管理制度》《分支委员会工作制度》《科室质量与安全管理小组工作制度》。

（2）《医疗质量管理办法》。

（3）《医院全面质量与安全管理实施方案》《医院质量改进与患者安全计划》《科室质量改进与患者安全计划》。

D:【执行要点】

（1）院长是医院质量管理与安全管理的第一责任人，建立院级、部门级和科室级三级管理体系。

（2）医院每年制定《医院全面质量与安全管理实施方案》《医院质量改进与患者安全计划》；科室每年制定《科室质量改进与患者安全计划》。

（3）设立医院质量与安全管理委员会，下设18个分支委员会、31个医院管理小组；各科室设立质量与安全管理小组。

（4）各委员会每季度至少召开1次例会，委员会内容包括委员会主任工作报告、上季度追踪事项、本季度讨论事项，会前收集议案、会中讨论，会后有记录、追踪；委员会会议记录格式化、标准化；每季度质管处将各委员会工作报告汇编成《医院质量与安全报告》。

（5）委员会委员每年超过3次不参会者给予约谈，必要时取消委员资格。

（6）各科室每月召开科室医疗质量与安全管理会议并记录。

C:【检查与监管】

（1）各委员会每季度召开1次例会，对质量与安全工作进行分析、总结、决策和改进，并记录，对每季度的议案进行投票，并落实追踪。

（2）质管处每季度督查各分支委员会工作的完成情况，存在的问题反馈给各分支委员会进行整改。

A:【成效】

（1）医院质量与安全管理委员会能够执行3个层次的管理，职责落实到位。

（2）年度召开72次委员会会议，讨论议案近100项。

（3）每季度编印1期《医院质量与安全报告》。

4.1.1.2 各主管部门与职能部门履行策划、指导、检查、监督、考核、评价和控制职能

P:【计划与规范】

《医院全面质量与安全管理实施方案》。

D:【执行要点】

（1）制定《临床科室医疗质量评分表》《医技、麻醉科室质量考核评分表》，各部门、各科室重点质量与安全管理指标纳入科室《年度目标责任书》进行绩效考核。

（2）质管处每季度制定《医疗质量检查计划》，各委员会、职能部门根据《医疗质量检查计划》定期对临床科室、医技科室、行政后勤部门等进行检查考核、督促整改并记录。

（3）全院（含行政后勤）使用PDCA、QCC、5S、临床路径、单病种、DRG、RCA、FMEA、医院灾害脆弱性分析（HVA）等管理工具进行医院质量与安全管理。

C:【检查与监管】

各委员会、职能部门均运用管理工具对质量与安全指标、风险数据、重大质量缺陷等进行分析、改进，通过现场反馈、OA系统、中层干部例会、院长函、医疗质量指标数据库等反馈给科室进行整改，检查结果及整改情况在《医院质量与安全报告》《医疗质量考评结果分析与持续改进》《院感简讯》等上通报。

A:【成效】

（1）质量管理工作落实到位。

（2）全院开展PDCA项目141个，其中行政后勤部门开展62个，并举行全院PDCA项目大赛；开展院级、部门级优先改进PDCA项目并结案共82项；FMEA改进项目多项。

（3）截至2019年底，《医疗质量考评结果分析与持续改进》已编印98期；《病案质量检查结果分析与持续改进》已编印99期；《临床科室医疗质量评分表》已修订至第19版；《医技、麻醉质量考核评分标准》已修订至第4版。

（4）年度完成院级高风险项目演练10项。

（5）医院管理项目获亚洲医院管理奖2项、中国现代医院管理典型案例奖7项，近5年QCC项目获省级医院品管大赛金奖1项、银奖2项、铜奖4项、佳作奖2项。

4.1.1.3科室负责人是科室医疗质量与安全管理的第一责任人

P:【计划与规范】

（1）《科室医疗质量与安全管理小组工作制度》。

（2）《医院全面质量与安全管理实施方案》《科室服务计划》《科室质量改进与患者安全计划》。

D:【执行要点】

（1）成立科室医疗质量与安全管理小组，科室负责人为科室医疗质量与安全管理小组组长，并设有秘书和专职质控员。

（2）根据《医院全面质量与安全管理实施方案》《医院质量改进与患者安全计划》每年制订科室服务计划、科室质量管理和患者安全计划。

（3）制定同质化的《科室医疗质量与安全管理持续改进记录册》，每个科室均设置日常监测指标和优先改进指标。

（4）每月组织召开科室医疗质量与安全管理会议，对18项核心制度落实、病历质量、科室监测指标、运营指标、不良事件、科室自查和主管部门督查反馈的问题等进行总结分析、持续改进。

（5）每年至少开展1项科室优先改进指标，并由专人负责，以PDCA改进项目的形式完成，最终汇总成《科室质量监控指标管理》，并形成年度《科室医疗质量与安全管理工作总结》。

（6）管理部门根据要求设定指标监控区间，监测指标按绿卡、黄卡、红卡进行管理。

C:【检查与监管】

（1）科室每月自查监测指标，异常指标进行分析整改并填写《异常指标分析改进表》提交质管处；超过3个月红卡或6个月黄卡的以PDCA项目的形式进行整改；警讯事件及SAC1、2级不良事件进行RCA分析并进行整改。每季度通过《临床科室病历质量、核心制度自查改进表》《科室管理自查表》开展自查工作并持续改进、记录。

（2）科室每月召开医疗质量与安全管理会议。

（3）质管处、医务处定期参加并检查临床科室医疗质量与安全管理会议的落实情况，检查结果纳入季度医疗质量考核，存在的问题反馈给科室进行整改，检查结果与整改情况每季度在《医疗质量考评结果分析与持续改进》上通报。

A:【成效】

（1）科室对医疗质量与安全工作计划、问题持续改进落实到位。

（2）科室成员对日常运营、质量与安全指标知晓率持续正向高值；科室监测指标达标率逐步上升。

（3）多个科室质量管理项目在省品管竞赛中获奖。

二、医疗质量管理与持续改进

4.2.1 医院有医疗质量管理和持续改进方案，并组织实施

4.2.1.1 医院有医疗质量管理和持续改进方案

P:【计划与规范】

《医院全面质量与安全管理实施方案》《医院质量改进与患者安全计划》《科室质量改进与患者安全计划》。

D:【执行要点】

（1）建立院级、部门级和科级三级管理体系。

（2）每年制定《医院全面质量与安全管理实施方案》，根据实施方案制定各科室《年度工作目标责任书》，各部门、各科室重点质量与安全管理指标均纳入责任书进行绩效考核。

（3）科室每月有自查，职能部门每季度有检查，委员会每季度有督查。

C:【检查与监管】

（1）科室每月对本科室医疗质量指标进行自查，存在的问题在科室医疗质量与安全管理会议上进行分析、反馈，并落实整改，并记录在《科室医疗质量与安全管理持续改进记录册》上传至质管处。

（2）各职能部门按《医疗质量检查计划》通过《临床科室医疗质量评分表》《医技、麻醉科室质量考核评分表》每季度对临床科室、医技科室进行检查，通过OA系统、管理软件平台、中层干部例会、院长函、医疗质量指标数据库等方式反馈给科室，检查结果及整改情况每季度在《医疗质量考评结果分析与持续改进》《病案质量检查结果分析与持续改进》《院感简讯》上通报。

（3）医院质量与安全管理委员会、各分支委员会每季度对院级重点医疗质量指标进行分析、考核，并在《医院质量与安全报告》上通报。

A:【成效】

（1）医疗质量实现目标管理。

（2）建立医疗质量指标数据库，医疗质量实现指标化管理。

（3）院级、部门级、科级监测指标达到目标值，并维持4个月以上。

4.2.1.2 医院有医疗质量关键环节、重点部门管理制度与措施

P:【计划与规范】

《危重新生儿抢救制度》《疑难危重病例讨论制度》《危重患者转运管理制度》《围手术期管理制度》《手术风险评估制度》《手术及有创操作安全核查管理制度》《手术及有创操作部位标识管理制度》《手术部位感染预防与控制标准操作规程》《临床用血审核制度》《临床输血核对制度》《抗菌药物临床应用管理制度》《抗菌药物分级管理制度》《麻醉科麻醉管理制度》等关键环节、重点部门管理制度。

D:【执行要点】

（1）全院所有制度均上传管理软件平台，手机端、电脑端均可实时查询。

（2）通过集中培训、软件平台、自学等方式对全院医务人员进行关键环节、重点部门管理制度的培训并进行考核。

C:【检查与监管】

（1）科室每月监管关键环节、重点部门管理制度相关监测指标、不良事件等，异常指标分析整改后通过OA系统提交《异常指标分析改进表》至质管处；每季度通过《临床科室病历质量、核心制度自查改进表》《科室管理自查表》开展自查，每月及每季度存在的问题均在科室医疗质量与安全管理会议上进行反馈和整改，并记录在《科室医疗质量与安全管理持续改进记录册》上传至质管处。

（2）医务处、质管处、护理部、院感科、药学部等部门定期（每月、每季度）对全院关键环节、重点部门管理制度的落实情况进行检查，存在的问题通过现场反馈、OA系统、中层干部例会、院长函、医疗质量指标数据库等反馈给科室进行整改，检查结果及整改情况在《医疗质量考评结果分析与持续改进》《医院质量与安全报告》《病案质量检查结果分析与持续改进》《院感简讯》等上通报。

A：【成效】

（1）重点部门、关键环节医疗质量不断提高。

（2）医院蝉联国家五星级卒中中心4年，本地区（丽水市）第一家国家标准版胸痛中心。

（3）医院质量管理项目获亚洲医院管理奖、中国现代医院管理典型案例奖等奖项；多次在省级品管圈竞赛中获奖。

（4）开展QCC项目《优化手术病理标本信息化流程》《提高围手术期抗菌药物预防用药时机合格率》《提高急诊缺血性脑卒中45分钟内DNT比率》，PDCA项目《缩短急诊抢救室患者滞留时间》，达到目标值并维持4个月以上。

4.2.2 建立并执行医疗质量管理制度、操作规范、诊疗指南

4.2.2.1 建立并执行医疗质量管理制度，重点是落实医疗质量安全核心制度

P：【计划与规范】

《首诊负责制度》《查对制度》《疑难病例讨论制度》《危急值报告制度》《急危重患者抢救制度》《死亡病例讨论制度》《病历管理制度》《值班和交接班制度》《会诊制度》《三级查房制度》《分级护理制度》《手术分级管理制度》《手术安全核查制度》《术前讨论制度》《新技术新项目准入制度》《抗菌药物分级管理制度》《临床用血审核制度》《信息安全管理制度》。

D：【执行要点】

（1）全院所有制度均上传管理软件平台，手机端、电脑端均可实时查询。

（2）通过集中培训、软件平台等方式对全院医务人员进行18项核心制度的培训并进行考核。

C：【检查与监管】

（1）科室每月监管关键环节、重点部门管理制度相关监测指标、不良事件等，异常指标分析整改后通过OA系统提交《异常指标分析改进表》至质管处；每季度通过《临床科室病历质量、核心制度自查改进表》《科室管理自查表》开展自查，每月及每季度存在的问题均在科室医疗质量与安全管理会议上进行反馈和整改，并记录在《科室医疗质量与安全管理持续改进记录册》上传至质管处。

（2）医务处、质管处、护理部、院感科、药学部等部门定期（每月、每季度）对全院关键环节、重点部门管理制度的落实情况进行检查，存在的问题通过现场反馈、OA系统、中层干部例会、院长函、医疗质量指标数据库等反馈给科室进行整改，检查结果及整改情况在《医疗质量考评结果分析与持续改进》《医院质量与安全报告》《病案质量检查结果分析与持续改进》《院感简讯》等上通报。

A：【成效】

（1）科室对核心制度的要求内容落实到位。

（2）监测指标：全院手术（有创操作）患者安全核查正确执行率、患者身份识别正确率、"危急值"处置及时率持续正向高值。

（3）DRG本地区CMI排名、RW≥2排名，三、四类手术排名首位，全省三甲医院中游。

（4）医院蝉联国家五星级卒中中心4年，为本地区第一家国家标准版胸痛中心。

（5）医院质量管理项目获亚洲医院管理奖、中国现代医院管理典型案例奖等奖项；多次在省级品管圈竞赛中获奖。

4.2.2.2 应用临床诊疗指南和规范，指导和规范临床医务人员的诊疗行为

P：【计划与规范】

（1）《临床指南与操作规范管理制度》。

（2）《临床诊疗指南》。

D：【执行要点】

（1）各科室每年全面梳理常见疾病的诊疗指南和规范并更新，上报质管处。

（2）根据更新的诊疗指南和规范，科室实时调整临床路径模版；科室质量优先改进PDCA项目首选最新诊疗指南和规范相关的指标。

（3）各科室每季度组织学习诊疗指南和规范，尤其是最近更新的指南，学习内容通过OA系统上传质

管处。

（4）通过集中培训、现场培训、软件平台、自学等方式对全院临床医师进行相关诊疗指南和规范的培训，并进行考核。

（5）院内同病种诊疗标准同质化管理，如肿瘤内科、放疗科、乳腺科对乳腺癌的化疗方案同质化。

C:【检查与监管】

（1）科室每月对临床诊疗指南和规范的执行情况进行自查，存在的问题在科室医疗质量与安全管理会议上进行分析和整改，并落实整改，同时记录在《科室医疗质量与安全管理持续改进记录册》上传至质管处。

（2）医务处通过《专项检查表》对MDT中临床诊疗指南和规范的落实情况进行检查，存在的问题通过管理软件平台反馈给科室进行整改，检查结果及整改情况在《医疗质量考评结果分析与持续改进》上通报。

（3）质管处每月通过运行病历、每季度通过归档病案进行临床诊疗指南和规范的落实情况的检查，检查不合格的病历通过OA系统公示反馈给科室进行整改；每季度检查临床路径、单病种的落实情况，分析、汇总存在的问题后通过院长函、中层干部例会等方式反馈给科室进行整改；每年组织2次全院合理用药检查，结果在OA系统上公示并反馈给科室进行整改；上述检查结果及整改情况在病案（历）质量管理委员会会议上通报，检查结果及整改情况在《病案质量检查结果分析与持续改进》《医院质量与安全报告》《医疗质量考评结果分析与持续改进》上通报，并落实奖惩措施。

（4）药学部每月通过门急诊处方点评和出院病历合理用药点评进行临床诊疗指南和规范的落实情况的检查，每月OA系统公示门急诊处方和出院病历点评结果，并通过OA系统和指标数据库双途径公示重点监测和管理指标并反馈给科室进行整改；药事管理与药物治疗学委员会处方点评工作小组联合处方点评专家咨询小组每季度召开会议讨论不合格处方，分析处方点评结果。上述检查结果及整改情况均在《医疗质量考评结果分析与持续改进》上通报。

（5）质管处每年对未及时更新诊疗指南的科室通过OA系统进行通报。

A:【成效】

（1）科室医务人员均能按照临床诊疗指南和规范开展医疗活动，无违规执业事件发生。

（2）全院开展诊疗指南相关优先改进指标40余个。

（3）甲级病案占比＞95%。

4.2.3 坚持"严格要求、严密组织、严谨态度"，强化"基础理论、基本知识、基本技能"培训与考核

4.2.3.1 坚持"严格要求、严密组织、严谨态度"（"三严"），强化"基础理论、基本知识、基本技能"（"三基"）培训与考核

P:【计划与规范】

（1）《三基三严培训与考核管理制度》《技能培训场所管理制度》。

（2）《院级三基三严工作小组职责》。

D:【执行要点】

（1）成立院级"三基三严"工作领导小组，制定和修订培训、考核制度，检查、指导和评估各科室"三基三严"工作；教育培训处负责院级临床医技系统培训和考核，护理部负责护理系统"三基"培训和考核。

（2）"三基三严"培训实行院科二级管理，每年制定"三基"培训实施方案。

1）教育培训处每年组织全院医师"三基"理论考核；护理部组织全院护理人员按层级、计划完成"三基"培训及考核。

2）医院年轻医师分3个层级进行培养及综合考核：1～3年住院医师培养及综合考核、3年以上住院医师培养及综合考核、1～3年主治医师培养及综合考核，并与晋升、绩效挂钩。

3）临床科室建立"三基三严"技能训练登记本、科室业务学习登记本。每月1次业务学习，根据学习内容全年理论考核 1～2 次，覆盖全员；根据不同职称（重点主治医师、住院医师）组织全年分层次技能培训不少于 2 次并考核。

4）全员每 2 年 CPR 考核并发放合格证书。

C:【检查与监管】

教育培训处、护理部每季度对"三基三严"培训工作进行督查，对存在的问题进行分析、总结并反馈给科室进行整改，同时在医学教育管理委员会会议上通报。

A:【成效】

（1）年度"三基"培训计划按时完成。

（2）参加"三基"考核的全体人员考核合格。

（3）获批 AHA 培训基地，组建导师培训团队，麻醉科、重症医学科、急诊医学科、心血管内外科、新生儿科的医师及全院所有护士长、护理总带教、护理责任组长均获得基础生命支持（BLS）资格。

4.2.4 建立医疗风险防范机制，针对医疗风险制定相应制度、流程与医疗风险管理方案，确保患者安全

4.2.4.1 医院针对医疗风险制定相应制度、流程与医疗风险管理方案

P:【计划与规范】

（1）《医疗风险管理方案》《临床警示系统管理制度》《全院急救紧急呼叫及应急复苏管理制度》《查对制度》《医嘱管理制度》《危急值管理制度》《手术安全核查制度》《手术部位感染和预防处置制度》《手术部位标识制度》《手卫生管理制度》《用药差错和临界差错管理制度》《临床用药监测管理制度》《医院合理用药监管制度》《患者跌倒防范管理制度》《不良事件报告及根本原因分析制度》《医疗技术风险预警管理制度》《高风险患者和高风险服务管理制度》《医院感染风险管理制度》《风险管理制度》《导管风险管理制度》《临床试验风险评估管理制度》《医疗技术临床应用管理制度》《医疗技术损害处置预案》《住院患者静脉血栓栓塞防治管理制度》等制度。

（2）《年度医疗风险培训计划》。

D:【执行要点】

（1）制定包括静脉血栓栓塞症（VTE）、脑出血、脑卒中、心肌梗死、心房颤动及危重创伤等的医疗风险管理方案，内容包括医疗风险识别、评估、分析、处理和监控等。

（2）通过 HVA 分析产生院级前 10 项及科级前 3 项高风险应急预案，并按计划完成演练。

（3）根据《不良事件报告及根本原因分析制度》明确不良事件上报、分析、处理、监管等流程；警讯事件及 SAC1、2 级不良事件进行 RCA 分析。

（4）建立住院患者静脉血栓栓塞症防治管理体系，明确 VTE 评估、预防、处置流程；建立全院急救紧急呼叫及应急复苏管理体系，发生危及生命情况时全院区域 5 分钟内均能获得高级生命支持。

（5）制定《临床警示系统管理制度》，建立改良早期预警评分（MEWS）的自动评分软件系统，实施高危患者早期预警。

C:【检查与监管】

（1）科室每月监管"危急值"、重大手术管理、新技术新项目审批管理、不良事件上报、非计划再次手术、非计划再次入院等相关监测指标、不良事件等，异常指标分析整改后通过 OA 系统提交《异常指标分析改进表》至质管处；每季度通过《临床科室病历质量、核心制度自查改进表》《科室管理自查表》开展自查，每月及每季度存在的问题均在科室医疗质量与安全管理会议上进行反馈和整改，并记录在《科室医疗质量与安全管理持续改进记录册》上传至质管处。

（2）医务处、护理部等主管部门定期（每月、每季度）对医疗风险管理的落实情况进行检查，存在的问题通过现场反馈、OA 系统、中层干部例会、医疗质量指标数据库等反馈给科室进行整改，检查结果及整改情况在《医疗质量考评结果分析与持续改进》及《医院质量与安全报告》上通报。

（3）应急办对院级前 10 项高风险项目演练情况进行评估，存在的问题通过 OA 系统反馈给科室进行整改。

（4）医疗安全指标包括投诉、手术安全核查、不良事件上报、医疗纠纷数、"危急值"管理等列入科

室《年度工作目标责任书》进行考核并落实绩效。

A:【成效】

（1）有信息化的医疗风险监控与预警系统，已经建立跨部门的协调机制。

（2）年度完成院级高风险项目演练10项。

（3）监测指标：全院急救紧急呼叫及应急复苏小组5分钟到达率为100%；高危科室VTE评估率持续正向高值。

4.2.4.2 开展防范医疗风险相关知识、技能的教育与培训

P:【计划与规范】

《年度医疗风险培训计划》。

D:【执行要点】

（1）通过中层干部例会、集中培训、软件平台、自学等方式对全院医务人员进行医疗风险防范培训并考核。

（2）教育培训处组织住培医师通过集中培训进行临床急危重症疾病诊治培训。

（3）医院每年举办多项国家级、省级、市级继续医学教育项目，包括各种医疗风险相关继教项目，如"基层医院医疗纠纷防范与处置学习班""基层医院高危孕产妇的管理与护理新进展""社区常见急重症诊断思路与处理"等。

（4）定期组织典型案例和不良事件分析。

C:【检查与监管】

（1）医务处、护理部等主管部门定期对医疗风险培训效果进行检查，存在的问题通过现场反馈、OA系统等反馈给科室进行整改。

（2）每年组织1次医务人员医疗风险知识考核。

A:【成效】

（1）培训计划落实到位，医务人员防范医疗风险的知识与技能普遍提高。

（2）监测指标：医务人员医疗风险知识考核合格率达到100%。

（3）医疗纠纷发生率持续处于低值。

4.2.5 定期进行全员医疗质量和安全教育

4.2.5.1 定期进行全员医疗质量和安全教育，强化医疗质量和安全意识，提高全员医疗质量管理与改进的参与能力

P:【计划与规范】

（1）《员工教育与培训制度》。

（2）《新员工岗前教育培训计划》《医院全员培训计划》《医师培训计划》《护理人员培训计划》《干部职工培训计划》《科室质量改进和患者安全计划》《科室年度培训计划》等。

D:【执行要点】

（1）通过医院中层干部例会对中层干部进行医疗质量与安全管理的培训，如全院不良事件分析、RCA、病历质量问题分析反馈、纠纷与投诉典型案例分享等，并有记录。

（2）各职能部门每年通过集中培训、现场培训、软件平台、OA系统、微信群等方式对医务人员进行制度、规范、医疗质量与安全管理的培训并记录。

（3）科室利用医疗质量与安全管理会议、晨会等各种会议，微信群等对科室人员进行制度、规范、医疗质量与安全管理的培训，并有记录。

（4）各职能部门、科室针对医疗质量与安全管理的相关应急预案，定期组织演练并记录。

（5）开展专项活动：如院感活动周、患者身份识别活动月等。

C:【检查与监管】

（1）医务处、质管处每季度检查各科室医疗质量与安全的培训记录、中层干部例会传达等情况，存在的问题通过院长函反馈给科室进行整改，检查结果及整改情况在《医疗质量考评结果分析与持续改进》上

通报。

（2）护理部每季度检查各科室医疗质量与安全的培训及考核落实情况，存在的问题通过OA系统反馈给科室进行整改，检查结果及整改情况在护理质量与安全管理会议上反馈，同时在《医疗质量考评结果分析与持续改进》上通报。

（3）主管部门定期组织本系统的医务人员进行医疗质量和安全教育知识的考核，不合格者进行补考。

（4）主管部门检查各科室HVA分析及应急预案演练的落实情况，存在的问题通过OA系统、管理软件平台，现场反馈反馈给科室进行整改。

A:【成效】

（1）员工能够主动参与医院质量与安全管理。

（2）本年度全院开展PDCA项目141个，其中行政后勤部门开展62个，并举行全院PDCA项目大赛；开展院级、部门级优先改进PDCA项目并结案共82项；FMEA改进项目多项。

（3）不良事件漏报率逐年下降。

（4）监测指标：医疗质量与安全知识职工考核合格率达到目标值。

三、医疗技术管理

4.3.1 提供与医院功能和任务相适应的医疗技术服务，运用的医疗技术服务符合国家法律、法规、部门规章和行业规范的要求，并符合医院诊疗科目范围和医学伦理原则，技术应用安全、有效

4.3.1.1 依据国家法律、法规开展与医院功能和任务相适应的医疗技术服务

P:【计划与规范】

《医疗技术临床应用管理制度》《医疗技术临床应用质量管理与控制制度》《医疗技术临床应用论证和评估制度》《医疗技术风险预警制度》《医疗技术损害处置管理制度》《实验性临床医疗管理制度》《医疗技术风险处理预案》《医疗技术损害处理预案》《授权管理制度》《手术分级管理制度》。

D:【执行要点】

（1）医疗机构执业许可证公示在门诊大厅，按期校验，执业地点与开展的诊疗科目与登记情况一致。

（2）医疗质量与安全管理委员下设医疗技术临床应用管理小组，由医务处、质管处、药学部、护理部、院感科、设备处等部门负责人和具有高级技术职务任职资格的临床相关专业人员组成；医务处负责日常医疗技术管理工作。

（3）医疗技术开展有统一审批、管理流程：限制性医疗技术由医务处、医疗技术临床应用管理小组审批，并向市卫健委备案；新技术、新项目由医务处、医疗技术临床应用管理小组审批；制订医院临床科室重大手术目录，重大手术开展由医务处、分管院领导审批。

（4）通过中层干部例会、集中培训、软件平台、自学等方式对管理人员及全院医务人员进行医疗技术管理相关制度及流程的培训并考核。

C:【检查与监管】

医务处每季度通过《专项检查表》对限制性医疗技术、新技术新项目、重大手术等医疗技术的开展情况进行督查，存在的问题通过管理软件平台反馈给科室进行整改，检查结果及整改情况在《医疗质量考评结果分析与持续改进》上通报。

A:【成效】

（1）医疗技术管理资料完整，均在有效期内。

（2）监测指标：重大手术审批规范率持续正向高值。

4.3.1.2 医学伦理委员会承担医疗技术伦理审核工作（药物临床试验按照相关伦理委员会要求进行伦理审核）

P:【计划与规范】

《医院伦理委员会工作制度》《医疗技术临床应用管理制度》《临床研究伦理审查申请、报告指南》《人体研究保密和利益冲突管理制度》。

D:【执行要点】

（1）医院伦理管理委员会下设医学伦理小组，承担医疗技术伦理准入、审批和督导工作，包括重大医疗技术（含限制类医疗技术）、新技术新项目等，每季度召开小组会议。

（2）有医学伦理审核的回避程序，如伦理委员会论证的事件如与委员会委员有关时，该委员应回避等。

（3）每例限制性医疗技术、新技术新项目及临床试验项目均有伦理审批文件。

C:【检查与监管】

（1）医务处每季度通过《专项检查表》对限制性医疗技术、新技术新项目、重大手术等医疗技术开展情况进行督查，存在的问题通过管理软件平台反馈给科室进行整改，检查结果及整改情况在《医疗质量考评结果分析与持续改进》上通报。

（2）新技术新项目每季度上交进展情况调查表、每年递交年度研究进展报告至医务处审核，存在的问题反馈给科室进行整改，同时在医学伦理小组会议上通报。

A:【成效】

（1）医院开展的医疗技术经过医学伦理委员会讨论通过，无违规擅自开展医疗技术案例。

（2）监测指标：新技术新项目审批规范率达到100%。

4.3.2建立医疗技术管理制度，医疗技术管理符合国家相关规定与管理办法

4.3.2.1建立医疗技术管理制度，医疗技术管理符合国家相关规定与管理办法，不应用已经废止的技术、淘汰的技术和未经批准的技术

P:【计划与规范】

《医疗技术临床应用管理制度》《医疗技术风险预警管理制度》《医疗技术损害处置预案》《医疗技术临床应用质量管理与控制制度》《医疗技术临床应用论证和评估制度》《医院手术分级管理制度》《医疗技术准入管理规定》《新技术、新项目准入及风险管理制度》。

D:【执行要点】

（1）制定《医院医疗技术分类目录》《重大手术审批目录》并报医疗质量与安全管理委员会审核通过；医院开展的限制性医疗技术均向市卫健委备案，同时通过官网对社会公示。

（2）完整的医疗技术管理档案数据资料，包括但不限于各项医疗技术相关制度、各项医疗技术目录、新技术和新项目审批件及进展情况调查表、医师手术分级管理和医师授权审批及相应表格、重大手术开展审批表、开展限制临床应用医疗技术临床应用备案资料等。

（3）医务处公示已经废止的、淘汰的和未经批准的技术目录并禁止应用。

C:【检查与监管】

（1）医务处每季度通过《专项检查表》对限制性医疗技术、新技术新项目、重大手术等医疗技术的开展情况进行检查，存在的问题通过管理软件平台反馈给科室进行整改，检查结果及整改情况在《医疗质量考评结果分析与持续改进》上通报。

（2）医务处每季度通过病案信息搜索检查禁止应用技术违规开展的情况，根据检查结果落实惩处措施。

A:【成效】

（1）医疗技术临床应用做到分类、准入、中止有动态管理。

（2）新技术、新项目转为常规项目逐年明显增长。

4.3.3有医疗技术风险预警机制和医疗技术损害处置预案，并组织实施。对新开展医疗技术的安全、质量、疗效、经济性等情况进行全程追踪管理和评价，及时发现并降低医疗技术风险

4.3.3.1有医疗技术风险预警机制和医疗技术损害处置预案，并组织实施

P:【计划与规范】

《医疗技术临床应用管理制度》《医疗技术风险预警管理制度》《医疗技术损害处置预案》《临床科研项目使用医疗技术风险处置预案》。

D:【执行要点】

（1）当医疗技术操作可能存在技术缺陷的，医疗技术操作可能存在潜在医学伦理风险，多次、重复发生某类并发症或合并症，药品、医疗器械发生严重不良事件，人员、设备及医疗流程等存在医疗安全隐患等情况时，有中止实施诊疗技术的相关程序。

（2）通过中层干部例会、集中培训、软件平台、自学等方式对管理人员及全院医务人员进行医疗技术风险处置与损害处置的培训并考核。

C:【检查与监管】

医务处每年至少组织 1 ～ 2 次重点科室的重大手术并发症处置预案的应急演练，存在的问题通过现场反馈及《重大手术并发症应急预案督查反馈整改表》反馈给科室进行整改。

A:【成效】

（1）医疗技术风险防范与处置管理规范，监管资料完整。

（2）监测指标：医师医疗技术损害处置流程知晓率持续正向高值。

4.3.3.2 有诊疗新技术准入与风险管理

P:【计划与规范】

《新技术、新项目准入制度》《医疗技术临床应用管理制度》《医疗技术风险预警机制》《医疗技术损害处置管理制度》。

D:【执行要点】

（1）新技术、新项目开展前，科室填写《新技术、新项目申请（备案）表》向医务处提出申请，科室留档。

（2）医务处初筛后提交医学伦理小组、医疗技术临床应用管理小组审核。

（3）科室每季度填写《新技术、新项目进展情况调查表》提交医务处核实。

（4）转常规技术前，科室需填写《新技术、新项目完成报告表》提交医务处，报医疗技术临床应用管理小组审批。

C:【检查与监管】

医务处每季度通过《专项检查表》对新技术、新项目的开展情况进行检查，存在的问题通过管理软件平台反馈给科室进行整改，检查结果及整改情况在《医疗质量考评结果分析与持续改进》上通报。

A:【成效】

（1）诊疗新技术阶段总结、定期评估与监管等资料完整。

（2）监测指标：新技术新项目审批规范率达到100%。

（3）新技术、新项目转为常规项目逐年明显增长。

4.3.4 对实施手术、介入、麻醉等高风险技术操作的卫生技术人员实行授权管理，定期进行技术能力与质量绩效的评价

4.3.4.1 医院建立医务人员的医疗技术资格许可授权制度、程序及考评标准，对授权实施动态管理

P:【计划与规范】

《医师授权管理制度》《手术分级管理制度》《新技术、新项目准入制度》。

D:【执行要点】

（1）医院医疗质量与安全管理委员会下设医师资格和授权管理小组，对医师授权进行最终审核批准；医院制定《医疗技术许可授权目录》，包括基础诊疗项目授权四类23项、特殊项目授权四类20项、有创操作与治疗授权项目三类45项。

（2）有医疗技术资格初评、复评、取消及级别变更的标准。医师资格授权由个人申请，科室授权考核小组讨论后提交医务处初审，报医师资格和授权管理小组审批。年度内同一疾病同一种手术方式（包括有创操作）出现2例以上非计划再次手术或严重手术并发症的医师，结合医师定期考核结果决定取消或变更医师资格。

（3）通过中层干部例会、集中培训、软件平台、自学等方式对管理人员及全院医务人员进行医疗技术

临床应用管理办法、医师授权管理制度的培训并考核。

（4）医师医疗技术档案上传至OA系统及管理软件平台供查询。

C:【检查与监管】

（1）科室每季度通过《临床科室病历质量、核心制度自查改进表》《科室管理自查表》开展医师资质和授权的自查，存在的问题在科室医疗质量与安全管理会议上进行反馈并落实整改，同时记录在《科室医疗质量与安全管理持续改进记录册》上传至质管处。

（2）医务处每季度通过《专项检查表》对医师授权管理进行督查，存在的问题通过管理软件平台反馈给科室进行整改，检查结果及整改情况在《医疗质量考评结果分析与持续改进》上通报。

A:【成效】

未发现医务人员越级或未经授权实施医疗技术的案例。

4.3.4.2 手术、麻醉、介入、腔镜诊疗等技术实行重点管理

P:【计划与规范】

《医疗技术临床应用管理制度》《手术分级管理制度》《医师授权管理制度》。

D:【执行要点】

（1）医院制定手术、介入、腔镜诊疗及治疗性操作、麻醉授权目录。

（2）医务处根据《医师授权管理制度》牵头组织对临床医师手术、介入、腔镜诊疗及治疗性操作等进行授权。

（3）实施人员与授权名单完全一致。

（4）医院通过门诊医师工作站、住院医师工作站、手术麻醉系统、心电图系统、影像存储和传输系统（PACS）、电子病历系统、病理系统设置不同操作权限，根据人员职称、科室变动进行动态调整。

（5）对越级及未经授权实施医疗技术的人员根据医院管理制度落实惩处措施。

C:【检查与监管】

（1）科室每季度通过《临床科室病历质量、核心制度自查改进表》《科室管理自查表》开展手术、介入、腔镜诊疗及治疗性操作、麻醉授权的自查，存在的问题在科室医疗质量与安全管理会议上进行反馈并落实整改，同时记录在《科室医疗质量与安全管理持续改进记录册》上传至质管处。

（2）医务处每季度通过《专项检查表》对手术、介入、腔镜诊疗及治疗性操作、麻醉等技术的开展情况进行检查，存在的问题通过管理软件平台反馈给科室进行整改，检查结果及整改情况在《医疗质量考评结果分析与持续改进》上通报。

A:【成效】

（1）医院在信息系统支持下，对医疗技术资质授权的权限做到动态管理。

（2）无医务人员越级或未经授权实施手术、介入、腔镜诊疗及治疗性操作、麻醉等技术的案例发生。

四、临床路径和单病种质量管理与持续改进

4.4.1 开展临床路径与单病种质量管理，规范临床诊疗行为

4.4.1.1 实施临床路径管理

P:【计划与规范】

《临床路径管理制度》。

D:【执行要点】

（1）设立临床路径技术管理与单病种管理委员会，成员包括医务处、质管处、护理部、财务处、医保办、物价科、信息中心、药学部、输血科负责人，临床科室主任代表、医技科室主任代表；每季度召开临床路径技术管理与单病种管理会议；设临床路径维护小组，成员包括质管处、信息中心、药学部、医技科室代表，根据需要随时维护本部门的路径内容。

（2）各临床科室设立临床路径个案管理员，负责科室临床路径的维护。

（3）制定《临床路径病种目录》《临床路径评价与管理记录表》。

（4）临床路径监测指标包括病种入组率、入组后完成率、平均住院日、平均住院费用、医嘱执行率等。

C:【检查与监管】

（1）科室每季度对临床路径管理进行自查，存在的问题在科室医疗质量与安全管理会议上进行分析和整改，并记录在《科室临床路径评价与管理记录表》上传至质管处。

（2）质管处每季度监管各科室临床路径入组率、入组后完成率、平均住院日、平均住院费用、变异和退出率等，将检查结果上传至医疗质量指标数据库反馈给各临床科室，临床路径管理质量纳入每季度科室医疗质量考核绩效，检查结果及整改情况在《医疗质量考评结果分析与持续改进》上通报。

A:【成效】

（1）临床路径实行信息化管理。

（2）监测指标：临床路径入组率持续正向高值。

4.4.1.2 实施单病种管理

P:【计划与规范】

《单病种管理制度》。

D:【执行要点】

（1）设立临床路径技术管理与单病种管理委员会，成员包括医务处、质管处、护理部、财务处、医保办、物价科、信息中心、药学部、输血科负责人，临床科室主任代表、医技科室主任代表；每季度召开临床路径技术管理与单病种管理会议。

（2）建立单病种质量指标数据库。

（3）制定《单病种质量控制指标检查表》。

（4）质管处设单病种质量管理员，负责检查、监督网络直报的完整性、及时性，并与国家卫健委医管所管理员联络与沟通；各科室设立单病种实施评价小组、单病种个案管理员，负责本科室的单病种管理。

C:【检查与监管】

（1）科室每季度对单病种管理进行自查，存在的问题在科室医疗质量与安全管理会议上进行分析、整改，并记录在《科室单病种质量控制指标评价表》上传至质管处。

（2）质管处每季度根据《临床科室医疗质量评分表》及《单病种质量控制指标检查表》检查各科室单病种质量控制的情况，存在的问题通过OA系统、院长函反馈给科室进行整改，同时在全院单病种个案管理员会议上反馈，检查结果及整改情况在《医疗质量考评结果分析与持续改进》上通报。

（3）质管处每月根据病案首页病种及手术名称检查单病种网络迟报、漏报情况，统计汇总迟报、漏报率并上传至医疗质量指标数据库反馈给各临床科室，通过OA系统公示单病种漏报筛查名单，并在单病种管理微信群或电话通知上报医师补报，每季度OA系统公示《单病种管理-迟报及网络存在问题》同时落实奖惩措施。

A:【成效】

（1）单病种管理达到卫生健康行政主管部门要求，实行信息化管理。

（2）所有单病种均纳入临床路径管理。

（3）监测指标：单病种迟报、漏报率处于低值，填报信息完整率持续正向高值。

（4）开展PDCA项目《缩短AIS患者静脉溶栓门药时间（DNT）》，达到目标值并维持4个月以上。

4.4.1.3 实施医院内静脉血栓栓塞症防治管理

P:【计划与规范】

（1）《住院患者深静脉血栓栓塞预防管理制度》。

（2）《肺栓塞应急预案及处置流程》。

D:【执行要点】

（1）成立医院静脉血栓栓塞症（VTE）防治管理工作小组及VTE防治护理小组，明确职责。

（2）制定《医院静脉血栓栓塞防治工作手册》下发各科，并上传至管理软件平台供查询。

（3）医院统一使用Caprini评分表进行VTE评估，并制定出血风险评估表，根据VTE评分及出血风险评估情况进行分级预防。

（4）指定血管外科为深静脉血栓会诊专科科室，呼吸内科为肺栓塞（PE）会诊专科科室。

（5）通过中层干部例会、集中培训、软件平台、自学等方式对全院医务人员进行VTE防治的培训，高危科室到科室现场培训，并进行考核。

C:【检查与监管】

（1）高危科室包括骨科、普外科、重症医学科、肿瘤科、血管外科等，每季度通过《临床科室病历质量、核心制度自查改进表》《科室管理自查表》对VTE的防治工作进行自查，存在的问题在科室医疗质量与安全管理会议上反馈、落实整改，并记录在《科室医疗质量与安全管理持续改进记录册》上传至质管处。

（2）医务处每季度对VTE指标（VTE评估率、高危患者采取预防措施率、PE死亡率）进行统计、分析，存在的问题通过管理软件平台反馈给临床科室进行整改，并在医疗质量与安全管理委员会会议上反馈，检查结果及整改情况在《医疗质量考评结果分析与持续改进》上通报。

A:【成效】

（1）VTE防治管理工作持续改进有成效，全院除14周岁及以下患者全部纳入VTE管理。

（2）监测指标：VTE评估率持续正向高值；高危患者预防措施落实率逐步上升，达到目标值并维持4个月以上。

（3）监测指标：肺栓塞死亡率维持低值。

五、住院诊疗管理与持续改进

4.5.1 由具有法定资质的医务人员进行患者评估

4.5.1.1 由具有法定资质的医务人员按照制度、程序进行患者评估，为患者提供规范的同质化服务

P:【计划与规范】

《患者评估制度》《康复评估与干预制度》《心理评估及干预制度》《营养评估与干预管理制度》《疼痛评估及处理制度》《住院患者深静脉血栓预防管理制度》《患者跌倒/坠床防范管理制度》《压力性损伤管理制度》《临床警示系统管理制度》。

D:【执行要点】

（1）通过集中培训、现场培训、软件平台、自学等方式对全院医务人员进行疼痛、跌倒、营养、康复、心理、VTE等患者评估制度及流程的培训并进行考核。

（2）根据患者评估结果制定医护诊疗方案。

（3）建立MEWS自动评分软件系统，实施高危患者早期预警。

C:【检查与监管】

（1）科室每月通过《病历质控检查表》及各种护理质控检查标准等对患者评估的执行情况进行自查，并在科室医疗及护理质量与安全管理会议上进行反馈，并落实整改，同时记录在《科室医疗质量与安全管理持续改进记录册》上传至质管处。

（2）医务处每季度对VTE评估率进行统计、分析，存在的问题通过管理软件平台反馈给临床科室进行整改，并在医疗质量与安全管理委员会会议上反馈，检查结果及整改情况在《医疗质量考评结果分析与持续改进》上通报。

（3）质管处每月通过《病历质控检查表》抽查运行病历、通过《门急诊病历质控检查表》抽查门诊病历，每季度通过《住院病历质量检查评分表》检查归档病案进行患者评估执行情况的检查，存在的问题通过OA系统、院长函反馈给科室进行整改，同时在病案（历）质量管理委员会会议上反馈，检查结果及整改情况在《病案质量检查结果分析与持续改进》《医疗质量考评结果分析与持续改进》上通报，落实奖惩措施。

（4）护理部通过《跌倒/坠床预防管理质量评价标准》《疼痛管理质量评价标准》《VTE专项护理质量评价标准》《压力性损伤护理质量评价标准》等定期对患者评估的执行情况进行检查，存在问题通过OA系

统反馈给科室进行整改；检查结果及整改情况每季度在护理质量与安全管理会议上反馈，并在《医疗质量考评结果分析与持续改进》上通报。

（5）医务处、护理部每季度检查MEWS预警评分与干预情况，存在的问题通过OA系统、管理软件系统反馈给科室进行整改，检查结果及整改情况在《医疗质量考评结果分析与持续改进》上通报。

（6）医院疼痛管理小组每季度对全院疼痛评估等疼痛管理情况进行检查，存在的问题通过OA系统、院长函反馈给科室进行整改，同时在病案（历）质量管理委员会会议上反馈，检查结果及整改情况在《医疗质量考评结果分析与持续改进》上通报。

A:【成效】

（1）患者评估规范，质量不断提升。

（2）甲级病案占比＞95%。

（3）监测指标：VTE评估率、护理病历质量符合率、疼痛规范评估率等持续正向高值。

4.5.2 按照医院现行临床诊疗指南、疾病诊疗规范、药物临床应用指导原则来规范临床诊疗行为；对疑难危重患者、恶性肿瘤患者实施多学科综合诊疗，为患者制订适宜的住院诊疗计划与方案

4.5.2.1 按照医院现行临床诊疗指南、疾病诊疗规范、药物临床应用指导原则来规范临床诊疗行为

P:【计划与规范】

（1）《临床指南与操作规范管理制度》《医疗技术临床应用管理制度》。

（2）《医疗技术临床应用管理办法》《抗菌药物临床应用指导原则》。

（3）《临床诊疗指南》。

D:【执行要点】

（1）通过现场培训、软件平台、集中培训等方式对全院医务人员定期进行院、科两级的临床诊疗指南、疾病诊疗规范和药物临床应用指导原则的培训与考核，如院感相关指南、营养相关指南、抗菌药物临床应用等。

（2）临床医师根据规定规范临床检查、诊断、治疗、使用药物和植入类医疗器械行为，如检查掌握适应证、医疗耗材使用有登记、超药品说明书用药，需有患者知情同意书等。

（3）临床药师每周参与临床科室日常查房，指导用药。

C:【检查与监管】

（1）医务处通过《专项检查表》对MDT中临床诊疗指南和规范的落实情况进行检查，存在的问题通过管理软件平台反馈给科室进行整改，检查结果及整改情况在《医疗质量考评结果分析与持续改进》上通报。

（2）质管处每月通过运行病历、每季度通过归档病案进行规范临床诊疗行为的检查，存在的问题通过OA系统、院长函反馈给科室进行整改，同时在病案（历）质量管理委员会会议上反馈，检查结果及整改情况在《病案质量检查结果分析与持续改进》《医疗质量考评结果分析与持续改进》上通报。

（3）药学部每月通过门急诊处方点评和出院病历合理用药点评进行规范临床诊疗行为情况的检查，每月OA系统公示门急诊处方和出院病历点评结果，并通过OA系统和指标数据库双途径公示重点监测和管理指标，反馈给科室进行整改；药事管理与药物治疗学委员会处方点评工作小组联合处方点评专家咨询小组每季度召开会议讨论不合格处方，分析处方点评结果。检查结果及整改情况在《医疗质量考评结果分析与持续改进》上通报。

（4）医用耗材管理委员会每季度召开会议，分析全院医用耗材使用不良事件并提出整改措施等；医用耗材临床应用督查小组每季度通过《医用耗材临床使用督查表》对高值医用耗材的使用情况进行检查、评估、分析，并通过现场及医疗质量与安全管理委员会会议反馈给各科室进行整改。

（5）医用耗材管理委员会每季度对医用耗材进行用量及金额统计，排名前20位的医用耗材用量进行公示，对使用量异常的情况进行分析，反馈给各科室进行整改。

A:【成效】

（1）医务人员的诊疗行为规范，诊疗能力和水平不断提升。

（2）甲级病案占比＞95%。

（3）开展诊疗指南相关PDCA项目40余个并结案。

（4）监测指标：高值耗材占比、抗菌药物使用强度达标。

（5）未发现违反诊疗指南相关不良事件发生。

4.5.2.2 根据病情，选择适宜的临床检查

P:【计划与规范】

《临床诊疗指南》《诊疗知情同意制度》《医患沟通制度》《高风险患者和高风险服务管理制度》《病历书写规范管理制度》。

D:【执行要点】

（1）根据病情，按照临床检验、影像学检查、腔镜检查、各种功能检查、电生理、病理等各种检查项目的适应证与禁忌证，选择适宜的临床检查。

（2）在进行手术、有创操作、特殊检查、特殊用药（包括超说明书用药）、输血及血制品、内置入物、贵重药品使用、放弃抢救、重要治疗方案改变等情况下需征得患者同意并签字。

（3）依据检查、诊断结果对诊疗计划及时进行变更与调整，病程记录中记录重要的检查、诊断阳性与阴性结果的分析和评价意见。

C:【检查与监管】

（1）医技部门每月监管大型设备检查阳性率，每季度对大型设备检查的阳性率、临床检查适宜性进行分析和评价，并上传质管处，存在的问题通过院长函反馈给各科室进行整改；放射科对急诊CT检查的适应证进行检查，并在医疗质量检查反馈会、中层干部例会上通报。

（2）质管处、医保办定期检查住院适应证、合理检查等，并纳入科室医疗质量考核内容，在《医疗质量考评结果分析与持续改进》上通报。

A:【成效】

（1）临床检验、检查技术使用规范，患者满意度调查不断提高。

（2）住院及门诊患者均次费用达标。

（3）监测指标：住院患者满意度持续正向高值。

4.5.2.3 对疑难危重患者、恶性肿瘤患者实施多学科综合诊疗，为患者制订适宜的住院诊疗计划与方案

P:【计划与规范】

《多学科综合诊疗（MDT）管理制度》《疑难危重病例讨论制度》。

D:【执行要点】

（1）设立住院患者肿瘤MDT，根据病情需要确定恶性肿瘤患者多学科讨论形式：简易讨论和常规讨论。简易讨论适用于诊断明确，诊治方案虽然涉及多学科，但诊治在相关诊疗指南或专家共识中有明确依据的肿瘤患者；常规讨论适用于除简易讨论外的肿瘤患者。

（2）重症疑难患者根据需要随时开展多学科联合查房或病例讨论，由科室诊疗组组长或科室主任提出申请，正常上班时间由医务处、非正常上班时间由医疗总值班负责召集，为患者制订最适宜的诊疗计划与方案。

（3）门诊患者：成立肺结节、肝癌、胃癌、结直肠癌、乳腺肿瘤、甲状腺结节、前列腺癌/肾癌、高危妊娠、感染性疾病、慢性创口不愈合、肝硬化门静脉高压、疑难病12个多学科联合门诊，根据患者需求组织专家进行MDT讨论。

C:【检查与监管】

（1）临床科室每季度通过《临床科室病历质量、核心制度自查改进表》《科室管理自查表》对多学科综合诊疗工作进行自查，存在的问题在科室医疗质量与安全管理会议上反馈、落实整改，并记录在《科室医疗质量与安全管理持续改进记录册》上传至质管处。

（2）医务处实时参与并检查危重、疑难及肿瘤患者多学科讨论工作，每季度通过电子病历系统对全院

疑难危重症、恶性肿瘤患者多学科讨论工作进行检查，存在的问题有总结、分析，通过管理软件平台反馈给科室进行整改，并在医疗质量与安全管理委员会会议上进行反馈，检查结果及整改情况在《医疗质量考评结果分析与持续改进》上通报。

A:【成效】

（1）多学科综合诊疗管理措施落实到位；门诊多学科讨论实施科室和病例不断增多。

（2）监测指标：恶性肿瘤患者常规讨论落实率持续正向高值。

（3）多学科联合门诊工作获医院管理创新奖，并在省医院门诊协会门急诊管理专业委员会学术年会和医院门诊质控培训会上做交流。

4.5.3 实行住院诊疗工作分级负责制，加强住院诊疗工作的质量管理

4.5.3.1 实行住院诊疗工作分级负责制，加强住院诊疗工作的质量管理

P:【计划与规范】

《住院诊疗分级管理制度》《三级查房制度》。

D:【执行要点】

（1）科主任是科室医疗质量与安全第一责任人，根据床位、工作量、医师资质将科室分为多个诊疗小组，实行三级管理。

（2）诊疗组长由高级专业技术职务资格人员担任。诊疗组长决定患者具体的诊疗方案，并对组内患者的诊疗活动负责。

C:【检查与监管】

（1）临床科室每季度通过《临床科室病历质量、核心制度自查改进表》《科室管理自查表》对分级诊疗工作进行自查，存在的问题在科室医疗质量与安全管理会议上反馈、落实整改，并记录在《科室医疗质量与安全管理持续改进记录册》上传至质管处。

（2）医务处每季度通过《核心制度检查表》对分级诊疗工作进行检查，对存在的问题进行总结、分析，通过管理软件平台反馈给科室进行整改，并在医疗质量与安全管理委员会会议上进行反馈，检查结果及整改情况在《医疗质量考评结果分析与持续改进》上通报。

A:【成效】

（1）分级管理措施得到有效落实。

（2）监测指标：三级查房规范落实率达到目标值并维持4个月以上。

4.5.3.2 根据《病历书写基本规范》，对住院病历质量实施监控与评价

P:【计划与规范】

（1）《病历书写规范管理制度》《病历管理制度》《电子病历管理制度》《病历质量检查制度》《外文缩略语（医嘱）使用管理制度》《患者评估制度》《日间病历书写规范》《病案（历）质量管理委员会管理制度》《病历质控医师管理制度》。

（2）《病历书写规范》《医疗机构病历管理规定（2013年版）》《电子病历应用管理规范（试行）》《十八项核心制度及释义》。

D:【执行要点】

（1）通过集中培训、现场培训、软件平台、自学等方式对全院医师进行病历书写相关制度的培训并进行考核；病历书写基本规范要求作为医师岗前培训必备课程；每季度病历检查结果作为医师病历书写培训的重要内容；每年组织1次病历书写反馈会，对全院医师进行反馈和培训。

（2）各科室新上岗病历质控医师需进行岗前培训。

（3）将患者病情评估、重要检查结果、诊疗计划变更与调整等记录在病程记录中。

（4）每年病历质量评价结果与临床医师个人职称晋升、年终绩效考核、评优评先等均挂钩；病历质量评价结果作为规培医师毕业技能考核内容之一。

C:【检查与监管】

（1）科室每月通过《病历质控检查表》、每季度通过《临床科室病历质量、核心制度自查改进表》对

运行病历质量进行自查，存在的问题在科室医疗质量与安全管理会议上反馈并落实整改，同时记录在《科室医疗质量与安全管理持续改进记录册》上传至质管处。

（2）质管处每月通过《病历质控检查表》抽查运行病历、通过《门急诊病历质控检查表》抽查门诊病历，每季度通过《住院病历质量检查评分表》检查归档病案书写质量，存在的问题通过OA系统、院长函反馈给科室进行整改，同时在病案（历）质量管理委员会会议上反馈，检查结果及整改情况在《病案质量检查结果分析与持续改进》《医疗质量考评结果分析与持续改进》上通报，落实奖惩措施。

（3）医务处、院感科、输血科、物价科、医保办、药学部等对病历进行检查，并把检查结果反馈到相关科室与个人，同时质管处针对各部门发现的重点问题进行进一步检查。

A:【成效】

（1）病历书写规范，质量不断提高。

（2）甲级病案占比＞95%。

（3）截至2019年底，《病案质量检查结果分析与持续改进》已编印99期。

4.5.3.3 住院患者有适宜的诊疗方案，由诊疗小组组长负责审阅签名

P:【计划与规范】

（1）《住院诊疗分级管理制度》。

（2）《临床诊疗指南》。

D:【执行要点】

（1）医务处评估，医院发文授权确定临床科室诊疗小组组长名单。

（2）主管医师按照疾病诊疗规范和临床诊疗指南为患者制定适宜的诊疗方案，包括检查、治疗、护理等内容；根据患者病情与检查结果，及时调整诊疗方案，并将调整原因录入病程记录中。

（3）诊疗方案由诊疗小组组长72小时内审阅签名；MDT、疑难危重病例讨论，三类手术及危重、特殊手术术前讨论等诊疗组长必须参加。

C:【检查与监管】

（1）科室每月通过《病历质控检查表》、每季度通过《临床科室病历质量、核心制度自查评分表》对运行病历质量进行自查，存在的问题在科室医疗质量与安全管理会议上反馈并落实整改，并记录在《科室医疗质量与安全管理持续改进记录册》上传至质管处。

（2）质管处每月通过《病历质控检查表》抽查运行病历，每季度通过《住院病历质量检查评分表》对归档病案进行诊疗落实情况的检查，存在的问题通过OA系统、院长函反馈科室进行整改，同时在病案（历）质量管理委员会会议上反馈，检查结果及整改情况在《病案质量检查结果分析与持续改进》《医疗质量考评结果分析与持续改进》上通报，落实奖惩措施。

A:【成效】

（1）每例诊疗方案均有上级医师审阅签字。

（2）甲级病案占比每季度＞95%。

4.5.4 用制度与程序管理院内、外会诊，明确院内会诊任务，对重症与疑难患者实施多学科联合会诊活动，提高会诊质量和效率

4.5.4.1 有医院内会诊管理制度与流程

P:【计划与规范】

（1）《会诊制度》。

（2）《十八项核心制度及释义》。

D:【执行要点】

（1）要求院内普通会诊24小时完成，急会诊要求会诊医师10分钟内到达。

（2）急危重症及疑难患者根据需要随时开展多学科联合会诊，由科室诊疗组组长或科室主任提出申请，正常上班时间由医务处、非正常上班时间由医疗总值班负责召集。

（3）通过中层干部例会、集中培训、软件平台、自学等方式对全院医务人员进行会诊制度的培训，并

进行考核。

C:【检查与监管】

（1）临床科室每季度通过《临床科室病历质量、核心制度自查改进表》《科室管理自查表》对院内会诊工作进行自查，存在的问题在科室医疗质量与安全管理会议上反馈、落实整改，并记录在《科室医疗质量与安全管理持续改进记录册》上传至质管处。

（2）医务处每季度通过《核心制度检查表》对院内会诊工作进行检查，对存在的问题进行总结、分析，通过管理软件平台反馈给科室进行整改，并在医疗质量与安全管理委员会会议上反馈，检查结果及整改情况在《医疗质量考评结果分析与持续改进》上通报。

A:【成效】

（1）医院内会诊制度得到有效落实。

（2）监测指标：院内会诊及时率持续正向高值。

4.5.4.2有医师外出会诊管理制度与流程

P:【计划与规范】

《会诊制度》。

D:【执行要点】

（1）外出会诊流程：邀请医疗机构开具会诊邀请函发至医务处，外出会诊医师在OA系统上填写《医师外出会诊备案表》，上报医务处进行备案。

（2）通过中层干部例会、集中培训、软件平台、自学等方式对全院医务人员进行会诊制度的培训，并进行考核。

C:【检查与监管】

医务处每季度对院外会诊管理工作进行检查，存在的问题通过管理软件平台反馈给科室进行整改，未备案出现医疗纠纷者从重落实惩处措施。

A:【成效】

（1）外出会诊医师制度得到有效落实。

（2）监测指标：医师外出会诊流程知晓率持续正向高值。

4.5.5为出院患者提供规范的出院医嘱和康复指导意见

4.5.5.1出院患者有出院记录，其主要内容记录完整，与住院病历的记录内容保持一致

P:【计划与规范】

（1）《病历书写规范管理制度》。

（2）《病历书写规范》《医疗机构病历管理规定（2013年版）》《电子病历应用管理规范（试行）》《十八项核心制度及释义》。

D:【执行要点】

（1）出院记录的主要内容完整，与住院病历的记录内容一致，并有主管医师签名。

（2）医护人员通过口头、书面形式向患者告知出院记录的主要内容。

（3）出院时未回报病理结果的患者需特别告知；出院后回报病理结果者，医师必须补记含病理结果内容的病程记录，并电话通知患者或家属。

（4）各科室制定本科室病种的出院健康宣教资料，并经院内健康教育领导小组审核，科室做好宣教及发放。

C:【检查与监管】

（1）科室每月通过《病历质控检查表》、每季度通过《临床科室病历质量、核心制度自查评分表》对运行病历的质量进行自查，存在的问题在科室医疗质量与安全管理会议上反馈并落实整改，同时记录在《科室医疗质量与安全管理持续改进记录册》上传至质管处。

（2）质管处每月通过《病历质控检查表》抽查运行病历，每季度通过《住院病历质量检查评分表》检查归档病案，进行出院记录的检查，存在的问题通过OA系统、院长函反馈给科室进行整改，同时在病案

（历）质量管理委员会会议上反馈，检查结果及整改情况在《病案质量检查结果分析与持续改进》《医疗质量考评结果分析与持续改进》上通报，落实奖惩措施。

A:【成效】

（1）每份出院记录都符合规范。

（2）甲级病案占比＞95%，出院时未回报病理结果患者告知率达到100%。

4.5.5.2 医院对患者的出院指导与随访有明确的制度，对特定患者（根据临床或科研需要）采用多种形式定期随访

P:【计划与规范】

（1）《出院病人随访管理制度》《出院病人预约随访制度》《出院病人首次电话随访奖惩制度》《健康教育宣传资料管理制度》《健康教育工作考核奖惩制度》《病历书写规范管理制度》《健康教育计划》《健康教育科服务计划》《健康教育科质量改进与患者安全管理计划》。

（2）《出院病人随访中心工作职责》。

（3）《出院病人电话随访考核办法》《出院病人电话随访工作实施方案》。

D:【执行要点】

（1）医院为出院患者提供连续性服务，有出院患者随访流程，随访形式有电话、信函、短信、入户等，如有出院患者电话随访管理系统、出院患者短信随访内容、出院患者短信随访登记表、出院患者信访表、出院患者上门随访登记表等。

（2）主管医师为出院患者提供出院医嘱和康复指导并记录在出院记录单内，包括服药指导、营养指导、康复训练指导及出院注意事项等。

（3）特定患者（如脑卒中、心力衰竭等）有跟踪随访资料。

C:【检查与监管】

（1）随访中心每月对各病区出院患者随访的人次和质量情况进行检查、分析原因，存在的问题通过OA系统或电话反馈给科室进行整改，并有记录。

（2）健康教育科每季度对出院指导工作的落实情况进行检查、分析，存在的问题通过OA系统反馈给科室进行整改，每季度在质管处《医疗质量考评结果分析与持续改进》上通报。

A:【成效】

（1）患者随访质量不断提高。

（2）监测指标：出院患者首次电话随访真实率、及时率、完整率持续正向高值。

（3）开展PDCA项目《提高出院病人首次电话随访率》，达到目标值并维持4个月以上。

4.5.6 对医院管理评价指标实施管理与评价，优化医疗服务，提高工作效率，确保医疗安全

4.5.6.1 对各临床科室出院患者平均住院日有明确的要求

P:【计划与规范】

《平均住院日管理规定》《超长住院日患者管理制度》。

D:【执行要点】

（1）医院设定平均住院日管理目标，对各临床科室平均住院日均有明确的要求，并列入临床科室《年度工作目标责任书》进行年度绩效考核。

（2）通过开展临床路径、单病种、日间手术、预住院等多种举措缩短平均住院日。

（3）通过中层干部例会、集中培训、软件平台、自学等方式对管理人员及全院医务人员进行平均住院日管理要求及相关举措的培训，并进行考核。

C:【检查与监管】

（1）临床科室每月监管平均住院日指标，如有异常进行分析整改，并填写《异常指标分析改进表》，通过OA系统上报医务处；临床科室每月对住院时间超过30天的患者进行讨论分析、整改，填写《住院时间超过30天患者的评价与管理记录表》，通过OA系统上报医务处，医务处对因第三方原因（如纠纷、交通事故等）导致患者超长住院的进行协调处理。

（2）医务处每季度监管医院平均住院日指标，如有异常进行统计分析，提出整改措施，并在医疗质量与安全管理委员会会议上反馈，检查结果及整改情况在《医疗质量考评结果分析与持续改进》上通报。

（3）绩效管理处根据临床科室每月的平均住院日指标结果落实绩效奖惩措施。

A:【成效】

（1）平均住院日达到控制目标。

（2）医院平均住院日评审周期内达到省级管理要求。

4.5.6.2 对住院时间超过30天的患者进行管理与评价

P:【计划与规范】

《超长住院日患者管理制度》。

D:【执行要点】

各科室对住院超过30天的患者，每30天进行大查房，并在病程录中记录患者的病情分析及下一步诊疗措施。

C:【检查与监管】

（1）临床科室每月对住院时间超过30天的患者进行讨论分析、整改，填写《住院时间超过30天患者的评价与管理记录表》，通过OA系统上报医务处。

（2）医务处每季度对全院住院时间超过30天的患者进行统计、分析，提出整改措施，并在医疗质量与安全管理委员会会议上反馈，检查结果及整改情况在《医疗质量考评结果分析与持续改进》上通报。

A:【成效】

（1）住院时间超过30天患者的管理达到目标。

（2）监测指标：住院时间超过30天的患者科室规范讨论率持续正向高值。

4.5.6.3 加强床位使用率管理，对过高或过低床位使用率情况进行持续改进

P:【计划与规范】

（1）《超长住院日患者管理制度》《平均住院日管理规定》《日间手术管理工作制度》《日间化疗病房工作管理制度》《入院准备中心管理制度》。

（2）《急诊患者收住与借床管理规定》。

D:【执行要点】

（1）医院设定床位使用率的管理目标，对各临床科室床位使用率有明确的要求，并列入临床科室《年度工作目标责任书》，进行年度绩效考核。

（2）入院准备中心统筹管理全院空床，按学科就近等原则对全院非急诊患者进行统筹收住，缓解床位使用率过高科室无法收住患者、床位使用率过低科室无患者可收住的情况；专科床位使用率较高临时无法收住的病情稳定患者，采取预住院模式。

（3）专科因床位使用率高难以收住的危急重症患者，由医务处负责全院统一协调收住。

（4）医院借床管理规定：借床应优先考虑专业相近病区，如普外科、骨科借床应先安排在本学科亚专科病区。原则上，夜间及节假日一个病区被借床位＜3张；超过3个借床患者时，应分流到其他病区借床收住。如借床困难，正常上班时间由医务处、非正常上班时间由医疗总值班负责协调处理，各病区须无条件服从安排。

（5）通过中层干部例会、集中培训、软件平台、自学等方式对管理人员及全院医务人员进行床位使用率管理要求及相关举措的培训，并进行考核。

C:【检查与监管】

（1）医务处每季度监管医院床位使用率指标，如有异常，则进行统计分析，提出整改措施，并在医疗质量与安全管理委员会会议上反馈，检查结果及整改情况在《医疗质量考评结果分析与持续改进》上通报。

（2）绩效管理处根据临床科室每月的床位使用率落实绩效奖惩措施。

A:【成效】

（1）床位使用率保持在95%左右。

（2）医院床位使用率评审周期内达到省级管理要求。

4.5.6.4加强患者非计划再入院率管理，对非计划再入院率过高的科室进行持续改进

P:【计划与规范】

《非计划再入院管理制度》。

D:【执行要点】

（1）规定患者出院31天内因相同或相关疾病入院的属于非计划再入院。

（2）建立非计划再入院监测管理体系和管理目标。监测指标包括1天内、7天内、31天内及重点疾病（如不稳定型心绞痛、脑出血、消化道出血、肺炎等）非计划再入院率；并制定相应管理目标。

C:【检查与监管】

（1）临床科室每月监管非计划再入院率指标，如有异常进行分析、整改，并通过《异常指标分析改进表》通过OA系统上报医务处。

（2）医务处每季度监管全院非计划再入院率指标，如有异常，则进行统计分析，提出整改措施，并在医疗质量与安全管理委员会会议上反馈，检查结果及整改情况在《医疗质量考评结果分析与持续改进》上通报。

A:【成效】

（1）患者非计划再入院率达到管理目标。

（2）监测指标：1天内、7天内、31天内非计划再入院率持续低值。

六、手术治疗管理与持续改进

4.6.1有手术患者评估与术前讨论制度，遵循疾病诊疗规范，制定诊疗和手术方案

4.6.1.1有手术患者评估与术前讨论制度

P:【计划与规范】

（1）《手术风险评估制度》《术前讨论制度》。

（2）《十八项核心制度及释义》。

D:【执行要点】

（1）术前讨论内容记录在病历中。

（2）择期手术患者开具手术医嘱、签署手术知情同意书前需完成各项术前检查、病情和风险评估，以及术前讨论。

（3）通过中层干部例会、集中培训、软件平台、自学等方式对管理人员及全院医务人员进行手术患者评估及术前讨论制度的培训，并进行考核。

C:【检查与监管】

（1）临床科室每季度通过《临床科室病历质量、核心制度自查改进表》《科室管理自查表》对手术患者评估及术前讨论制度工作进行自查，存在的问题在科室医疗质量与安全管理会议上反馈、落实整改，并记录在《科室医疗质量与安全管理持续改进记录册》上传至质管处。

（2）医务处每季度通过《核心制度检查表》对手术患者评估及术前讨论制度的落实情况进行检查，对存在的问题进行总结、分析，通过管理软件平台反馈给科室进行整改，并在医疗质量与安全管理委员会会议上反馈，检查结果及整改情况在《医疗质量考评结果分析与持续改进》上通报。

A:【成效】

（1）术前手术患者评估、讨论规范，并有记录。

（2）监测指标：手术患者术前评估及讨论落实率持续正向高值。

4.6.1.2根据临床诊断、病情评估的结果与术前讨论，制订手术治疗计划或方案

P:【计划与规范】

（1）《病历书写规范管理制度》。

（2）《病历书写规范》《医疗机构病历管理规定（2013年版）》《电子病历应用管理规范（试行）》《十八项核心制度及释义》。

D:【执行要点】

（1）根据指南与规范为每位手术患者制订手术治疗计划或方案。

（2）手术治疗计划记录于病历中，包括术前诊断、拟施行的手术名称、可能出现的问题与对策等，在术前讨论记录及术前小结、病程记录中有谈话及记录。

（3）根据手术治疗计划在手术前完成各项术前准备。

（4）全院《手术知情同意书》结构化、标准化。

C:【检查与监管】

（1）科室每月通过《病历质控检查表》、每季度通过《临床科室病历质量、核心制度自查评分表》对运行病历的质量进行自查，存在的问题在科室医疗质量与安全管理会议上反馈并落实整改，同时记录在《科室医疗质量与安全管理持续改进记录册》上传至质管处。

（2）医务处每月牵头手术室对术前准备情况进行专项检查，包括《手术知情同意书》的完整性等，存在的问题通过管理软件平台、中层干部例会等方式反馈给科室进行整改，并在医疗质量与安全管理委员会会议上反馈，检查结果及整改情况每季度在《医疗质量考评结果分析与持续改进》上通报。

（3）质管处每月通过《病历质控检查表》抽查运行病历，每季度通过《住院病历质量检查评分表》检查归档病案进行手术治疗计划执行情况的检查，存在的问题通过OA系统、院长函反馈给科室进行整改，同时在病案（历）质量管理委员会会议上反馈，检查结果及整改情况在《病案质量检查结果分析与持续改进》《医疗质量考评结果分析与持续改进》上通报，落实奖惩措施。

A:【成效】

（1）手术方案完善。

（2）监测指标：非计划再次手术率、术中更改手术方式发生率、手术前非正常手术停台率持续低值。

4.6.2医院有重大手术报告的审批制度，有急诊手术管理措施，保障急诊手术及时与安全

4.6.2.1有重大手术报告的审批制度

P:【计划与规范】

《重大手术审批制度》。

D:【执行要点】

（1）制定手术科室《重大手术目录》，每例重大手术开展均由科室填写重大手术审批单，通过OA系统提交医务处，分管院领导批准。

（2）通过中层干部例会、集中培训、软件平台、自学等方式对管理人员及全院医务人员进行重大手术审批制度的培训，并进行考核。

C:【检查与监管】

（1）临床科室每季度通过《临床科室病历质量、核心制度自查改进表》《科室管理自查表》对重大手术审批工作进行自查，存在的问题在科室医疗质量与安全管理会议上反馈、落实整改，并记录在《科室医疗质量与安全管理持续改进记录册》上传至质管处。

（2）医务处每季度通过《专项检查表》对重大手术审批情况进行检查，对存在的问题进行总结、分析，通过管理软件平台反馈给科室进行整改，并在医疗质量与安全管理委员会会议上反馈，检查结果及整改情况在《医疗质量考评结果分析与持续改进》上通报。

A:【成效】

（1）重大手术审批资料完整规范。

（2）监测指标：重大手术审批落实率持续正向高值。

4.6.2.2 有急诊手术管理措施，保障急诊手术及时与安全

P:【计划与规范】

《急诊手术管理制度》《急诊绿色通道管理制度》《手术风险评估制度》《术前讨论制度》。

D:【执行要点】

（1）通过中层干部例会、集中培训、软件平台、自学等方式对管理人员及全院医务人员进行急诊手术管理制度的培训，并进行考核。

（2）保留1间手术室为急诊手术专用，择期手术不得占用。

（3）病情紧急，经医师评估后需要在最短的时间内手术，有生命危险者立即开通绿色通道。

（4）急诊手术管理的特殊情况正常上班时间由医务处、非正常上班时间由医疗总值班进行协调解决。

C:【检查与监管】

医务处每季度通过《专项检查表》对急诊手术的管理情况进行检查，对存在的问题进行总结、分析，通过管理软件平台反馈给科室进行整改，并在医疗质量与安全管理委员会会议上反馈，检查结果及整改情况在《医疗质量考评结果分析与持续改进》上通报。

A:【成效】

（1）急诊手术管理规范，措施落实到位。

（2）监测指标：急诊手术患者会诊及时率持续正向高值。

（3）开展PDCA项目《缩短急诊抢救室患者的滞留时间》，达到目标值并维持4个月以上。

4.6.3 手术的全过程情况和术后的注意事项及时、准确地记录在病历中；手术的离体组织标本必须做病理学检查，明确术后诊断

4.6.3.1 按规定完成手术记录与术后首次病程记录

P:【计划与规范】

（1）《病历书写规范管理制度》。

（2）《病历书写规范》《医疗机构病历管理规定（2013年版）》《电子病历应用管理规范（试行）》《十八项核心制度及释义》。

D:【执行要点】

（1）手术主刀医师在术后24小时内完成手术记录；特殊情况下由第一助手医师书写，手术主刀医师签名；外请专家手术记录由第一助手医师完成。

（2）参加手术的医师在患者离开手术室前完成术后首次病程记录。

（3）手术记录及术后记录格式化、结构化。

C:【检查与监管】

（1）科室每月通过《病历质控检查表》、每季度通过《临床科室病历质量、核心制度自查评分表》对运行病历的质量进行自查，存在的问题在科室医疗质量与安全管理会议上反馈并落实整改，同时记录在《科室医疗质量与安全管理持续改进记录册》上传至质管处。

（2）质管处每月通过《病历质控检查表》抽查运行病历，每季度通过《住院病历质量检查评分表》抽查归档病案进行手术及术后记录情况的检查，存在的问题通过OA系统、院长函反馈给科室进行整改，同时在病案（历）质量管理委员会会议上反馈，检查结果及整改情况在《病案质量检查结果分析与持续改进》《医疗质量考评结果分析与持续改进》上通报，落实奖惩措施。

A:【成效】

（1）手术记录和病程记录的书写规范。

（2）甲级病案占比每季度＞95%。

（3）监测指标：手术记录书写及时率、术后首次病程记录书写及时率、手术记录完整率持续正向高值。

4.6.3.2 手术离体组织标本必须做病理学检查，明确术后诊断，并记录

P:【计划与规范】

《病理标本送检、核对、签收、登记制度》《手术室标本送检制度》《术中快速冷冻诊断工作制度》。

D:【执行要点】

（1）建立手术病理标本信息化流程，所有手术标本均实施条码管理。

（2）手术室专人负责病理标本的收集、固定、运送，与病理科交接时扫码并双人核对。

（3）每一例冷冻诊断与石蜡诊断不一致的病例须按不良事件上报，病理科每月进行统计，并召集相关临床科室进行分析、讨论，制定整改措施；病理诊断难以定性时病理科与相关临床科室开展讨论，并做好记录。

C:【检查与监管】

（1）质管处每季度对手术后标本的病理学检查的规定与流程的落实情况进行检查，存在的问题通过院长函反馈给科室进行整改，检查结果及整改情况在《医疗质量考评结果分析与持续改进》上通报。

（2）质管处每季度对相关的病理学不良事件进行汇总、分析、督查并持续改进。

（3）护理部每季度通过手术室专科护理检查表单对手术后标本的病理管理进行检查，存在的问题通过OA系统反馈给科室进行整改；检查结果及整改情况在护理质量与安全管理会议上反馈，并在《医疗质量考评结果分析与持续改进》上通报。

A:【成效】

（1）手术后标本的病理学检查的规定与流程落实到位。

（2）监测指标：手术离体组织送检率100%、冷冻诊断与石蜡诊断一致率持续正向高值。

（3）开展QCC项目《优化手术病理标本信息化流程》，达到目标值并维持4个月以上。

4.6.4 做好患者术后治疗、观察与护理工作，并记录在相应的医疗文书中

4.6.4.1 制订患者术后医疗、护理和其他服务计划

P:【计划与规范】

（1）《患者评估管理制度》《手术患者交接制度》《患者自控镇痛泵管理制度》《围手术期管理制度》《康复评估及干预制度》《临床警示系统管理制度》。

（2）《护理指南》。

D:【执行要点】

（1）每位患者术后的生命指标监测结果记录在病历中。

（2）在术后适当时间进行患者术后病情再评估，如术后12小时内完成VTE评估等，根据评估结果拟定术后康复或再手术或放、化疗等措施。

（3）开展快速康复管理。

C:【检查与监管】

（1）质管处每月通过病历质控检查表抽查运行病历，每季度通过《住院病历质量检查评分表》抽查归档病案进行术后诊疗、护理措施落实情况的检查，存在的问题通过OA系统、院长函反馈给科室进行整改，同时在病案（历）质量管理委员会会议上反馈，检查结果及整改情况在《病案质量检查结果分析与持续改进》《医疗质量考评结果分析与持续改进》上通报，落实奖惩措施。

（2）医务处每季度通过《专项检查表》对早期预警评估和处理情况、疼痛管理进行检查，存在的问题通过管理软件平台反馈给科室进行整改，检查结果及整改情况在《医疗质量考评结果分析与持续改进》上通报。

（3）护理部通过《护理病历评价标准》《疼痛管理质量评价标准》《危重患者护理/专科护理质量评价标准》等定期对术后医疗、护理的执行情况进行检查，存在的问题通过OA系统反馈给科室进行整改；检查结果及整改情况每季度在护理质量与安全管理会议上反馈，并在《医疗质量考评结果分析与持续改进》上通报。

A:【成效】

（1）患者术后诊疗、护理相关的管理制度落实到位。

（2）甲级病案占比每季度＞95%。

（3）监测指标：疼痛评估落实率、VTE评估率持续正向高值；VTE高危患者预防措施落实率逐步上升，达到目标值并维持4个月以上。

（4）开展PDCA项目《提高加速康复外科胃癌切除术患者术后早期进食达标率》《提高肝胆胰外科三、四类大手术后患者早期活动达标率》《提高结直肠癌术后48小时内导尿管拔除率》等，达到目标值并维持4个月以上。

4.6.4.2 术后并发症的风险评估和预防措施到位

P:【计划与规范】

（1）《住院患者深静脉血栓预防管理制度》。

（2）《重大手术、手术（操作）并发症处置预案》。

D:【执行要点】

（1）制定《手术/有创操作并发症目录》。

（2）通过集中培训、软件平台、自学等方式对全院医务人员进行手术（有创操作）并发症风险评估和预防措施的培训，并进行考核。

（3）制定手术科室《重大手术目录》，对大型手术、高危手术患者进行手术风险评估，有预防"深静脉血栓""肺栓塞"的常规措施。

（4）对科室前3个并发症应急预案按计划进行演练。

C:【检查与监管】

（1）医务处每年至少组织1～2次重点科室的重大手术并发症处置预案的应急演练，存在的问题通过现场反馈、《重大手术并发症应急预案督查反馈整改表》反馈给科室进行整改。

（2）医务处每季度对VTE指标（VTE评估率、高危患者采取预防措施率、PE死亡率）进行统计、分析，存在的问题通过管理软件平台反馈给临床科室进行整改，并在医疗质量与安全管理委员会会议上反馈，检查结果及整改情况在《医疗质量考评结果分析与持续改进》上通报。

（3）院感科每日通过信息系统数据及现场检查的方式对手术切口感染等术后感染情况进行督查，并通过OA系统、管理软件平台、医疗质量指标数据库平台等方式反馈给科室进行整改，检查结果及整改情况在《医疗质量考评结果分析与持续改进》《院感简讯》上通报。

A:【成效】

（1）术后并发症的预防有效，并发症的发生率降低。

（2）监测指标：术后Ⅰ类切口感染率持续低值。

4.6.5 定期分析影响围手术期质量与安全管理的因素，对"非计划再次手术"与"手术并发症"等医院管理评价指标实施管理与评价，改进手术质量与安全

4.6.5.1 医院对手术科室有明确的质量与安全指标，医院与科室能定期评价质量与安全指标，并有能够显示持续改进效果的记录

P:【计划与规范】

《医院质量监控指标管理制度》《临床科室医疗质量与安全管理小组工作制度》。

D:【执行要点】

（1）医院建立医疗质量指标数据库，内容包括住院重点手术总例数、死亡例数、术后非计划重返再次手术例数、手术后并发症例数、手术后感染例数、围手术期预防性抗菌药的使用等，每月上传至医疗质量指标数据库，供各科室查询。

（2）管理部门根据要求设定指标监控区间，监测指标按绿卡、黄卡、红卡进行管理。

（3）手术相关医疗安全典型案例在中层干部例会上进行分享。

C:【检查与监管】

（1）临床科室每月监管手术质量管理指标，指标不达标的科室把讨论分析整改结果通过OA系统提交《异常指标分析改进表》至质管处，要求超过3个月红卡或6个月黄卡的科室以PDCA项目的形式整改，检

查及整改情况记录在《科室医疗质量与安全管理持续改进记录册》上同时上传质管处。

（2）质管处、医务处每季度针对各科上传的《异常指标分析改进表》及整改情况进行审核和现场检查，检查结果通过OA系统、院长函反馈给科室，每季度在医疗质量与安全管理委员会会议上反馈，并在《医疗质量考评结果分析与持续改进》上通报，落实奖惩措施。

（3）手术相关死亡、非计划再次手术、手术并发症按不良事件上报，低风险手术死亡病历须做RCA分析，并落实整改，医务处、质管处、护理部等部门对重大手术不良事件进行分析并落实整改。

A:【成效】

（1）各项质量与安全指标呈正向变化趋势。

（2）监测指标：非计划再次手术漏报率0；术后并发症漏报率持续低值；Ⅰ类切口使用预防抗菌药物疗程合格率、围手术期抗菌药物预防用药时机合格率持续正向高值。

4.6.5.2 有"非计划再次手术"的监测、原因分析、反馈、整改和控制体系

P:【计划与规范】

《非计划再次手术管理制度》《医师授权管理制度》。

D:【执行要点】

（1）非计划再次手术率作为手术科室质量评价的重要指标，列入《临床科室医疗质量评分表》并进行绩效考核。

（2）同一手术发生2例非计划再次手术者，由分管院领导和医务处处长负责约谈；同一手术发生3例以上非计划再次手术者，由医务处初步核实后，报医师资格和授权管理小组讨论对该医师的医师资格进行重新评估和授权。

（3）每例非计划再次手术均列入不良事件进行管理，未上报者落实惩处措施。

C:【检查与监管】

（1）临床科室每月监管非计划再次手术率指标，如有异常，则进行分析、整改，并填写《异常指标分析改进表》通过OA系统上报质管处；临床科室每季度通过《临床科室病历质量、核心制度自查改进表》《科室管理自查表》对非计划再次手术的情况进行自查，存在的问题在科室医疗质量与安全管理会议上反馈、落实整改，并记录在《科室医疗质量与安全管理持续改进记录册》上传至质管处。

（2）医务处每季度通过《专项检查表》对非计划再次手术的管理情况进行检查，对存在的问题进行总结、分析，通过管理软件平台反馈给科室进行整改，并在医疗质量与安全管理委员会会议上反馈，检查结果及整改情况在《医疗质量考评结果分析与持续改进》上通报。

A:【成效】

（1）手术管理措施落实到位，非计划再次手术病例得到有效控制。

（2）监测指标：重点手术科室非计划再次手术率持续低值。

4.6.6 开展日间手术，提高医疗卫生资源的利用，缩短住院患者等待时间

4.6.6.1 开展日间手术，提高医疗卫生资源的利用，缩短住院患者等待时间

P:【计划与规范】

《日间手术管理工作制度》。

D:【执行要点】

（1）制定医院日间手术目录，纳入手术管理；日间手术病历格式化标准化。

（2）日间手术患者术后第1周至少2次以上随访，第2周次数不少于1次随访，后续根据病情需要进行随访，每次随访均有记录。

（3）通过中层干部例会、集中培训、软件平台、自学等方式对管理人员及全院医务人员进行日间手术管理制度的培训，并进行考核。

C:【检查与监管】

（1）临床科室每月日间手术指标，如有异常，则进行分析、整改，并填写《异常指标分析改进表》通过OA系统上报质管处；每季度通过《临床科室病历质量、核心制度自查改进表》《科室管理自查表》对

日间手术的管理情况进行自查，存在的问题在科室医疗质量与安全管理会议上反馈、落实整改，并记录在《科室医疗质量与安全管理持续改进记录册》上传至质管处。

（2）医务处每季度通过《专项检查表》对日间手术的管理情况进行检查，对存在的问题进行总结、分析，通过管理软件平台反馈给科室进行整改，并在医疗质量与安全管理委员会会议上反馈，检查结果及整改情况在《医疗质量考评结果分析与持续改进》上通报。

A:【成效】

（1）日间手术管理规范，措施落实到位。

（2）日间手术例数及占比在全省地市级三甲医院排名前列。

七、麻醉管理与持续改进

4.7.1 麻醉医师有专业理论和技能培训，手术麻醉人员的配置合理

4.7.1.1 麻醉医师经过严格的专业理论和技能培训，并完成继续教育

P:【计划与规范】

（1）《麻醉科业务学习及考核制度》《"三基三严"培训与考核管理制度》。

（2）《麻醉科业务学习、技能培训及考核计划》。

D:【执行要点】

（1）规定科室各级人员学习、培训及考核要求。

（2）制定全年业务学习安排表，内容包括专业指南规范、疼痛相关知识、病例讨论等。

（3）结合住院医师规范化培训要求，每季度通过集中培训、现场培训、软件平台等方式开展线上、线下麻醉科专业理论与技能的培训，并记录。

（4）麻醉医师定期参加继续教育学习和培训，符合国家、省、市有关规定和要求。

C:【检查与监管】

（1）科室教学小组每月对教学的培训情况进行自查，对存在的问题进行分析、反馈并进行整改。

（2）教育培训处每季度对麻醉科的培训效果进行督查，存在的问题通过OA系统反馈给科室进行整改。

A:【成效】

（1）麻醉医师的专业理论和专业技能不断提升。

（2）开展PDCA项目《提高科室人员培训完成率》，达到目标值并维持4个月以上。

4.7.1.2 手术麻醉人员的配置合理

P:【计划与规范】

（1）《医师授权管理制度》《医院中层干部选拔任用管理制度》。

（2）《麻醉科岗位职责》《麻醉科人员岗位说明书》。

D:【执行要点】

（1）麻醉科主任具有高级专业技术职务任职资格。

（2）科室人员岗位职责明确，签订岗位说明书，通过自学、现场培训等方式对岗位职责进行培训，并考核。

（3）所有麻醉均实行主治医师负责制。麻醉医师经医务处资质授权符合要求。

（4）麻醉医师人数与手术台比例应不低于2:1，每张手术台配备1位麻醉住院医师和1位主治及以上的麻醉医师，麻醉科医师和手术科室医师比例达到1:3。

C:【检查与监管】

组织人事处每年通过《人力配置评估申请表》评估检查麻醉科的人力配置情况，结果通过书面反馈给科室进行持续改进。

A:【成效】

（1）手术麻醉人员的配置满足临床需求，人员配置符合标准。

（2）监测指标达标：麻醉医师人数与手术台比例应不低于2:1，麻醉科医师和手术科室医师比例达到

1:3。

4.7.2实行患者麻醉前病情评估制度，风险评估结果记录在病历中

4.7.2.1有患者麻醉前访视、评估和麻醉前讨论制度

P:【计划与规范】

《麻醉科访视、讨论制度》《麻醉前再评估制度》《疑难危重病例讨论制度》《麻醉科病历及表单书写管理制度》。

D:【执行要点】

（1）对麻醉前评估时美国麻醉医师学会（ASA）分级Ⅲ级以上的患者进行科室讨论，有疑难危重患症者讨论记录，并与个人麻醉质量考核挂钩。

（2）对麻醉科开展的新技术、新项目在项目开展前进行科室讨论、记录。

（3）对外科重症患者及新开展项目的患者，需要麻醉科参与讨论的，在术前麻醉科医师参与讨论并有记录。

（4）围麻醉期24小时内死亡的病例无论是否与麻醉相关，均要求有讨论记录。

C:【检查与监管】

（1）科室对麻醉前访视及疑难危重症患者的讨论情况定期自查，对存在的问题进行分析、反馈并整改。

（2）科室病历质控小组每季度对麻醉病历及表单进行自查，对存在的问题进行分析、反馈并整改。

（3）质管处每季度通过《医院麻醉质控检查标准》对麻醉管理工作进行督查，存在的问题通过院长函的形式反馈给科室进行整改，检查结果及整改情况在《医疗质量考评结果分析与持续改进》上通报。

A:【成效】

（1）麻醉前评估和讨论制度落实到位。

（2）开展PDCA项目《提高术前24h内患者麻醉前访视完成率》，达到目标值并维持4个月以上。

4.7.2.2有麻醉意外与并发症处理规范

P:【计划与规范】

（1）《麻醉意外与并发症处置管理制度》。

（2）《麻醉患者呼吸心跳骤停应急预案》《麻醉科局麻药毒性应急预案》《麻醉科过敏反应应急预案》《麻醉科羊水栓塞应急预案》《全脊髓麻醉应急预案》。

（3）《手术室应急手册》。

D:【执行要点】

（1）定期通过集中培训、现场培训、软件平台等方式进行麻醉意外和并发症处理规范与流程的培训，抽查科室人员的掌握情况，并记录。

（2）及时记录并填报麻醉意外、麻醉并发症等不良事件，科室定期分析总结。

（3）麻醉方法的可能变更体现在签署麻醉知情同意书时，并由主治医师及以上医师同意后实施。

（4）每月召开科室医疗质量与安全管理会议，开展医疗安全知识培训，围绕18项核心制度，严格落实医疗安全工作制度。

C:【检查与监管】

（1）科室定期对麻醉意外和并发症进行自查和分析、总结。

（2）质管处每季度通过《医院麻醉质控检查标准》对麻醉科的自查情况进行督查，对存在的问题以院长函的形式反馈给科室进行整改，检查结果及整改情况在《医疗质量考评结果分析与持续改进》上通报。

A:【成效】

（1）麻醉意外、并发症、麻醉变更管理规范。

（2）监测指标：麻醉期间严重过敏反应的发生率、椎管内麻醉后严重神经并发症的发生率、中心静脉穿刺严重并发症的发生率、全麻气管插管拔管后声音嘶哑的发生率、麻醉后新发昏迷的发生率，麻醉开始

后手术的取消率等，持续正向高值。

4.7.2.3 麻醉的全过程在病历或麻醉单上得到充分体现

P:【计划与规范】

《麻醉监测管理制度》《麻醉科病历及表单书写管理制度》。

D:【执行要点】

（1）科室制定规范的麻醉记录单书写要求，并组织全科学习。

（2）麻醉记录单按照浙江省麻醉质控要求设置，麻醉全过程在麻醉记录单上得到体现。

C:【检查与监管】

（1）麻醉科病历质控小组每月对麻醉相关文书进行质控检查，对存在的问题进行分析、反馈并进行整改。

（2）质管处每季度通过《医院麻醉质控检查标准》对麻醉相关文书进行督查，存在的问题通过病历反馈单反馈给科室进行整改，检查结果及整改情况在《医疗质量考评结果分析与持续改进》上通报。

A:【成效】

（1）麻醉单及相关记录真实、准确、完整，符合规范。

（2）根据主管部门督查存在的问题，定期整改并得到改善。

（3）麻醉科病历及表单书写与门诊病历质量的合格率符合《浙江省病历质控检查的标准》。

4.7.2.4 有麻醉效果评价

P:【计划与规范】

《麻醉监测管理制度》《麻醉科麻醉管理制度》。

D:【执行要点】

（1）参照浙江省麻醉质控标准进行麻醉效果的评价。

（2）每一例麻醉在麻醉记录单上可以体现麻醉效果的评价。

C:【检查与监管】

（1）麻醉科病历质控小组每月对麻醉病历表单实施检查，工作中对麻醉效果的评价进行抽查，对存在的问题进行分析、反馈并进行整改。

（2）质管处每季度对麻醉效果的评价进行督查，存在的问题通过OA系统反馈给科室进行整改，检查结果及整改情况在《医疗质量考评结果分析与持续改进》上通报。

A:【成效】

（1）真实、准确、完整记录麻醉效果的评价，符合规范。

（2）麻醉医师知晓麻醉效果的评价标准，并能对患者的麻醉情况实施正确的评价。

4.7.3 有麻醉后复苏室，实施规范的全程监测，记录麻醉后患者的恢复状态，防范麻醉并发症的措施到位

4.7.3.1 麻醉后复苏室配置合理，管理措施到位

P:【计划与规范】

《麻醉复苏室管理制度》《复苏室工作人员岗位职责》。

D:【执行要点】

（1）科室严格执行复苏室转入转出标准；采用全省统一的麻醉后复苏室电子记录单，规范记录。

（2）定期组织麻醉后复苏室人员通过集中培训、现场培训、软件平台、自学等形式进行培训；麻醉后复苏室医护人员参加科室每周一次的晨间业务学习。

（3）麻醉后复苏室的床位与手术台比例高于1:3。

（4）麻醉后复苏室由麻醉科主治以上医师负责，麻醉护理人员满足临床要求。

（5）麻醉后复苏室每床配备中心供氧、吸痰设备，配备心电监护仪、呼吸机、抢救车等设备，设备处定期维护设备并记录。

C:【检查与监管】

（1）科室定期对麻醉后患者的管理工作进行自查，并对存在的问题进行分析、整改。

（2）质管处每季度对麻醉后复苏室的配置和管理制度的落实情况进行督查，存在的问题通过院长函的形式反馈到科室进行整改，检查结果及整改情况在《医疗质量考评结果分析与持续改进》上通报。

A:【成效】

（1）麻醉全程管理规范，复苏室管理到位，围手术期安全性提高。

（2）开展PDCA项目《降低围术期低体温发生率》，达到目标值并维持4个月以上。

（3）监测指标达标：麻醉后复苏室床位与手术台数量比≥1∶3，恢复室护士与恢复室实际开放床位比≥1∶1。

4.7.3.2有麻醉后复苏室患者转入、转出标准与流程

P:【计划与规范】

（1）《麻醉复苏室管理制度》《麻醉复苏室管理流程》。

（2）《麻醉后复苏室患者转入、转出标准》《Aldrete评分标准》。

D:【执行要点】

（1）对复苏室转出患者进行Aldrete评分，评价结果有记录。

（2）患者转入、转出麻醉后复苏室均有记录，复苏室期间的各项监测和处理内容均在麻醉后复苏室记录单上体现。

C:【检查与监管】

（1）科室定期对入PACU的患者病情交接的完整性进行自查，对存在的问题进行分析、反馈并整改。

（2）质管处、护理部每季度对麻醉后复苏患者转入、转出标准的落实情况进行督查，存在的问题通过OA系统反馈科室进行整改，检查结果及整改情况在《医疗质量考评结果分析与持续改进》上通报。

A:【成效】

（1）麻醉医师及麻醉后复苏室护士知晓患者转入、转出麻醉后复苏室的标准，患者转入、转出麻醉后复苏室管理到位。

（2）麻醉医师及麻醉后复苏室护士能正确掌握Aldrete评分标准，能对所有术后复苏患者进行正确的评估。

（3）监测指标：PACU转出延迟率，PACU入室低体温率等，持续正向高值。

4.7.4建立术后镇痛治疗管理规范与流程，并能有效地执行

4.7.4.1建立术后镇痛治疗管理规范与流程，并能有效地执行

P:【计划与规范】

《疼痛评估及处理制度》《患者自控镇痛泵管理制度》。

D:【执行要点】

（1）定期组织科室人员学习术后镇痛治疗规范、管理指南及专家共识等，并进行考核。

（2）科室培训专门的疼痛随访护士，负责患者术后疼痛的随访工作，发现的问题及时向麻醉主治医师或科室主任汇报。

（3）开展术后镇痛管理（APS）小组，对术后患者进行随访，选择"手术患者术后镇痛有效率"作为优先指标进行改善。

C:【检查与监管】

（1）科室对术后镇痛效果进行监管，存在的问题及时反馈给麻醉主治医师进行改进。

（2）质管处、护理部每季度对麻醉科镇痛治疗的执行情况进行督查，存在的问题通过OA系统反馈给科室进行整改，检查结果及整改情况在《医疗质量考评结果分析与持续改进》上通报。

A:【成效】

（1）科室确立优先级管理指标对术后镇痛管理进行持续改进，术后镇痛治疗管理规范。

（2）开展PDCA项目《提高手术患者术后镇痛的有效率》，达到目标值并维持4个月以上。

（3）成立术后镇痛管理（APS）小组，对术后镇痛的患者实施规范管理。

（4）术后镇痛泵的残余药物实施回收管理，各项工作有记录、有签名。

4.7.5建立麻醉科与手术科室、输血科的有效沟通，积极开展自体输血，严格掌握术中输血适应证，合理、安全输血

4.7.5.1建立麻醉科与手术科室、输血科的有效沟通，严格掌握术中输血适应证，合理、安全输血

P:【计划与规范】

（1）《临床用血管理制度》。

（2）《麻醉科自体输血管理规定》。

D:【执行要点】

（1）制定麻醉科与输血科沟通流程，包括异体血和自体血。

（2）术前用血评估和用血疗效评价严格遵守《临床用血管理制度》。

（3）手术患者输血前、输血后需进行血红蛋白检测。

（4）麻醉科开展回收式和稀释式自体输血，自体输血比例≥20%。

（5）通过软件平台、集中培训等方式进行临床用血制度与流程的培训，并考核。

C:【检查与监管】

（1）科室定期对术中自体输血与异体输血情况进行自查、分析与整改。

（2）临床用血管理委员会每季度对手术用血情况进行督查，填写《麻醉科术中用血制度流程督查表》，反馈到科室进行整改。检查结果及整改情况在医院质量与安全管理委员会会议上汇报，并同时在《医院质量与安全报告》上通报。

A:【成效】

（1）手术用血管理规范。

（2）监测指标：术中自体血输注率，持续正向高值。

4.7.6定期分析麻醉管理评价指标，开展麻醉质量评价，确保患者麻醉安全

4.7.6.1定期分析麻醉管理评价指标，开展麻醉质量评价，确保患者麻醉安全

P:【计划与规范】

（1）《麻醉科麻醉质量管理制度》《麻醉科质量改进和患者安全计划》。

（2）《浙江省临床麻醉技术与管理规范》《斯坦福大学手术室应急手册中文版》。

D:【执行要点】

（1）确定麻醉质量监测指标：降低手术患者围手术期低体温发生率、患者入室后麻醉取消率、麻醉死亡率、非计划改变麻醉方式占比、全身麻醉后麻醉后复苏、室转入率、椎管内分娩镇痛率等。

（2）按要求上报质量控制指标到省麻醉质控中心。

C:【检查与监管】

（1）根据省麻醉质控标准，对17项麻醉专业医疗质量控制指标进行监管。

（2）科室每月召开质量与安全管理小组会议，开展麻醉质量评价，根据评价结果进行分析、总结，针对存在的问题采取改进措施。

（3）质管处根据《医技科质量考核评分标准》每季度对科室麻醉质量进行督查，存在的问题通过OA系统反馈给科室进行整改，检查结果及整改情况在《医疗质量考评结果分析与持续改进》上通报。

A:【成效】

（1）麻醉质量监测指标健全，数据资料收集规范、完整。

（2）开展PDCA项目《降低手术患者围术期低体温发生率》，达到目标值并维持4个月以上。

（3）监测指标：患者入室后麻醉取消率、麻醉死亡率、非计划改变麻醉方式占比、全身麻醉后复苏室转入率、椎管内分娩镇痛率，持续正向高值。

八、急诊管理与持续改进

4.8.1急诊科布局、急诊服务支持部门设置、人力配备、仪器设备及药品配置符合《急诊科建设与管理指南（试行）》的要求

4.8.1.1急诊科布局、急诊服务支持部门设置符合《急诊科建设与管理指南（试行）》的要求

P:【计划与规范】

《急诊医学科建设与管理指南（试行）》。

D:【执行要点】

（1）急诊医学科独立设置，布局合理。

（2）制定组织架构图、急诊设备仪器清单、备用药品清单、急诊医学科人员配置表。

（3）急诊医学科与辅助检查、药房、收费等区域均在同一层楼面。

C:【检查与监管】

（1）医务处每季度通过《专项检查表》对急诊医学科布局、急诊服务支持等情况进行检查、分析，存在的问题通过管理软件平台反馈给科室进行整改。

（2）组织人事处每年通过人力配置评估申请表评估检查急诊医学科人力配置情况，对存在的问题进行分析及整改。

A:【成效】

（1）急诊医学科建设与管理规范，满足急诊临床服务需求。

（2）监测指标：急救生命支持类设备完好率达到100%；患者对急诊服务满意度持续正向高值。

4.8.1.2急诊科应当配备足够数量，受过专门训练，掌握急诊医学的基本理论、基础知识和基本操作技能，具备独立工作能力的医护人员

P:【计划与规范】

（1）《急诊医师业务学习培训制度》《医院中层干部选拔任用管理制度》《急诊手术管理制度》。

（2）《急诊医学科护士规范化培训计划》《急诊医学科N0～N4护士分层培训计划》。

D:【执行要点】

（1）建立科室人员专业技术资格证书档案，并动态管理。

（2）急诊医学科固定医师、护士配比达到在岗医师和在岗护理人员的75%以上。

（3）急诊医学科主任具备高级专业技术职务资格；护士长具备主管护师以上职称及5年以上急诊临床护理工作经验。

（4）急诊病房、急诊监护室的医师、护理人员均单独排班、值班。

（5）设置急诊手术间，护理人员由中心手术室统一管理。

C:【检查与监管】

（1）科室每季度对科室人员的知识技能进行自查，并在科室医疗质量与安全管理会议上反馈并持续改进。

（2）医务处每季度通过《专项检查表》对急诊医学科人员的任职资格、知识技能等情况进行检查、分析，存在的问题通过管理软件平台反馈给科室进行整改，检查结果及整改情况在《医疗质量考评结果分析与持续改进》上通报。

（3）护理部每季度对人员的任职资格、知识技能等情况进行检查、分析，存在的问题通过OA系统反馈给科室进行整改，检查结果及整改情况在护理质量与安全管理会议上反馈，并在《医疗质量考评结果分析与持续改进》上通报。

A:【成效】

（1）急诊科医护人员的配置、技术能力不断提升，能满足临床需求。

（2）开展PDCA项目《提高急诊护士除颤操作技能优秀率》，达到目标值并维持4个月以上。

（3）团队获全国急诊护理"强质量·重内涵——急救技能"比赛浙江赛区三等奖、省卫生健康系统职

工护理技能竞赛团队三等奖等；个人获浙江省优秀护士、市青年岗位能手称号，在市卫生应急技能竞赛、市护理岗位技能等竞赛中获奖。

4.8.1.3仪器设备及药品配置符合急诊科建设与管理的基本标准。急救设备处于应急备用状态，有应急调配机制

P:【计划与规范】

（1）《急救设备的应急调配制度》《医疗设备的应急调配制度》《医疗设备管理计划》。

（2）《急诊建设与管理指南（试行）》。

D:【执行要点】

（1）制定急诊设备仪器清单、备用药品清单（包括院前急救备用药），标准化配置床单元。

（2）各种抢救设备操作规程随设备存放。

（3）急救药品每班清点登记，且专人负责管理，每月检查。

（4）科室每日检查急救设备（包括性能检查、保洁等）并记录；设备处每月巡查性能情况并记录。

（5）每年1次进行设备应急调度演练，演练存在不足者进行持续改进。

C:【检查与监管】

（1）科室每月对急救设备管理、抢救车药品及物品等进行自查，并在科室医疗质量与安全管理会议上反馈并落实整改。

（2）设备处每月对急救设备的配置和维护情况进行检查，存在的问题通过OA系统反馈给科室进行整改。

（3）药学部每月对急救药品的管理情况进行检查，存在的问题通过OA系统反馈给科室进行整改。

（4）护理部每季度对急救设备的管理情况、抢救车药品及物品等进行检查，存在的问题通过OA系统反馈给科室进行整改，检查结果及整改情况每季度在护理质量与安全管理会议上反馈，并在《医疗质量考评结果分析与持续改进》上通报。

A:【成效】

（1）急救设备使用、维护和管理规范。

（2）监测指标：急救生命支持类设备完好率达到100%。

（3）护理部每季度抢救仪器、设备，药品管理质控的检查均达标。

4.8.2急诊医务人员按计划进行技术和技能专业培训，能够熟练、正确使用各种抢救设备，掌握各种抢救技能

4.8.2.1急诊医务人员经过专业培训，考核达到急诊医师、护理人员技术和技能要求

P:【计划与规范】

（1）《急诊医师业务学习培训制度》。

（2）《年度技能培训计划》《年度业务学习计划》《急诊医学科N0～N4护士分层培训计划》《急诊医学科护士规范化培训计划》。

D:【执行要点】

（1）急诊医学科固定医护人员均具备急诊上岗证，固定医师具备高级心脏生命支持（ACLS）资质，部分医师具备儿科高级生命支持（PALS）资质，固定护士具备基础生命支持（BLS）资质。

（2）急诊医学科医师、护士按年度计划完成分层次技能和业务培训并考核，有记录。

（3）急诊监护室固定医师与护理人员定期参加重症医学相关技术的培训，并考核合格。

（4）急诊医学科操作技术的操作人员均有医务处授权书。

C:【检查与监管】

（1）护理部每季度对急诊医学科护理人员的培训情况进行检查，存在的问题通过OA系统反馈给科室进行整改，检查结果及整改情况在护理质量与安全管理会议上反馈，并在《医疗质量考评结果分析与持续改进》上通报。

（2）教育培训处每季度对急诊医学科医师的培训情况进行检查，存在的问题通过OA系统反馈给科室

进行整改。

A:【成效】

（1）急诊人员的诊疗水平不断提高。

（2）开展PDCA项目《提高急诊疾病查房合格率》，达到目标值并维持4个月以上。

（3）团队获全国急诊护理"强质量·重内涵——急救技能"比赛浙江赛区三等奖、省卫生健康系统职工护理技能竞赛团队三等奖等；个人获浙江省优秀护士、市青年岗位能手称号，在市卫生应急技能竞赛、市护理岗位技能等竞赛中获奖。

4.8.2.2 医护人员能够熟练、正确使用各种抢救设备，掌握各种抢救技能

P:【计划与规范】

（1）《急诊医师业务学习培训制度》《ECMO使用管理制度》。

（2）《年度技能培训计划》《年度业务学习计划》《急诊医学科N0～N4护士分层培训计划》《急诊医学科护士规范化培训计划》。

D:【执行要点】

（1）急诊医学科固定医护人员均具备急诊上岗证，固定医师具备高级心脏生命支持（ACLS）资质，部分医师具备儿科高级生命支持（PALS）资质，固定护士具备基础生命支持（BLS）资质。

（2）急诊医学科固定医师按年度计划完成气管插管、深静脉穿刺、动脉穿刺、除颤、呼吸机使用等技能培训并考核，有记录；定期参加院外操作技能培训；急诊医学科操作技术的操作人员均有医务处授权书。

（3）按年度计划进行急诊医学科护理人员除颤、心肺复苏、简易呼吸皮囊、气管插管配合等抢救操作能力的培训及考核，并有记录。

C:【检查与监管】

（1）护理部每季度对急诊医学科护理人员的培训情况进行检查，存在的问题通过OA系统反馈给科室进行整改，检查结果及整改情况在护理质量与安全管理会议上反馈，并在《医疗质量考评结果分析与持续改进》上通报。

（2）教育培训处每季度对急诊医学科医师的培训情况进行检查，存在的问题通过OA系统反馈给科室进行整改。

（3）教育培训处每2年组织心肺复苏技能考核1次。

A:【成效】

（1）医护人员的抢救技能不断提升。

（2）急诊危重症患者抢救成功率持续高值。

（3）医院获评"中国卒中中心培训基地"，蝉联"国家五星级卒中中心"4年，是国家标准版胸痛中心，AHA心血管急救培训中心，是中国医学救援协会动物伤害救治分会蛇伤专业委员会主任委员所在单位。

（4）团队获全国急诊护理"强质量·重内涵——急救技能"比赛浙江赛区三等奖、省卫生健康系统职工护理技能竞赛团队三等奖等；个人获浙江省优秀护士、市青年岗位能手称号，在市卫生应急技能竞赛、市护理岗位技能等竞赛中获奖；院级新技术、新项目多项。

4.8.3 急诊服务及时、安全、便捷，建立院前急救、院内急诊与住院或转诊的连贯性医疗服务工作流程，提高急诊服务能力

4.8.3.1 急诊服务及时、安全、便捷，提高急诊服务能力

P:【计划与规范】

《急诊绿色通道管理制度》《急诊患者优先制度》《急诊预检分诊制度》《急诊医疗服务规范》《急诊医学科服务计划》《放射科服务计划》《超声医学科服务计划》《输血科服务计划》《检验科服务计划》《药学部服务计划》《总务处服务计划》《设备处服务计划》《采购中心服务计划》。

D:【执行要点】

（1）医院包括内科、外科专业科室（含介入专业），药学，医学影像（普通放射、CT、超声等）、临床检验、输血等部门，医疗器械部门及保障部门能提供"24小时×7天"连续不间断的急诊服务（排班及

现场）。

（2）儿科、妇产科、眼科、耳鼻喉科和口腔科排班体现"24小时×7天"连续不间断的急诊服务。

C:【检查与监管】

（1）医务处每季度对抢救工作（如急会诊、急诊滞留、各科配合急诊服务等）情况进行检查，存在的问题通过管理软件平台、OA系统反馈给科室进行整改，将检查结果及整改情况在《医疗质量考评结果分析与持续改进》上通报。

（2）护理部每季度对急诊医学科护理服务工作进行检查，存在的问题通过OA系统反馈给科室进行整改，并在护理质量与安全管理会议上反馈，检查结果及整改情况在《医疗质量考评结果分析与持续改进》上通报。

A:【成效】

（1）急诊抢救流程顺畅，诊疗服务满足急诊患者的救治需求。

（2）开展PDCA项目《缩短严重创伤患者的输血时间》《提高急诊缺血性脑卒中45分钟内DNT比率》，达到目标值并维持4个月以上。

（3）医院获评"中国卒中中心培训基地"，蝉联"国家五星级卒中中心"4年，是国家标准版胸痛中心，AHA心血管急救培训中心，是中国医学救援协会动物伤害救治分会蛇伤专业委员会主任委员所在单位。

（4）急诊医学科管理项目荣获亚洲医院管理奖、中国现代医院管理典型案例奖等。

4.8.3.2建立院前急救、院内急诊与住院或转诊的连贯性医疗服务工作流程

P:【计划与规范】

《院前急救衔接制度》《院前急救管理制度》《急诊预检分诊制度》《急诊绿色通道管理制度》《急诊患者优先制度》《患者出入院管理制度》《危重患者转运管理制度》《急诊留观患者管理制度与流程》《急救电话接听及出车程序》《医疗服务连续性规程》《双向转诊工作制度》《总值班制度》《会诊制度》。

D:【执行要点】

（1）急诊医学科布局分为A、B、C 3个区，预检分四级五类。

（2）科室设抢救指导班，负责协调危重、疑难患者的抢救指导及收治。

（3）成立急诊抢救领导小组，特殊情况正常上班时间由医务处负责抢救协调，非正常上班时间由医疗总值班负责抢救协调。

（4）成批伤患根据响应级别，及时启动应急预案。

（5）通过院前、院内联动系统，实现病情无缝对接和治疗决策前移。

C:【检查与监管】

（1）医务处每季度通过《专项检查表》对急诊医学科医疗工作流程等情况进行检查，存在的问题通过管理软件平台反馈给科室进行整改，并将检查结果及整改情况在《医疗质量考评结果分析与持续改进》上通报。

（2）护理部每季度通过《危重患者护理/专科护理质量评价标准》《交接运送管理质量评价标准》对急诊医学科连贯性医疗服务进行检查，存在的问题通过OA系统反馈给科室进行整改，检查结果及整改情况在护理质量与安全管理会议上反馈，并在《医疗质量考评结果分析与持续改进》上通报。

A:【成效】

（1）急救工作管理规范、患者救治有序，急诊的服务能力不断提升。

（2）开展PDCA项目《提高急诊分诊符合率》《提高急诊缺血性脑卒中45分钟内DNT比率》，达到目标值并维持4个月以上。

（3）监测指标：急会诊准点率达到目标值并维持4个月以上。

4.8.4建立急诊"绿色通道"，加强急诊检诊、分诊，有效分流非急危重症患者，及时救治急危重症患者

4.8.4.1加强急诊检诊、分诊，有效分流非急危重症患者，及时救治急危重症患者

P:【计划与规范】

《急诊预检分诊制度》《急诊绿色通道管理制度》。

D:【执行要点】

（1）设立预检分诊台，专人负责急诊预检分诊工作。

（2）预检分诊人员具备上岗证，同时科室通过集中培训、现场培训、软件平台、自学等方式对预检分诊的相关知识进行培训并考核。

（3）开发预检分诊系统，根据病情的严重程度、生命体征等指标自动分级；分诊系统有各时间节点记录及去向登记记录。

（4）建立门诊转急诊交接单、院前急救病情记录单、院前院内交接单、转科患者交接单、转院患者交接单，做好交接及记录，并归档。

C:【检查与监管】

（1）科室每月通过《急诊医学科质量评价标准》检查预检分诊工作，存在的问题在护理质量与安全管理会议上反馈并落实整改。

（2）护理部每季度通过《急诊医学科质量评价标准》对急诊医学科的预检分诊工作进行检查，存在的问题通过OA系统反馈给科室进行整改，检查结果及整改情况在护理质量与安全管理会议上反馈，并在《医疗质量考评结果分析与持续改进》上通报。

A:【成效】

（1）急诊患者有效分流，急危重症者能及时有序地得到救治。

（2）开展PDCA项目《提高急诊分诊符合率》《缩短急诊抢救室患者的滞留时间》，达到目标值并维持4个月以上。

4.8.4.2 有急危重症抢救患者优先住院的制度与措施，保证急诊处置后需住院治疗的患者能够及时收入相应的病房

P:【计划与规范】

《急诊绿色通道管理制度》《急诊患者优先制度》《急诊医疗服务规范》《急诊患者收住与借床管理规定》《急诊患者收治管理制度》。

D:【执行要点】

（1）生命体征不稳定、预见可能危及生命及有时间窗要求的各类急危重症患者实行"先抢救、后付费"，并开展诊间结算。

（2）临床各科室优先收治急诊患者；有收住科室无床位时的应急保障措施，如就近科室借床、相关科室借床、轻症患者转诊、医务处协调等。

（3）根据科室具体情况，规定各科室预留1～2张急诊用床。

（4）医院建立呼吸支持小组，由医务处每月排班，负责指导需呼吸支持患者的抢救。

（5）每月监测急诊抢救室患者的滞留时间。

C:【检查与监管】

医务处每季度通过《专项检查表》对急诊医学科急危重症患者的优先住院情况进行检查，存在的问题通过管理软件平台反馈给科室进行整改，并将检查结果及整改情况在《医疗质量考评结果分析与持续改进》上通报。

A:【成效】

（1）急危重症患者优先住院得到有效落实。

（2）开展PDCA项目《缩短急诊抢救室患者的滞留时间》，达到目标值并维持4个月以上。

4.8.4.3 有急诊留观患者的管理制度与流程，控制留观时间原则上不超过72小时

P:【计划与规范】

《急诊留观患者管理制度与流程》。

D:【执行要点】

（1）医师每日评估急诊留观患者，根据病情决定患者去向。

（2）已明确专科并登记住院者，专科医师应根据入院制度的急诊优先给予患者尽快收入院治疗；未明

确专科的患者由急诊当班的高年资医师再评估，必要时医务处组织会诊，决定分流；由于患者原因拒绝离开观察室，急诊医学科及时报告医务处协调解决。

C:【检查与监管】

（1）科室每月对急诊留观时间超过72小时的患者进行病历点评，存在的问题进行持续改进。

（2）医务处每季度通过《专项检查表》对急诊医学科留观患者的管理情况进行检查，存在的问题通过管理软件平台反馈给科室进行整改，并将检查结果及整改情况在《医疗质量考评结果分析与持续改进》上通报。

A:【成效】

（1）急诊留观的管理制度落实到位，患者得到有效分流。

（2）开展PDCA项目《降低急诊留观时间超过72小时的患者比例》，达到目标值并维持4个月以上。

4.8.5 落实首诊负责制，与120急救中心、基层医疗机构建立急诊、急救转接服务制度

4.8.5.1 落实首诊负责制，与120急救中心、基层医疗机构建立急诊、急救转接服务制度

P:【计划与规范】

《首诊负责制度》《院前急救衔接制度》《急救电话接听及出车程序》《双向转诊工作制度》。

D:【执行要点】

（1）通过HIS、海泰系统建立急诊病历系统，记录急诊救治过程，病历归档。

（2）建立门诊转急诊交接单、院前急救病情记录单、院前院内交接单、转科患者交接单，做好急危重症患者的转送交接及记录。

（3）通过院前、院内联动系统，实时监控救护车内患者的病情，实现无缝对接及治疗决策前移。

C:【检查与监管】

（1）医务处每季度通过《专项检查表》对急诊医学科急救转接的服务情况进行检查，存在的问题通过管理软件平台反馈给科室进行整改，并将检查结果及整改情况在《医疗质量考评结果分析与持续改进》上通报。

（2）质管处每季度对急诊病历的书写情况进行检查，存在的问题通过OA系统、院长函反馈给科室进行整改，同时在病案管理委员会上反馈，检查结果及整改情况在《病案检查与持续改进》《医疗质量考评结果分析与持续改进》上通报，落实奖惩措施。

A:【成效】

（1）首诊负责制，急诊、急救转接服务得到有效落实。

（2）监测指标：院前院内交接单填写完整率、救护车出车及时率持续正向高值。

4.8.5.2 针对重大突发事件应急医疗救援，制定大规模抢救工作流程，保证绿色通道畅通

P:【计划与规范】

（1）《急诊医学科多发伤复合伤急救程序》《急诊绿色通道管理制度》《急诊患者优先制度》。

（2）《突发重大事件医疗救治应急预案》《手术室应对突发批量伤员事件应急预案》。

D:【执行要点】

（1）每年以先桌面演练后现场演练的形式进行2次重大突发事件应急医疗救援的演练，记录演练过程并对存在的问题进行持续改进。

（2）建立应急事件管理体系，设立事件代码：大量中毒伤患332、大量外伤伤患333；根据事件程度进行三级响应。

（3）发生重大突发事件及时启动应急预案。应急办、医务处、护理部、急诊医学科、药学部、总务处、设备处等相关部门参加应急救援，并有记录。

C:【检查与监管】

（1）科室对每次重大突发事件应急医疗救援演练存在的问题进行反馈并落实整改。每次均监测突发重大事件应急急诊医学科医师到岗率。

（2）应急办每季度对科室演练计划的落实情况进行督查；每次重大突发事件应急医疗救援演练通过《应急预案演练评估表》进行评价；两者存在的问题均通过OA系统反馈给科室进行整改。

A：【成效】

（1）医院应急医疗救援工作流程科学、合理，绿色通道畅通有保障。

（2）监测指标：重大突发事件应急急诊医学科医师到岗率达到100%。

（3）开展PDCA项目《缩短重大突发事件应急各临床一线值班医师响应时间》，达到目标值并维持4个月以上。

4.8.6建立创伤、急性心肌梗死、脑卒中、急性呼吸衰竭、高危孕产妇、危重新生儿等重点病种的急诊服务流程与规范，为患者提供一体化综合救治服务

4.8.6.1对急性创伤、急性心肌梗死、急性心力衰竭、急性脑卒中、急性颅脑损伤、急性呼吸衰竭、高危孕产妇、危重新生儿等重点病种的急诊服务流程与服务时限有明文规定，并能落实到位

P：【计划与规范】

（1）《院前急救管理制度》《院前急救衔接制度》《急诊绿色通道管理制度》《急诊患者优先制度》《急诊医学科服务计划》《会诊制度》《急诊医疗服务规范》。

（2）《急性心肌梗死急诊绿色通道溶栓诊疗路径》《急性心肌梗死急诊溶栓流程》《急诊心力衰竭诊治流程》《急性缺血性脑卒中急诊绿色通道溶栓诊疗路径》《缺血性脑卒中急诊流程》《脑出血诊疗流程》《急性颅脑创伤患者急诊服务流程》《高危孕产妇救治服务流程和规范》。

D：【执行要点】

（1）制定急诊医学科、重症监护室、手术室、麻醉科、放射科、心血管内科、神经内外科等科室设备清单。

（2）对急诊医护人员通过集中培训、软件平台、自学等方式培训急诊服务流程和规范并进行考核。

（3）规定急性缺血性脑卒中DNT时限为60分钟内，急性心肌梗死经皮冠脉介入术（PCI）时限为90分钟内，静脉溶栓时限为30分钟内；其他危急重症按预检分诊结果的响应时间执行。

（4）与各基层医疗单位建立微信工作群，及时上传患者就诊信息，随时沟通及进行治疗指导。

（5）通过院前、院内联动系统实时联系及观察。

C：【检查与监管】

医务处每季度通过《专项检查表》对急诊服务流程和规范等情况进行检查，存在的问题通过管理软件平台反馈给科室进行整改，并将检查结果及整改情况在《医疗质量考评结果分析与持续改进》上通报。

A：【成效】

（1）重点病种救治流程畅通，质量安全得到保障。

（2）开展PDCA项目《提高严重创伤患者早期评估与处置符合率》《预检分诊的符合率》《提高急诊缺血性脑卒中45分钟内DNT比率》，均达到目标值并维持4个月以上。

（3）医院获评"中国卒中中心培训基地"，蝉联"国家五星级卒中中心"4年，是国家标准版胸痛中心，AHA心血管急救培训中心，是中国医学救援协会动物伤害救治分会蛇伤专业委员会主任委员所在单位。

4.8.6.2有保证相关人员及时参加急诊抢救和会诊的相关制度，相关人员应当在规定时间内进行急诊会诊

P：【计划与规范】

《全院急救紧急呼叫及应急复苏管理制度》《急危重患者抢救制度》《会诊制度》。

D：【执行要点】

（1）明确规定10分钟内进行急会诊。

（2）通过集中培训、软件平台、自学等方式培训会诊制度及相关规定，并进行考核。

（3）分诊系统有会诊到岗时间记录。

（4）开展重大突发事件应急医疗救援演练，对各科室急会诊到达时间进行记录及监管。

C:【检查与监管】

（1）科室每月对急诊抢救和急会诊进行自查，填写急诊医学科急会诊整改记录单进行持续改进。

（2）医务处每月监测会诊准点率，每季度通过专项检查表对急诊医学科会诊及抢救等情况进行检查，存在的问题通过管理软件平台反馈给科室进行整改，并将检查结果及整改情况在《医疗质量考评结果分析与持续改进》上通报。

A:【成效】

（1）急诊抢救和会诊制度落实到位，患者得到及时有效救治。

（2）监测指标：急会诊准点率达到目标值并维持4个月以上。

九、重症医学科管理与持续改进

4.9.1重症医学科布局、设备与设施、专业人员资质与能力、床位设置及医院感染控制符合《重症医学科建设与管理指南（试行）》的基本要求

4.9.1.1重症医学科布局、设备与设施、床位设置与人力资源配置符合《重症医学科建设与管理指南（试行）》的基本要求

P:【计划与规范】

（1）《医院中层干部选拔任用管理制度》。

（2）《重症医学科建设与管理指南（试行）》。

（3）《重症医学科核心技能年度培训计划》。

D:【执行要点】

（1）重症医学科床位占医院总床位的比例至少达到2%，每床使用面积不少于15平方米，床间距大于1米；每日保留1张空床备用。

（2）重症医学科医师人数与床位数之比不低于0.8:1，护士人数与床位数之比不低于2.5:1。

（3）制定重症医学科人员配置表、重症医学科设备清单，建立科室人员专业技术资格证书档案，并动态管理。

（4）医师均具备5C培训合格证书、ACLS证书；固定护士具备ICU上岗证。

1）重症医学科的床旁快速检测设备、连续性肾脏替代治疗（CRRT）设备、体外膜氧合器（ECMO）等特殊设备操作及镇静镇痛等操作医护人员经过培训和考核，合格后经医务处授权。

2）护理人员按年度计划进行分层培训，考核合格并有记录。

3）全科室医师按《重症医学科核心技能年度培训计划》进行培训和复训，考核合格并有记录。

（5）科主任具备高级专业技术职务任职资格，护士长具备中级以上专业技术职务任职资格。

C:【检查与监管】

（1）设备处每月对科室设备的配置和维护情况进行检查，存在的问题通过现场或书面系统反馈给科室进行整改。

（2）组织人事处每年通过《人力配置评估申请表》评估检查重症医学科人力的配置情况，结果通过书面反馈给科室进行持续改进。

（3）医务处每季度对重症医学科的管理情况进行检查、分析，存在的问题通过管理软件平台反馈给科室进行整改，并将检查结果及整改情况在《医疗质量考评结果分析与持续改进》上通报。

（4）护理部每季度对护理人力资源及资质情况进行检查，存在的问题通过OA系统反馈给科室进行整改；检查结果及整改情况每季度在护理质量与安全管理会议上反馈，并在《医疗质量考评结果分析与持续改进》上通报。

A:【成效】

（1）重症医学科建设和管理达到相关要求，能满足患者的救治需求。

（2）浙江省医学会CRRT技能比赛、市青年岗位能手、市护理岗位技能竞赛个人项目、省护理学会动脉采血操作比赛等竞赛中获奖。

4.9.2有重症医学科工作制度、岗位职责和技术规范、操作规程。重症监护患者入住、出科符合指征，实行"危重程度评分"，定期评价收住患者的适宜性及临床诊疗质量，并能以此评价改进措施的有效性

4.9.2.1有重症医学科工作制度、岗位职责和技术规范、操作规程。重症监护患者入住、出科符合指征，实行"危重程度评分"

P:【计划与规范】

（1）《重症医学科工作制度》《重症医学科转入转出管理制度》《重症医学科患者危重程度评分制度》《重症医学科重症疑难患者多学科联合查房制度》《重症医学科患者基本管理及安全管理制度》《重症医学科探视制度》《重症医学科仪器保管制度》《重症医学科消毒隔离制度》《重症医学科负压病房管理制度》《重症医学科环境管理制度》《重症医学科服务计划》。

（2）《重症监护室岗位职责》。

（3）《危急重症急救技术规范和实施》《临床操作技术规范——重症医学分册》。

D:【执行要点】

（1）严格执行重症医学科转入转出标准；对住院时间超过30天的患者，科主任或诊疗组组长组织病例讨论，必要时举行多学科病例讨论。

（2）采用APACHE Ⅱ评分，对每一个危重症患者均进行严重程度评估。

（3）科室专人管理设备，每日检测性能、保洁并登记；设备处每月巡查。

（4）院感科现场沟通会，每周≥1次，并记录。

C:【检查与监管】

（1）科室每月对重点指标（如"危急值"、平均住院日、床位使用率、拔管后48小时转科率、入科指征符合程度、每月APACHE Ⅱ评分均数、住科30天患者情况、三管院感发生率、抗生素使用强度和使用率、药占比等）实行自查，每月对存在的问题进行讨论、分析、落实整改，并记录在《临床科室医疗质量与安全持续改进记录册》中。

（2）医务处、质管处每季度对重症医学科制度的落实情况进行检查、分析，存在的问题通过管理软件平台、OA系统、院长函等方式反馈给科室进行整改，每季度将检查结果及整改情况在《医疗质量考评结果分析与持续改进》上通报。

（3）院感科每季度对院感制度的落实情况进行检查，存在的问题通过管理软件平台反馈给科室进行整改，并将检查结果及整改情况在《医疗质量考评结果分析与持续改进》上通报。

（4）护理部各质控小组运用危重患者护理、专科护理、消毒隔离质控等评价标准按规定时限（每月、每季度）进行检查，存在的问题通过OA系统反馈给科室进行整改；检查结果及整改情况每季度在护理质量与安全管理会议上反馈，并在《医疗质量考评结果分析与持续改进》上通报。

A:【成效】

（1）重症医学科患者转入（出）符合标准，规范评分，管理规范。

（2）开展PDCA项目《提高危重症患者拔除气管插管后48小时转出率》《提高VAP预防措施落实率》，达到目标值并维持4个月以上。

（3）浙江赛区镇痛病历PK赛、浙江省品管大赛、医院PDCA项目大赛等竞赛中获奖。

4.9.3对重症疑难患者实施多学科联合查房制度，患者诊疗活动由主治医师及以上人员主持与负责

4.9.3.1建立多学科协作机制

P:【计划与规范】

《重症医学科重症疑难患者多学科联合查房制度》。

D:【执行要点】

（1）普通专科病房转入重症医学科的患者：ICU诊疗组长和患者转入前科室的诊疗组长或其他相关专科，在患者入科后第2天进行首次联合查房，后续根据病情需要决定查房安排。

（2）术后患者：术后第1天由患者所在科室的主刀医师或主治医师以上人员和ICU诊疗组长首次联合

查房，必要时要求其他相关专科参与，后续根据病情需要决定查房安排。

（3）急诊直接入住重症医学科的患者：病情疑难危重或者诊断不明者，由科主任或者科主任授权的诊疗组长向医务处提出申请，医务处组织相关专科的主治医师以上人员进行联合讨论、查房。

C:【检查与监管】

医务处每季度对重症医学科多学科联合查房制度的落实情况进行检查、分析，存在的问题通过管理软件平台反馈给科室进行整改，检查结果及整改情况在《医疗质量考评结果分析与持续改进》上通报。

A:【成效】

（1）重症疑难患者能够得到多学科联合诊治。

（2）开展PDCA项目《提高科室诊疗组长和手术医师术后7天查房率》，达到目标值并维持4个月以上。

十、感染性疾病管理与持续改进

4.10.1 根据《中华人民共和国传染病防治法》等相关法律、法规要求设置感染性疾病科，其建筑布局、医疗设备和设施、人员应符合国家有关规定

4.10.1.1 根据相关法律、法规要求设置感染性疾病科，其建筑布局、医疗设备和设施、人员应符合国家有关规定

P:【计划与规范】

（1）《感染病病房消毒隔离制度》《感染科护理管理制度》《感染科医院感染管理制度》《肺结核病管理制度》《按照甲类传染病管理的传染病防控工作制度》《突发传染病医疗救治流程制度》《多重耐药菌感染防控管理制度》《感染科门诊管理制度》《发热门诊工作流程》《肠道门诊工作流程》《发热门诊消毒隔离制度》《肠道门诊消毒隔离制度》《肝炎门诊工作制度》《传染病门诊预检分诊管理制度》《感染科服务计划》等。

（2）《感染科岗位职责》。

D:【执行要点】

（1）根据国家传染病医院建筑设计规范等要求，感染科设在医院相对独立的区域，建筑布局规范合理，具备三区两通道（污染区、半污染区、清洁区、医护人员通道、患者通道），独立设置发热门诊和肠道门诊。

（2）制定医疗设备清单，医疗设备和病区设施符合国家规定。

（3）在门诊大厅公示肠道门诊和发热门诊就诊流程。

（4）建立科室人员专业技术资格证书档案，并动态管理。

C:【检查与监管】

（1）科室每月对医疗质量指标进行自查，每季度通过《临床科室病历质量、核心制度自查评分表》进行医疗质量检查，存在的问题在科室医疗质量与安全管理会议上进行分析、反馈，并落实整改，同时记录在《科室医疗质量与安全管理持续改进记录册》上传至质管处。

（2）医务处每季度通过专科检查表对感染科诊疗服务的开展情况、人员资质情况进行检查，存在的问题通过管理软件平台反馈给科室进行整改，检查结果和整改情况在《医疗质量考评结果分析与持续改进》上通报。

（3）公共卫生科、院感科定期对感染性疾病患者就诊流程的落实情况进行检查，存在的问题通过管理软件平台反馈给科室进行整改。

（4）设备处每月对科室设备的配置和维护情况进行检查，存在的问题通过现场或以书面形式反馈给科室进行整改。

A:【成效】

建筑布局、医疗设备和设施及人员均能达到国家各项要求。

4.10.2 对感染性疾病科的工作人员进行相关培训

4.10.2.1 对感染性疾病科的工作人员进行岗前及在岗培训

P:【计划与规范】

（1）《感染病病房消毒隔离制度》《感染科医院感染管理制度》《按甲类传染病管理的传染病防控工作制度》。

（2）《感染科科室专业人员岗前及在岗培训计划》《科室培训计划》。

D:【执行要点】

（1）按计划及时完成培训，理论及技能考核合格后方可上岗，对不合格人员实行离岗再培训。

（2）针对传染病防治业务知识、传染病相关法律法规、感染科工作制度及规范、感染科常见病种指南及专家共识、医院感染防控知识、医护人员个人防护措施、感染科各类应急预案及流程，以及每年新颁布的规章制度、新发传染病等内容，根据需要随时开展培训。

（3）严格按照传染病防治有关规定和诊疗规范接诊和治疗传染病患者。

C:【检查与监管】

（1）医务处每季度通过《专科检查表》对传染病防治有关规定和诊疗规范的落实情况进行检查，存在的问题通过管理软件平台反馈给科室进行整改，检查结果和整改情况在《医疗质量考评结果分析与持续改进》上通报。

（2）公共卫生科、院感科定期对感染科的培训工作情况进行检查，存在的问题通过管理软件平台反馈给科室进行整改。

A:【成效】

（1）培训工作落实到位。

（2）监测指标：感染科及发热门诊、肠道门诊医护人员传染病相关知识考核合格率达到100%。

4.10.3 向公众开展传染病预防知识的教育和咨询服务

4.10.3.1 向公众开展传染病预防知识的教育和咨询服务

P:【计划与规范】

《中华人民共和国传染病防治法》。

D:【执行要点】

（1）采用门诊电子屏、黑板报、宣传窗、网站、公众号、义诊和讲课等形式向公众开展传染病预防知识的教育和咨询服务，公共卫生科设计和印制14种宣传折页，31个主题展板。

（2）每月有两个宣传主题，宣传展板放在院区各楼一层大厅。

（3）各病区和门诊诊区均有传染病宣传教育和咨询服务资料。

（4）定期向公众开展病毒性肝炎、结核病、艾滋病、流感等传染病预防知识宣教；艾滋病、肺结核日开展义诊和咨询活动。

（5）结合党支部和团支部义诊活动，开展传染病健康宣传教育。

C:【检查与监管】

（1）公共卫生科每月对传染病预防教育和咨询服务进行检查，存在的问题以书面形式反馈给科室进行整改。

（2）健康教育科每季度进行健康教育知识问卷调查及健康教育工作考核，存在的问题及考核结果通过OA系统反馈给科室，科室针对问题进行整改。

A:【成效】

（1）健康宣传和健康促进工作到位。

（2）荣获健康教育与健康促进相关的国家、省、市各级荣誉，并多次代表浙江省参加国家卫健委举办的全国健康促进医院示范点经验交流会。

十一、中医管理与持续改进

4.11.1 中医诊疗科室设置应当符合《综合医院中医临床科室基本标准》等文件的要求

4.11.1.1 中医科设置符合《综合医院中医临床科室基本标准》等文件的要求

P:【计划与规范】

《综合医院中医临床科室基本标准》。

D:【执行要点】

（1）中医科为医院的一级临床科室，设立中医门诊，开设3个中医专业：中医妇科、中医内科、中医全科。

（2）科主任具有高级专业技术职务资格，各中医师具备中医类别任职资格，建立科室人员专业技术资格证书档案，并动态管理。

（3）护士通过集中授课、外出进修、软件平台等方式进行中医药知识、技能岗位的培训。

C:【检查与监管】

医务处每季度通过《专科检查表》检查中医专业诊疗情况，存在的问题通过管理软件平台反馈给科室进行整改，检查结果和整改情况在《医疗质量考评结果分析与持续改进》上通报。

A:【成效】

中医科设置独立病区。

4.11.2 建立中医诊疗规范，开展中医特色护理，提供具有中医特色的康复和健康指导等服务

4.11.2.1 有中医科的工作制度、岗位职责及体现中医特色的诊疗规范

P:【计划与规范】

（1）《中医科工作制度》《中医科会诊制度》《中医科转诊制度》《中医门诊服务计划》。

（2）《中医科常见病中医诊疗方案》。

（3）《中医科岗位职责》。

D:【执行要点】

（1）根据中医特色，每季度开展健康大讲座、义诊等培训与教育活动。

（2）通过集中培训、软件平台等方式对科室医护人员进行中医科制度、岗位职责及诊疗规范的培训，并组织考核。

C:【检查与监管】

（1）科室每月对医疗质量指标进行自查，每季度通过《临床科室病历质量、核心制度自查评分表》对制度、岗位职责及诊疗规范的落实情况进行检查，存在的问题在科室医疗质量与安全管理会议上进行分析、反馈，并落实整改，同时记录在《科室医疗质量与安全管理持续改进记录册》上，并传至质管处。

（2）医务处每季度通过《专科检查表》对中医工作规范诊疗的落实情况进行检查，存在的问题通过管理软件平台反馈给科室进行整改，检查结果和整改情况在《医疗质量考评结果分析与持续改进》上通报。

A:【成效】

中医诊疗规范，特色质量得到保障，如规范开展微针刀治疗、颈肩腰腿痛肌筋膜相关疾病和中医正骨治疗脊椎相关疾病等。

4.11.2.2 充分发挥中医特色，建立并完善中医与西医临床科室的协作机制，为患者提供适宜的诊疗服务。

P:【计划与规范】

《中医科会诊制度》《中医科转诊制度》。

D:【执行要点】

（1）通过电子病历系统申请中医会诊。

（2）根据中医科的转入、转出标准执行中医与西医临床科室间转诊。

（3）参与医务处组织的全院疑难病例谈论，制定中医诊疗方案，参与危急重症的治疗。

C:【检查与监管】

医务处每季度通过《专科检查表》对中西医联合诊治的工作情况进行检查，存在的问题通过管理软件平台反馈给科室进行整改，检查结果和整改情况在《医疗质量考评结果分析与持续改进》上通报。

A:【成效】

中医特色诊疗在多学科综合诊疗工作中发挥作用。

4.11.2.3 开展辨证施护，提供具有中医特色的优质护理服务

P:【计划与规范】

（1）《中医科护理常规》。

（2）《便秘推拿技术操作流程》《耳穴贴压操作流程及标准》《放血疗法操作流程及标准》《揿针操作流程及标准》《穴位贴敷操作流程及标准》《中药热熨操作流程及标准》等。

（3）《N0～N4中医科护士岗位职责》。

D:【执行要点】

（1）为患者提供具有中医特色的康复和健康指导、具有中医特色的优质护理等服务。

1）每周1～2次针对患者及其家属的八段锦带操活动。

2）每2个月开展1次患者健康教育讲座。

3）开展中医护理义诊服务，包括中药敷脐、耳穴贴压、艾盐包热敷等服务。

（2）通过业务学习、疾病查房、软件平台等方式进行岗位职责和中医护理常规、操作流程的培训，并组织考核。

C:【检查与监管】

护理部每季度对中医特色优质护理的落实情况进行检查，存在的问题通过OA系统反馈给科室进行整改，并在护理质量与安全管理会议上反馈，检查结果及整改情况在《医疗质量考评结果分析与持续改进》上通报。

A:【成效】

中医特色诊疗服务在护理、健康教育和康复等医疗服务中得到充分体现。

4.11.3 根据医疗资源情况，所设置的中药房与中药煎药室应当符合相关法律、法规的要求

4.11.3.1 根据医院规模和临床需要，所设置的中药房与中药煎药室符合《医院中药房基本标准》《医疗机构中药煎药室管理规范》等要求

P:【计划与规范】

（1）《中药饮片管理制度》《中药代煎监管制度》《中药处方点评制度》。

（2）《医院中药房基本标准》《医院中药饮片管理规范》《中药调剂操作规程》《中药代煎合作协议》。

（3）《中药房岗位职责》《中药房人员岗位说明书》。

D:【执行要点】

（1）中药房设置符合《医院中药房基本标准》，没有设立中药煎药室，委托有资质的机构完成中药饮片代煎服务，签订合作协议。煎药中心的布局、设施符合《医疗机构中药煎药室管理规范》的各项要求。

（2）对中药饮片的采购、验收、储存、调剂、代煎等环节实行质量控制。

（3）定期通过业务学习、软件平台等进行相关制度、岗位职责的培训与考核。

（4）医院对开出的处方质量负责，中药师要对处方进行审核，正确调剂处方，并对中药代煎服务各个环节的质量情况进行监督。

C:【检查与监管】

（1）中药房每月对中药处方实施点评，对代煎服务的各个环节的质量、各项制度的实施情况进行检查，填写《中药房工作及药品质量管理记录表》，存在的问题反馈相关科室并进行整改。

（2）药学部质量考核小组每季度对中药药事管理工作进行督查，存在的问题在科室医疗质量与安全管理会议上分析讨论，并落实整改。

A:【成效】

（1）中药饮片质量监控、处方调剂、中药代煎监管等中药药事管理规范。

（2）监测指标：中药饮片帖均费用、中药饮片处方不合格率、中药（饮片）处方比例等，持续正向高值。

十二、康复治疗管理与持续改进

4.12.1进行康复治疗的必要性的评估，并给予规范指导

4.12.1.1有康复诊疗指南或康复诊疗规范，开展临床早期康复介入服务，康复医师对每位康复患者有明确的诊断与功能评估，并制订康复治疗计划

P:【计划与规范】

（1）《康复医学科工作制度》《康复医疗质量管理制度》《康复医学科服务计划》。

（2）《综合医院康复医学科建设和管理指南（2011年版）》《临床诊疗指南——物理医学与康复分册（2005年版）》《常用康复治疗技术操作规范（2012年版）》。

D:【执行要点】

（1）制定科室康复功能评定表，对每位康复患者进行规范评定。

（2）需要康复治疗的住院患者由康复医师会诊，由康复医师与主管医师共同完成《非康复医学科住院患者床边康复治疗计划表》。

（3）选派治疗师深入相关临床科室为需要康复治疗的患者提供早期、专业的康复医疗服务。

（4）制订《康复医学科康复治疗计划表》，由康复医师、治疗师、护士、患者及其家属签字确认并落实。

C:【检查与监管】

（1）科室指定专人每月对康复治疗计划的共同落实情况进行自查，存在的问题在科室医疗质量与安全管理会议上讨论、分析，并落实整改。

（2）科室病历质控员每月对诊断与功能评定的质量进行自查，存在的问题在科室医疗质量与安全管理会议上讨论、分析，并落实整改。

（3）医务处每季度对科室建设和管理进行督查，存在的问题通过管理软件平台反馈给科室进行整改，检查结果及整改情况在《医疗质量考评结果分析与持续改进》上通报。

A:【成效】

患者的康复计划按时完成。

4.12.2功能康复的过程与训练的效果有记录，康复治疗训练的人员具备相应的资质

4.12.2.1由具备相应资质的康复治疗训练人员实施康复治疗与训练

P:【计划与规范】

《康复医学科工作制度》《康复医疗质量管理制度》《康复医学科出院康复指导及随访制度》《康复治疗安全管理制度》《康复治疗室设备器械管理制度》《康复医学科服务计划》《康复医学科质量改进和患者安全计划》。

D:【执行要点】

（1）康复医学专业人员和康复医疗专业设备由康复医学科统一管理，建有《康复医学科人员配置表》和康复医学科设备、器械清单。

（2）每月定期对康复治疗师进行相关的康复治疗理论、技能的培训与考核。

（3）由具备资质的康复治疗师负责实施康复治疗和训练。

（4）制定出院康复指导意见书模板，在每位患者出院时，主管医师根据患者的具体情况制定个体化出院康复指导意见书，并向患方做详细的说明指导，将康复指导意见书与出院记录一同交给患方，同时将康复指导意见书保存在病历中。

C:【检查与监管】

（1）科室每季度对康复治疗从业人员的资质情况开展自查，在科室医疗质量与安全管理会议上反馈并

进行整改。

（2）科室指定专人每月对出院康复指导意见书的质量与完成情况进行自查，存在的问题在科室医疗质量与安全管理会议上讨论、分析，并落实整改。

（3）医务处每季度对人员的资质进行检查，存在的问题通过管理软件平台反馈给科室进行整改，检查结果及整改情况在《医疗质量考评结果分析与持续改进》上通报。

A:【成效】

康复治疗训练人员的资质符合要求，康复治疗师的治疗技能水平不断提高。

4.12.2.2 康复治疗训练过程有规范、有记录

P:【计划与规范】

（1）《康复治疗训练过程记录规范》《综合应用作业疗法、物理疗法、语言治疗法等的规范》《康复患者及家属满意度评价制度及流程》。

（2）《物理治疗流程》《作业治疗流程》《吞咽障碍治疗流程》《脑卒中康复治疗流程》《脊髓损伤康复治疗流程》《骨折康复治疗流程》。

（3）《临床诊疗指南——物理医学与康复分册（2005年版）》。

D:【执行要点】

（1）康复治疗情况在病程记录中有体现。

（2）治疗师及时规范完成康复训练过程记录单，归入病历保存。

（3）每位出院患者扫描二维码进行电子问卷满意度调查。

（4）定期对康复医师、治疗师、护士进行相关的制度、规范等培训，并考核。

C:【检查与监管】

（1）科室指定专人每月对综合应用各种康复治疗方法的执行情况、每位治疗师的康复训练过程记录单书写的及时性及质量进行自查，存在的问题在科室医疗质量与安全管理会议上讨论、分析，并落实整改。

（2）每月开展满意度调查并进行汇总，存在的问题在科室医疗质量与安全管理会议上讨论、分析，并落实整改。

（3）医务处每季度对科室康复治疗规范的落实情况进行督查，存在的问题通过管理软件平台反馈给科室进行整改，检查结果及整改情况在《医疗质量考评结果分析与持续改进》上通报。

A:【成效】

（1）康复诊疗质量得到保障。

（2）监测指标：患者满意度持续正向高值。

4.12.2.3 制定康复意外紧急处置预案

P:【计划与规范】

（1）《康复治疗安全管理制度》《康复治疗室工作制度》。

（2）《康复意外紧急处置预案与流程》。

（3）《康复意外紧急处置预案培训与考核计划》。

D:【执行要点】

（1）按计划每月对康复治疗师、康复医师、护士进行康复意外紧急预案的培训，并现场考核至通过。

（2）每年按计划进行常见康复意外紧急处置预案的演练。

C:【检查与监管】

（1）科室指定专人对培训的执行情况、培训效果等进行自查，存在的问题在科室医疗质量与安全管理会议上讨论、分析，并落实整改。

（2）医务处每季度对科室紧急处置预案能力进行检查与监管，存在的问题通过管理软件平台反馈给科室进行整改，检查结果及整改情况在《医疗质量考评结果分析与持续改进》上通报。

A:【成效】

康复医学科相关人员熟练掌握康复意外紧急处置预案的内容，并有效落实。

4.12.3 评估康复治疗的效果

4.12.3.1 有定期的康复治疗与训练效果评定标准与程序

P:【计划与规范】

《康复医疗质量管理制度》《定期康复治疗与训练效果评定制度》《无效中止康复训练标准与程序》。

D:【执行要点】

（1）科室根据诊疗活动需要，开展相关康复功能评定，技术规范评定。

（2）对康复治疗师、康复医师、相关科室临床医师进行康复效果评定的标准与程序的培训。

（3）针对其他科住院患者，按《非康复医学科住院患者康复训练与治疗效果评价表》由康复医师、临床医师共同进行效果评价，评价表存入病历。

C:【检查与监管】

（1）科室指定专人每月对康复医学科和其他科住院患者的定期康复治疗与训练效果的评定情况进行自查；对已实施无效中止康复训练患者的标准和程序进行复核。自查和复核结果在科室医疗质量与安全管理会议上讨论、分析，并落实整改。

（2）医务处每季度对科室是否执行康复评价标准进行检查与监管，存在的问题通过管理软件平台反馈给科室进行整改，检查结果及整改情况在《医疗质量考评结果分析与持续改进》上通报。

A:【成效】

（1）患者功能障碍改善程度不断提高。

（2）监测指标：康复治疗有效率持续正向高值。

4.12.3.2 对并发症、预防二次残疾等有评价

P:【计划与规范】

《康复医学科康复患者并发症、二次残疾评价与防范制度》。

D:【执行要点】

（1）科室制定《康复患者常见并发症风险评估表》《康复患者治疗期间并发症、二次残疾评价表》。

（2）康复医师在患者入科时采用《康复患者常见并发症风险评估表》对患者常见并发症的发生情况进行风险评估，评估表归入病历。

（3）康复团队采取相应措施，预防并发症和二次残疾的发生，具体措施在病程记录中有体现。

（4）康复医师在患者出院时采用《康复患者治疗期间并发症、二次残疾评价表》，对患者住院期间有无并发症、二次残疾的发生情况进行评价，如有发生，对发生原因、干预措施、转归等进行分析、记录。评价表归入病历。

C:【检查与监管】

（1）科室指定专人每月对出院病历中的《康复患者常见并发症风险评估表》《康复患者治疗期间并发症、二次残疾评价表》的完成情况及质量进行自查；对病程记录中有无防范具体措施及落实情况进行自查；对并发症、二次残疾的发生率进行统计，自查结果在科室医疗质量与安全管理会议上讨论、分析，并落实整改。

（2）医务处每季度对并发症、预防二次残疾的落实情况进行检查与监管，存在的问题通过管理软件平台反馈给科室进行整改，检查结果及整改情况在《医疗质量考评结果分析与持续改进》上通报。

A:【成效】

（1）无二次残疾发生。

（2）监测指标：康复患者并发症的发生率持续下降。

十三、疼痛诊疗管理与持续改进

4.13.1 医院开展疼痛诊疗服务，并有相关管理制度及医师资质管理

4.13.1.1 医院开展疼痛诊疗服务，并有相关管理制度及医师资质管理

P:【计划与规范】

《疼痛科工作制度》《麻醉科疼痛门诊管理制度》《疼痛评估与处理制度》《疼痛疑难病例及多学科会诊工作制度》《疼痛科人员紧急替代制度》《会诊制度》《多学科综合诊疗（MDT）管理制度》《疼痛科服务计划》。

D:【执行要点】

（1）设置疼痛门诊、疼痛病房，由疼痛科、肿瘤科、介入科、麻醉科等高级职称人员组成疼痛诊疗中心团队，对诊断困难的疼痛患者，难治性癌痛及慢性疼痛等进行多学科会诊。

（2）开展神经阻滞、神经射频调治、低温等离子射频消融等疼痛诊疗有创操作的医师均经医务处授权。

C:【检查与监管】

医务处每季度对疼痛诊疗管理进行检查、分析，存在的问题通过管理软件平台反馈给科室进行整改，检查结果及整改情况在《医疗质量考评结果分析与持续改进》上通报。

A:【成效】

（1）疼痛诊疗科目、医师资质及疼痛诊疗服务范围管理规范。

（2）无超范围执业现象发生。

4.13.2 依据服务范围，建立疼痛评估、疗效评估与追踪随访等相关制度，规范开展诊疗活动

4.13.2.1 建立疼痛评估、疗效评估与追踪随访等相关制度，规范开展诊疗活动

P:【计划与规范】

（1）《疼痛评估与处理制度》。

（2）《癌症疼痛诊疗规范》。

D:【执行要点】

（1）门诊、急诊、住院患者均进行疼痛评估：门急诊患者30分钟内、住院患者8小时内完成；每次疼痛评估均有记录。

（2）疼痛评分工具主要采用数字评分法、Wong-Banker面部表情图结合主诉疼痛程度分级法，其他还有行为学（包括生理学）评估方法，如FLACC量表、新生儿疼痛评估量表（NIPS）、老年痴呆患者疼痛评估量表（PAINAD）、重症监护患者的疼痛观察工具（CPOT）等。

（3）疼痛患者治疗后再评估：静脉用药后15分钟，皮下注射或肌内注射后30分钟，口服用药后1小时，住院患者出院后1周由病房护士进行随访；门诊患者由肿瘤防治办公室每周随访。

（4）慢性疼痛及癌痛患者根据三阶梯止痛原则制定治疗方案；急性疼痛在明确病因后根据疼痛评分进行疼痛管理；术后疼痛由麻醉科急性疼痛管理小组实施镇痛泵管理。

（5）通过集中培训、现场培训、软件平台、自学等方式对全院医务人员进行疼痛相关制度及知识的培训和考核；护理部疼痛管理小组每2个月组织1次疼痛知识培训，每年度进行疼痛相关知识的培训、考核。

C:【检查与监管】

（1）科室疼痛管理小组成员每2个月通过《疼痛管理质量评价标准》对科室的疼痛质控进行检查；科室每季度通过《疼痛管理专项自查表》对疼痛评估、随访等情况进行自查，两者存在的问题均在科室医疗质量与安全管理会议上反馈，并落实整改。

（2）质管处每月通过《病历质控检查表》抽查运行病历、通过《门急诊病历质控检查表》抽查门诊病历，每季度通过《住院病历质量检查评分表》检查归档病案进行患者疼痛评估执行情况的检查，存在的问题通过OA系统、院长函反馈给科室进行整改，同时在病案（历）质量管理委员会会议上通报，检查结果及整改情况在《病案质量检查结果分析与持续改进》《医疗质量考评结果分析与持续改进》上通报，并落实奖惩措施。

（3）医院疼痛管理小组每季度对全院疼痛评估等疼痛管理情况进行检查，通过OA系统、院长函反馈给科室进行整改，同时在病案（历）质量管理委员会会议上反馈，检查结果及整改情况在《医疗质量考评结果分析与持续改进》上通报。

（4）护理部疼痛管理小组每季度进行全院疼痛评估、随访等的质控检查，并通过OA系统反馈给科室进行整改；检查结果及整改情况每季度在护理质量与安全管理会议上反馈，并在《医疗质量考评结果分析与持续改进》上通报。

A:【成效】

（1）对疼痛评估、疗效评估与追踪随访等管理规范。

（2）各护理单元疼痛管理质控检查合格率均达标。

（3）监测指标：疼痛评估及管理符合率持续正向高值。

（4）开展PDCA项目《提高手术患者术后镇痛有效率》，达到目标值并维持4个月以上。

4.13.3依据服务的范围，为患者提供疼痛知识教育，履行知情同意手续

4.13.3.1依据服务的范围，为患者提供疼痛知识教育

P:【计划与规范】

《疼痛评估及处理制度》《健康教育宣传资料管理制度》《健康教育计划》。

D:【执行要点】

（1）制作《疼痛患者教育手册》、疼痛宣教单、三叉神经射频热凝术健康宣教单等书面宣传资料；制作疼痛宣教视频《急慢性疼痛宣教视频》。

（2）规范开展各种疼痛宣教。

1）每位住院患者住院期间及出院时均通过口头、视频、纸质资料等方式，同时结合病情进行个体化的疼痛健康宣教。

2）每季度组织1次癌痛患者健康教育座谈会。

3）每年组织2次慢性疼痛义诊活动。

（3）所有进行疼痛有创操作的患者均签署《疼痛治疗知情告知书》、所有使用阿片类药物治疗的患者均签署《阿片类药物使用知情同意书》并存档。

（4）根据患者病情及疼痛评分，制定治疗方案，告知患者及其家属进行选择，并记录在病历中。

（5）服用二阶梯以上阿片类药物便秘的发生率作为科室质量管理日常监测指标，每月监管。

C:【检查与监管】

（1）科室疼痛管理小组成员每2个月通过《疼痛管理质量评价标准》对科室的疼痛质控进行检查；科室每季度通过《疼痛管理专项自查表》对疼痛诊疗的知情告知、疼痛宣教及护理的落实情况进行自查，两者存在的问题均在科室医疗质量与安全管理会议上反馈，并落实整改。

（2）质管处每月通过《病历质控检查表》抽查运行病历、通过《门急诊病历质控检查表》抽查门诊病历，每季度通过《住院病历质量检查评分表》检查归档病案对疼痛诊疗的知情告知及记录情况进行检查，存在的问题通过OA系统、院长函反馈给科室进行整改，同时在病案（历）质量管理委员会会议上通报，检查结果及整改情况在《病案质量检查结果分析与持续改进》《医疗质量考评结果分析与持续改进》上通报，并落实奖惩措施。

（3）医务处每季度通过《专科检查表》对疼痛诊疗的知情告知情况进行检查，存在的问题通过管理软件平台反馈给科室进行整改，检查结果和整改情况在《医疗质量考评结果分析与持续改进》上通报。

（4）护理部疼痛管理小组每季度对疼痛宣教及护理的落实等情况进行检查，并通过OA系统反馈给科室进行整改，检查结果及整改情况在护理质量与安全管理会议上反馈，并在《医疗质量考评结果分析与持续改进》上通报。

A:【成效】

（1）疼痛治疗服务规范。

（2）护理单元疼痛管理小组质控检查全年均合格。

（3）开展PDCA项目《手术患者术后镇痛有效率》，达到目标值并维持4个月以上。

（4）监测指标：癌痛患者随访率持续正向高值；服用二阶梯以上阿片类药物便秘的发生率达到目标值并维持4个月以上。

（5）获省抗癌协会组织的健康教育比赛奖项。

4.13.4 有疼痛治疗常见并发症的预防规范与风险防范程序，有相关培训教育

4.13.4.1 有疼痛治疗常见并发症的预防规范与风险防范程序，并有相关培训教育

P:【计划与规范】

《疼痛治疗药物不良反应的预防及处理预案》《局麻药毒性反应处置及应急预案》《颈椎间盘低温等离子射频手术全脊麻应急预案》。

D:【执行要点】

（1）对全院医护人员通过集中培训、现场培训、软件平台、自学等方式对疼痛治疗常见并发症及其处理进行培训并考核。

（2）肿瘤科、疼痛科、放疗科等重点科室每季度进行1次常见并发症的应急演练，并记录，存在的问题进行持续改进。

C:【检查与监管】

（1）科室疼痛管理小组成员每2个月通过《疼痛管理质量评价标准》对科室的疼痛质控进行检查；科室每季度通过《疼痛管理专项自查表》对疼痛并发症的防范情况进行自查，两者存在的问题均在科室医疗质量与安全管理会议上反馈，并落实整改。

（2）医务处每季度通过《专科检查表》对疼痛并发症的防范情况进行检查，存在的问题通过管理软件平台反馈给科室进行整改，检查结果和整改情况在《医疗质量考评结果分析与持续改进》上通报。

（3）护理部疼痛管理小组每季度对疼痛并发症的防范情况进行检查，存在的问题通过OA系统反馈给科室进行整改，检查结果和整改情况在护理质量与安全管理会议上反馈，并在《医疗质量考评结果分析与持续改进》上通报。

A:【成效】

（1）持续改进有成效，疼痛治疗并发症的预防措施规范。

（2）监测指标：医护人员疼痛并发症的防范知识考核合格率达到100%。

（3）无疼痛诊疗相关不良事件发生。

十四、精神类疾病管理与持续改进

备注：我院不适用条款。

十五、药事和药物使用管理与持续改进

4.15.1 医院药事管理工作和药学部门设置及人员配备符合国家相关法律、法规及规章制度的要求；建立与完善医院药事管理组织

4.15.1.1 医院设立药事管理与药物治疗学组织，健全药事管理体系

P:【计划与规范】

（1）《药事管理与药物治疗学委员会工作制度》《药学部服务计划》。

（2）《药事管理工作年度计划》《药事管理工作年度总结》。

D:【执行要点】

（1）设立药事管理与药物治疗学委员会，全面负责医院药事活动的组织与管理。

（2）药事管理与药物治疗学委员会由相关院领导、药学部主任、医务处处长，纪检监察室、护理部、院感科和临床科主任代表、临床药师组成，人员组成合理。下设麻醉药品和精神药品管理小组、抗菌药物科学化管理（AMS）小组、处方点评工作小组、药品不良反应监测小组、抗肿瘤药物管理工作组、临床合理用药示范基地工作领导小组、药品质量监督管理小组15个工作组。药事管理和药物治疗学委员会的日常

工作由药学部负责，与医院药物治疗相关的行政事务管理工作由医务处专人负责。

（3）药事管理与药物治疗学委员会每季度至少召开一次工作会议，形成会议纪要和《药事管理与药物治疗学委员会工作报告》。

C:【检查与监管】

药学部每年对药事管理工作年度计划进行自查，对药事管理环节中存在的问题在药事管理与药物治疗学委员会会议上分析讨论，并落实整改。

A:【成效】

（1）药事管理工作中存在的问题得到有效整改。

（2）监测指标：药占比、抗菌药物使用强度（DDDs）、住院患者抗菌药物使用率、抗菌药物在门诊处方的比例、辅助用药收入占比、国家基本药物目录品种使用金额比例、住院患者基本药物使用率（金额比例）、基本药物采购品种数占比、门诊患者基本药物处方占比、国家组织药品集中采购中标药品使用比例、门诊处方合格率等持续正向高值。

（3）荣获省、市级药事管理优胜奖、处方管理优胜奖、药事管理创新奖等数项药事管理奖项。

4.15.1.2 有药事管理工作制度

P:【计划与规范】

（1）《药品管理制度》《处方和药物医嘱管理制度》《超药品说明书用药管理制度》《药品不良反应报告和监测制度》《住院患者自理药品管理制度》《患者使用自备药品管理制度》《药品效期管理制度》《麻醉药品和精神药品管理制度》《抗菌药物临床应用管理制度》《中西药品采购管理制度》等。

（2）《特殊管理药品突发事件应急预案》《应急药品供应机制及预案》《药品不良反应处置应急预案》《药品召回处置预案》《化疗药物接触暴露应急预案》。

（3）《高警示药品管理标准操作规程》《药品养护标准操作规程》《病区药房麻醉药品、第一类精神药品和医疗用毒性药品调剂标准操作规程》《麻醉药房药品调剂操作规程》《门诊药房麻醉药品、第一类精神药品和医疗用毒性药品调剂标准操作规程》《中药调剂标准操作规程》等。

D:【执行要点】

（1）制定药学部制度76个，应急预案5个，标准操作规程27个，规范药事管理工作。

（2）根据医院药品使用情况，及时更新《医院基本用药供应目录》。

（3）通过软件平台、集中培训等方式对医务人员进行《医院药事管理法律法规》《处方管理办法》《抗菌药物临床应用管理制度》等药事管理法律、法规及相关制度的宣传、教育、培训工作，并考核。

（4）每月统计分析全院药品运行情况并通过OA系统公示，每季度评估用药金额排序前十位的药品，对变化进行分析、说明，并对用药金额变动幅度大的药品开展专项点评。

C:【检查与监管】

药学部质量考核小组每季度对药事管理工作制度的执行情况进行督查，存在的问题在科室医疗质量与安全管理会议上分析讨论、反馈并落实整改。

A:【成效】

（1）药事管理工作规范、药品使用与医院功能、任务相符合。

（2）监测指标：药占比、抗菌药物使用强度（DDDs）、辅助用药收入占比、住院患者基本药物使用率（金额比例）等持续正向高值。

（3）荣获省、市级药事管理优胜奖、处方管理优胜奖、药事管理创新奖等药事管理奖项。

4.15.1.3 根据医院功能、任务及规模配备药学专业技术人员，岗位职责明确

P:【计划与规范】

（1）《药学人员继续教育培训制度》《医院中层干部选拔任用管理制度》。

（2）《药学部岗位职责》《药学人员岗位说明书》。

D:【执行要点】

（1）根据《药学人员继续教育培训制度》落实药学专业技术人员的培养和考核。

（2）对各级药学人员进行岗位职责的培训，每位药学人员知晓并履行本岗位职责。

（3）药学部门负责人具有药学专业本科以上学历、药学专业高级技术职务任职资格。

（4）药学专业技术人员人数不少于医院卫生专业技术人员人数的8%，药学部门副高及以上药学专业技术职务任职资格人员人数不低于药学专业技术人员人数的13%。

C:【检查与监管】

组织人事处每年通过《人力配置评估申请表》评估检查药学专业技术人员的人力配置情况，结果以书面形式反馈给科室进行持续改进。

A:【成效】

药学人员的配备、培养、考核符合相关规定，管理符合规范。

4.15.2 加强药品管理，规范采购、储存、调剂，有效控制药品质量，保障药品供应

4.15.2.1 有药品采购供应管理制度与流程，有适宜的药品储备

P:【计划与规范】

《中西药品采购管理制度》《临时药品采购制度》《急救药品采购管理制度》。

D:【执行要点】

（1）制定制度，规范药品的采购。

（2）除放射性药品外，药品由药学部统一采购，供应商必须提供营业执照、药品经营许可证、药品经营质量管理规范认证证书等资料，签订质量保证协议书、营销保证书。放射性药品由核医学科自行购用、调剂。

（3）药品统一从省药品集中招标采购平台采购。

（4）抗菌药物采购目录向卫生健康行政部门备案。

（5）《医院基本用药供应目录》除外药品按《临时药品采购制度》执行。

（6）根据医院医疗的需要，按照《医院基本用药供应目录》编排计划预算，做好药品无缝隙供应，控制药品购销比例小于1。

C:【检查与监管】

药学部质量考核小组每季度对药品采购供应及药品储备进行督查，存在的问题反馈给采购小组进行整改。

A:【成效】

（1）药品采购供应及药品储备管理规范。

（2）监测指标：药品购销比例控制在合理范围。

4.15.2.2 有药品储存制度，储存药品的场所、设施与设备符合有关规定

P:【计划与规范】

《中西药库工作制度》《药品效期管理制度》《药品储存养护管理制度》。

D:【执行要点】

（1）中西药库日常工作均实行计算机管理，每月盘点，账务相符率为100%。

（2）药品养护人员上下午各巡查一次药品储存条件并记录温、湿度；检查冷藏设施、通风、避光、照明、防虫、防鼠等设施是否正常。

（3）药库、药房每月一次检查库存药品效期，发现近效期药品记录在《库存药品养护检查记录表》，并粘贴近效期警示标签。效期在1个月内的紧缺且临床必需药品单独放置，每周检查，到期前一周由药学部统一做报损、销毁处理。对过期、失效、变质、霉烂、虫蛀、破损、淘汰的药品应下架，专区存放。

（4）药品储存设施与设备由设备处定期负责校准、检定，证书存放设备处。药库和药房人员负责日常维护，并填写医疗设备日常维护记录。

（5）药库设冷藏库、阴凉库、常温库，药品分类定位存放，分待检区、合格品区、不合格品区、发药区、退货区和高危药品区。各药房设阴凉库。

（6）西药库有药学专业的药品保管员2名，采购1名；中药库有药学专业的药品保管员1名，采购1

名。药库药品入库时必须在电脑上输入批号和有效期，HIS中有药品效期报警查询功能。药房由秘书管理药品质量。

（7）病区备用药品每班由专人管理，每日三班检查并记录温湿度。质控护士每月对备用药品进行质量检查。

C:【检查与监管】

药学部质量检查小组每月对全院药品的储存管理情况进行检查，存在的问题通过OA系统反馈给科室进行整改，同时药学部在科室医疗质量与安全管理会议上分析讨论、落实整改。

A:【成效】

（1）药品供应、药品质量和数量严格按照管理制度执行，保障临床用药。

（2）监测指标：药房药库药品储存管理项目合格率持续正向高值。

（3）多次荣获省级药事管理优胜奖。

4.15.2.3依据法律、法规，建立和完善麻醉药品、精神药品、放射性药品、医疗用毒性药品等特殊管理药品及药品类易制毒化学品的使用与管理规章制度

P:【计划与规范】

（1）《麻醉药品和精神药品管理制度》《放射性药品管理制度》《医疗用毒性药品管理制度》《药品类易制毒化学品管理制度》《处方和药物医嘱管理制度》。

（2）《病区药房麻醉药品、第一类精神药品和医疗用毒性药品调剂标准操作规程》《门诊药房麻醉药品、第一类精神药品和医疗用毒性药品调剂标准操作规程》《麻醉药房药品调剂操作规程》。

D:【执行要点】

（1）麻醉药品和第一类精神药品、医疗用毒性药品储存于保险箱，放射性药品储存于放射物质储存室、专用配制台和专用铅罐中，药品类易制毒化学品专柜存放。各类药品的标识全院统一，符合相关规定。

（2）通过软件平台、集中培训等方式对医护人员、药学人员进行麻精药品等特殊管理药品管理与使用的培训，并考核。

C:【检查与监管】

（1）药学部每月对全院开展特殊管理药品检查，存在的问题通过OA系统反馈给各科室进行整改，统计各科室特殊管理药品储存管理项目合格率数据，并形成检查结果分析报告，上报药事管理与药物治疗学委员会，在《药事管理与药物治疗学委员会工作报告》上通报。

（2）医务处、药学部每季度对特殊管理药品的使用与管理开展联合检查，存在的问题通过管理软件平台反馈给相关部门进行整改。

A:【成效】

（1）特殊管理药品的管理与使用规范。

（2）开展PDCA项目《提高特殊管理药品储存管理项目合格率》，达到目标值并维持4个月以上。

4.15.2.4对麻醉药品、第一类精神药品等特殊管理药品实施全程管理

P:【计划与规范】

（1）《麻醉药品和精神药品管理制度》。

（2）《特殊管理药品突发事件应急预案》。

D:【执行要点】

（1）药库设置麻醉药品、第一类精神药品专用库（柜），并配有安全监控及自动报警设施；放射性药品按有关规定执行。

（2）制定麻醉药品、第一类精神药品的三级管理基数。

（3）在门诊、急诊、住院等药房设置麻醉药品、第一类精神药品周转库（柜），库存不得超过本机构规定的基数；周转库（柜）应当每天结算。

（4）对麻醉药品、第一类精神药品实行批号管理；开具的药品可溯源到患者。

C:【检查与监管】

（1）药学部每月对全院开展特殊药品检查，存在的问题通过OA系统反馈给各科室进行整改，统计各科室特殊管理药品储存管理项目合格率数据，并形成检查结果分析报告，上报药事管理与药物治疗学委员会，在《药事管理与药物治疗学委员会工作报告》上通报。

（2）医务处、药学部每季度对特殊管理药品的使用与管理开展联合检查，存在的问题通过管理软件平台反馈给相关部门进行整改。

A:【成效】

（1）特殊管理药品管理规范。

（2）开展PDCA项目《提高麻醉药品和第一类精神药品处方合格率》，达到目标值并维持4个月以上。

4.15.2.5 对全院的急救等备用药品进行有效管理，确保质量与安全

P:【计划与规范】

《抢救车、转运箱、急救箱、除颤仪使用和管理制度》《病区备用药品管理制度》。

D:【执行要点】

（1）药学部制定医院应急药品配备清单，并按基数储备管理。

（2）各相关科室有急救等备用药品目录及数量清单，实行基数管理，专人负责。备用药品使用后应及时补充，发现近效期药品应及时更换。

（3）各科室急救等备用药品统一储存位置、统一规范管理、统一清单格式。

C:【检查与监管】

药学部、护理部每月对全院救护车、抢救车、转运箱、急救箱等急救备用药品的管理情况进行检查，存在的问题通过OA系统反馈给各科室进行整改，并形成检查结果分析报告，上报药事管理与药物治疗学委员会，并在《药事管理与药物治疗学委员会工作报告》上通报。

A:【成效】

（1）医院抢救车、转运箱、急救箱等备用药品实现同质化管理。

（2）监测指标：病区备用药品管理项目合格率持续正向高值。

4.15.2.6 落实药品调剂制度，遵守药品调剂操作规程，保障药品调剂的准确性

P:【计划与规范】

（1）《药品调剂质量监督管理制度》《窗口发药查对制度》《处方和药物医嘱审核制度》《用药差错和临界差错管理制度》《退药管理制度》。

（2）《病区药房麻醉药品、第一类精神药品和医疗用毒性药品调剂标准操作规程》《病区药房针剂调剂标准操作规程》《病区药房口服药和外用药调剂标准操作规程》《病区药房大输液调剂标准操作规程》《门诊药房麻醉药品、第一类精神药品和医疗用毒性药品调剂标准操作规程》《门诊药房药品调剂操作规程》《急诊药房药品调剂标准操作规程》《中药调剂标准操作规程》《麻醉药房麻醉药品和第一类精神药品调剂标准操作规程》《门诊药房退药标准操作规程》《病区药房退药标准操作规程》《药品分装标准操作规程》。

（3）《全自动分包机操作指南》。

D:【执行要点】

（1）设置审方岗位，应用软件对处方、药物医嘱进行事前审方，药品人工调剂有第二人核对，使用智能化全自动设备发药应有一人核对。独立值班时双签字核对。

（2）发放给患者的药品标识有用法、用量和特殊注意事项，发药时对患者进行用药交代和用药指导。

（3）设有药物咨询窗口和药师门诊，制作用药指导纸质宣传单、用药宣教视频，医院微信公众号等多种形式进行患者用药指导。

（4）门急诊药房、中药房和病区药房有差错登记，并每月分析原因和整改。

（5）根据退药管理制度和操作规程，对退药进行有效管理。

（6）根据分装药品操作规程做好分装药品管理，分装药品包装袋上印有分装日期、药品名称、数量、

规格及批号和有效期，分装后由核对人员核对无误后填写《药品分装记录表》。

（7）病区药房适合包药机摆药的口服药品使用包药机单剂量配发，不适合进入包药机的药品或需冷藏等特殊保存的药品采用手工方式摆药。病区药房针剂调剂按科室汇总日剂量发放。

C:【检查与监管】

药学部质量考核小组每月对药品调剂质量的管理情况开展检查，存在的问题在科室医疗质量与安全管理会议上讨论分析，并反馈给相关部门进行整改。

A:【成效】

（1）药品调剂管理规范，制度得到落实，药品调剂质量得到保障。

（2）开展PDCA项目《降低病区药房针剂发药差错率》，达到目标值并维持4个月以上。

4.15.2.7 制剂的配制与使用符合有关规定

备注：我院不适用条款。

4.15.2.8 有肠外营养液和危害药物等静脉用药的调配规定，并执行

P:【计划与规范】

（1）《静脉用药调配与使用操作制度》《病房（区）分散调配一般静脉用药管理制度》《静脉用药调配人员岗位培训制度》。

（2）《TPN配制标准操作规程》《细胞毒性药物配制标准操作规程》《静脉药物配制室审核处方标准操作规程》《静脉药物配制室核对标准操作规程》《静脉药物配制室成品输液发放标准操作规程》。

（3）《静脉用药调配人员培训计划》《静脉药物配制室新进职工培训计划》。

D:【执行要点】

（1）护理部、静脉药物配制按照培训计划对科室调配人员进行培训和考核。

（2）医务人员通过不良事件报告系统上报临床出现的输液质量问题和患者应用输液后的严重不良反应，药学部对输液质量问题的不良事件进行分析总结。

（3）全院肠外营养液和静脉用危害药物由药学部集中调配，调配条件符合卫生健康行政部门准入要求。

C:【检查与监管】

药学部和护理部每月对静脉药物配制室的药品质量及静脉输液配制工作进行检查，存在的问题通过OA系统反馈给静脉药物配制室进行整改。

A:【成效】

肠外营养液和静脉用危害药物等静脉用药管理规范。

4.15.2.9 建立药品质量监控体系，有效控制药品质量

P:【计划与规范】

（1）《药品质量监督管理制度》《药品验收管理制度》《中西药库工作制度》。

（2）《药房领药与验收标准操作规程》。

D:【执行要点】

（1）对药品从购进、验收、储存、养护、调配到临床使用实行全过程的质量管理。

（2）确保药品验收的各环节符合质量要求。

C:【检查与监管】

（1）药学部联合护理部每月对药品储存单元的药品质量进行检查，存在的问题通过OA系统反馈给相关科室进行整改。

（2）药学部每月对全院药品储存单元的药品质量进行抽查，存在的问题通过OA系统反馈给科室进行整改，并在药学部科室医疗质量与安全管理会议上分析、总结，落实整改。

A:【成效】

（1）药品质量管理相关制度落实到位，药品质量安全可靠，保障临床用药安全。

（2）监测指标：病区备用药品管理项目合格率持续正向高值。

4.15.2.10 有药品召回管理制度

P:【计划与规范】

（1）《药品召回管理制度》。

（2）《药品召回处置预案》。

D:【执行要点】

（1）根据《药品召回管理制度》与《药品召回处置预案》做好药品的召回与处置，妥善保存召回药品，并保留原始记录。

（2）每年开展药品召回应急预案演练。

C:【检查与监管】

药学部质量考核小组每季度对药品召回管理工作开展督查，存在的问题在科室医疗质量与安全管理会议上讨论分析，并反馈给相关部门进行整改。

A:【成效】

（1）药品召回与处置管理规范。

（2）开展PDCA项目《提高24h内完成药品召回比率》，达目标值并维持4个月以上。

4.15.2.11 建立和完善药品管理信息系统，与医院整体信息系统联网运行

P:【计划与规范】

（1）《软件需求管理制度》《信息系统变更及发布管理制度》《处方和药物医嘱管理制度》《处方和药物医嘱审核制度》。

（2）合理用药管理系统、药品管理系统。

D:【执行要点】

（1）建立和完善药品管理信息系统，并与医院整体信息系统联网运行，对药品价格进行查询、调整，医保属性等信息进行有效管理。

（2）医院各信息系统平台有完善的药品查询功能。

（3）药房系统可实时管理药库和各调剂部门药品的进、销、存和使用。

（4）合理用药软件系统具有合理用药警示、监控和事前审方功能。

（5）医院软件系统具有抗菌药物、麻醉药品、精神药品等处方权与用药时限管理的监控功能。

（6）建立门诊智慧药房，处方系统与药房配药系统无缝对接，做到门诊取药随到随取。

C:【检查与监管】

药学部质量考核小组每季度对药品管理信息系统的功能及使用情况开展督查，存在的问题在科室医疗质量与安全管理会议上讨论分析，并反馈给相关部门进行整改。

A:【成效】

药品管理系统、合理用药管理系统等信息系统满足临床查询、药品监管和决策需求。

4.15.3 依照《处方管理办法》，实行处方点评，促进合理用药

4.15.3.1 医师开具处方应按照《处方管理办法》的要求执行

P:【计划与规范】

（1）《处方和药物医嘱管理制度》《处方和药物医嘱审核制度》《处方点评制度》《抗菌药物分级管理制度》《麻醉药品和精神药品管理制度》和《化疗药品管理制度》。

（2）《处方管理办法》《医疗机构处方审核规范》。

D:【执行要点】

（1）有医师、药师签名和签章留样。医师在处方和用药医嘱中的签字或签章与留样一致。

（2）规定完整的医嘱或处方要素，处方开具规范、完整，使用经药品监督管理部门批准并公布的药品通用名称、新活性化合物的专利药品名称和复方制剂药品名称。

（3）开具静脉输液处方和医嘱时注明输液速度。

（4）医护人员通过软件平台、集中培训等方式学习处方和药物医嘱相关法律、法规和管理制度，并

考核。

C:【检查与监管】

（1）药学部每月开展门急诊处方点评对处方质量进行评价，各临床科室处方合格率通过OA系统、指标数据库公示。

（2）门急诊处方合格率纳入医院医疗质量管理体系。

（3）药事管理与药物治疗学委员会处方点评工作小组联合处方点评专家咨询小组每季度召开会议讨论不合格处方，分析处方点评结果。典型不合格处方在《医疗质量考评结果分析与持续改进》上通报，考核结果与年度绩效挂钩。

A:【成效】

（1）处方质量管理得到有效落实。

（2）开展PDCA项目《提高门急诊处方合格率》，达到目标值并维持4个月以上。

4.15.3.2 药师应按照《处方管理办法》对处方进行适宜性审核，对临床不合理用药进行有效干预。医院有可行的监督机制与措施

P:【计划与规范】

（1）《处方和药物医嘱审核制度》《处方点评制度》。

（2）《处方管理办法》《医疗机构处方审核规范》。

D:【执行要点】

（1）药师以上资质人员对处方或药物医嘱进行审核，药学部定期对药师进行审方规范培训。

（2）合理用药信息系统和审方药师对不规范处方、用药不适宜处方进行有效干预，每月对处方的干预情况进行汇总分析，并及时与处方医师沟通。窗口发药药师发现不规范、用药不适宜的处方做好记录。

（3）门诊药房设有用药咨询窗口，由主管药师以上专业技术职务人员提供合理用药的咨询服务，并有咨询记录，总结年度分析报告。

（4）开展多元化合理用药宣教工作。

C:【检查与监管】

（1）药学部质量考核小组每季度对处方审核、不合理处方干预的管理情况进行督查，存在的问题在科室医疗质量与安全管理会议上分析讨论，并反馈给相关部门进行整改。

（2）不合理用药的处方在《医疗质量考评结果分析与持续改进》上通报，考核质量与年度绩效挂钩。

A:【成效】

（1）处方开具规范。

（2）监测指标：点评处方占处方总数的比例、门急诊处方合格率，持续正向高值。

（3）获批成为中国医药教育协会临床合理用药示范基地。

4.15.3.3 开展处方点评，建立药物使用评价体系

P:【计划与规范】

《处方点评制度》《超药品说明书用药管理制度》。

D:【执行要点】

（1）药事管理与药物治疗学委员会下设处方点评工作小组和处方点评专家咨询小组，负责全院处方点评及点评结果的检查和复核。

（2）每月开展门急诊处方点评；每年至少开展2项针对特定药物使用情况的专项点评。

（3）每月对出院病历开展抗菌药物合理性应用点评，包括Ⅰ～Ⅲ类切口围手术期抗菌药物的预防使用、碳青霉烯类及替加环素的合理性使用。

（4）对临床超药品说明书实行备案审批管理，使用过程对患者进行知情告知，根据危险程度、偏离标准操作的程度和用药目的等因素由主管医师与患者签署书面知情同意书。

C:【检查与监管】

（1）药学部每月开展门急诊处方点评和出院病历合理用药点评，每月OA系统公示门急诊处方点评结

果和出院病历点评结果，并通过OA系统和指标数据库双途径公示重点监测和管理指标。

（2）药事管理与药物治疗学委员会处方点评工作小组和处方点评专家咨询小组每季度召开工作例会讨论不合理处方和药物医嘱，并对存在的问题提出整改措施。

（3）典型不合理用药的处方或病历在《医疗质量考评结果分析与持续改进》上通报，考核结果与年度绩效挂钩。

A:【成效】

（1）运用信息化手段进行处方点评和数据分析，临床用药和超说明书用药规范合理。

（2）监测指标：门急诊处方合格率、麻醉药品和第一类精神药品处方合格率、特殊级抗菌药物使用合理率、Ⅰ类切口围手术期抗菌药物疗程合格率等，持续正向高值。

4.15.4根据相关临床诊疗指南和疾病诊疗规范，制定肠道外营养药、激素类药物、肿瘤化学治疗药的临床应用指南，规范临床用药

4.15.4.1根据相关临床诊疗指南和疾病诊疗规范，制定肠道外营养药、激素类药物、肿瘤化学治疗药的临床应用指南，规范临床用药

P:【计划与规范】

（1）《药事管理与药物治疗学委员会工作制度》。

（2）《肠道外营养药临床合理使用实施细则》《激素类药物临床合理使用实施细则》《肿瘤化学治疗药临床合理使用实施细则》。

（3）《肠道外营养药物临床合理使用评价细则》《注射用甲泼尼龙临床合理使用评价细则》《注射用培美曲塞二钠临床合理使用评价细则》《注射用奥沙利铂临床合理使用评价细则》。

D:【执行要点】

（1）药事管理与药物治疗学委员会下设肠道外营养药物治疗管理小组、激素类药物治疗管理小组、抗肿瘤药物管理工作小组（下称三大管理小组），负责肠道外营养药、激素类药物、肿瘤化学治疗药临床规范应用的管理。

（2）三大管理小组分别制定药物临床合理使用评价细则，组织管理小组成员开展专项点评，促使肠道外营养药、激素类药物、肿瘤化学治疗药的临床合理使用。

（3）通过软件平台、集中培训等方式对相关临床科室开展《肠外营养药物的临床合理使用》《抗肿瘤药物的临床合理使用》《注射用甲泼尼龙临床合理使用》等临床规范用药的培训，并考核。

C:【检查与监管】

（1）三大管理小组每季度对使用肠道外营养药、激素类药物、肿瘤化学治疗药的出院病例开展专项点评，点评结果现场反馈给相关科主任或主管医师进行整改，并在《医疗质量考评结果分析与持续改进》上通报，考核结果与年度绩效挂钩。

（2）药学部质量考核小组每季度对肠道外营养药、激素类药物、肿瘤化学治疗药的管理工作进行督查，存在的问题在科室医疗质量与安全管理会议上分析讨论，并反馈给相关科室进行整改。

A:【成效】

（1）肠道外营养药、激素类药物和肿瘤化学治疗药的临床使用情况有完整的评价资料和临床使用规范。

（2）监测指标：肠道外营养药、激素类药物和肿瘤化学治疗药临床使用合理率，持续正向高值。

4.15.5医师、药师、护理人员按照法律、法规、卫生健康行政主管部门要求及行业规范，合理使用抗菌药物，并有监督机制

4.15.5.1依据《抗菌药物临床应用管理办法》《抗菌药物临床应用指导原则》等要求，建立抗菌药物临床合理应用的组织，制定章程和管理制度，明确职责

P:【计划与规范】

（1）《药事管理与药物治疗学委员会工作制度》《抗菌药物临床应用管理制度》《抗菌药物分级管理制度》《临时药品采购制度》。

（2）《抗菌药物临床使用实施细则》。

D:【执行要点】

（1）药事管理与药物治疗学委员会下设抗菌药物临床应用管理（专家）小组、抗菌药物科学化管理（AMS）小组、抗菌药物多学科综合诊疗（MDT）协作小组，负责监督、管理抗菌药物的临床合理使用。

（2）《抗菌药物目录》报送市卫健委备案，临床确需使用目录外抗菌药物执行临时药品采购程序。

（3）抗菌药物临床应用管理（专家）小组、抗菌药物科学化管理（AMS）小组由医务处、药学部、感染科、临床微生物室、护理部、院感科等部门负责人和具有相关专业高级技术职务任职资格的人员组成，职责分工明确，负责临床科室的技术指导、咨询和专业培训。

（4）由医务处牵头对疑难感染性病例开展MDT。

（5）通过软件平台、集中培训等方式对全院医务人员开展抗菌药物合理使用的培训，并考核。

（6）加入全国抗菌药物临床应用监测网和细菌耐药监测网，如实上报相关数据。药学部负责抗菌药物临床应用监测网数据上报，检验科负责全国细菌耐药监测网数据上报。

C:【检查与监管】

药学部质量考核小组每季度对抗菌药物的管理工作进行督查，存在的问题在科室医疗质量与安全管理会议上分析讨论，并反馈给相关科室进行整改。

A:【成效】

（1）抗菌药物采购合法，监管措施落实到位，无违规处方。

（2）监测指标：抗菌药物使用强度、住院患者抗菌药物使用率、抗菌药物占药品使用比例、抗菌药物在门诊处方的比例、抗菌药物在急诊处方的比例、特殊级抗菌药物使用合理率、Ⅰ类切口围手术期预防使用抗菌药物的比例、Ⅰ类切口手术患者预防使用抗菌药物的时间不超过24小时的比例等，持续正向高值。

（3）开展PDCA项目《降低住院患者抗菌药物使用强度》，达到目标值并维持4个月以上。

4.15.5.2结合医院实际情况制定抗菌药物临床应用和管理实施细则，对抗菌药物使用实施分级管理

P:【计划与规范】

（1）《抗菌药物临床应用管理制度》《抗菌药物分级管理制度》。

（2）《抗菌药物临床使用实施细则》。

D:【执行要点】

（1）制定明确的特殊使用级抗菌药物临床应用程序。

（2）药事管理与药物治疗学委员会下设细菌耐药监测管理小组，每季度分析通报多重耐药菌的分析和病原体的抗菌药物耐药情况，并纳入《院感简讯》下发。

（3）药学部每半年联合检验科、院感科完成细菌耐药情况分析与对策报告。

（4）抗菌药物临床合理使用的管理实行科主任负责制，每年年初科主任签订抗菌药物合理应用责任状。抗菌药物管理核心指标实现院、科两级管理，细化各临床科室使用指标。药学部每月公示抗菌药物使用指标，未达目标值的科室进行原因分析和讨论，制定整改措施，并填写《异常指标分析改进表》上报主管部门。

（5）抗菌药物管理核心指标纳入医院医疗质量考评体系，并进行考核评价。

C:【检查与监管】

（1）药学部每月对出院病历开展Ⅰ类切口、Ⅱ～Ⅳ类切口、特殊使用级抗菌药物和介入手术围手术期抗菌药物的使用开展专项检查，检查结果通过OA系统公示，反馈给科主任或主管医师进行整改。

（2）药事管理与药物治疗学委员会处方点评工作小组和处方点评专家咨询小组每季度召开工作例会讨论抗菌药物不合理使用的处方和药物医嘱，并反馈给相关科室进行整改。

（3）抗菌药物典型不合理用药的处方或病历在《医疗质量考评结果分析与持续改进》上通报，考核结果与年度绩效挂钩。

A:【成效】

（1）抗菌药物用药指标管理达到相关规定。

（2）开展PDCA项目《降低住院患者碳青霉烯类抗菌药物使用强度》，达到目标值并维持4个月以上。

4.15.5.3 严格执行国家有关围手术期预防性应用抗菌药物管理的相关规定，落实各类手术（特别是Ⅰ类清洁切口）预防性应用抗菌药物的有关规定

P:【计划与规范】

（1）《抗菌药物临床应用管理制度》。

（2）《外科围手术期预防用抗菌药物合理性评价细则》。

D:【执行要点】

（1）严格执行国家有关围手术期预防性抗菌药物管理的相关规定，明确Ⅰ类清洁切口手术预防性应用抗菌药物的原则。

（2）将围手术期预防性抗菌药物的合理使用率作为临床科室监控指标管理围手术期抗菌药物的合理使用。

（3）每月开展Ⅰ类切口手术与介入类手术、Ⅱ～Ⅳ类切口手术围手术期抗菌药物预防性应用的专项检查。

C:【检查与监管】

（1）临床科室每月对本科室Ⅰ类切口手术与介入类手术预防使用抗菌药物的合理性开展自查，每月提交自查自纠表，对存在的问题进行原因分析和整改。

（2）药学部每月对Ⅰ类切口手术与介入类手术、Ⅱ～Ⅳ类切口手术出院病历的围手术期抗菌药物的预防使用开展合理性评价，点评结果在OA系统公示，并下病区现场反馈重点突出问题。

（3）药事管理与药物治疗学委员会处方点评工作小组和处方点评专家咨询小组每季度召开工作例会讨论围手术期预防性抗菌药物使用的不合理病历。

（4）典型不合理用药病历在《医疗质量考评结果分析与持续改进》上通报，考核结果与年度绩效挂钩。

A:【成效】

（1）全院各类手术围手术期预防性抗菌药物使用规范。

（2）监测指标：Ⅰ类切口围手术期预防使用抗菌药物的比例、Ⅰ类切口手术患者预防使用抗菌药物的时间不超过24小时的比例、介入类手术围手术期预防使用抗菌药物的比例、Ⅱ～Ⅳ类切口手术围手术期抗菌药物预防使用的合理率等，持续正向高值。

（3）开展PDCA项目《提高Ⅰ类切口手术预防使用抗菌药物疗程合格率》，达目标值并维持4个月以上。

4.15.6 有药物安全性监测的管理制度，观察用药过程，监测用药效果，按规定报告药物不良反应，并将不良反应记录在病历之中

4.15.6.1 有完善的突发事件药事管理应急预案，药学人员可熟练执行

P:【计划与规范】

（1）《药品不良反应报告和监测制度》《急救药品采购管理制度》。

（2）《药品不良反应事件处置应急预案》。

D:【执行要点】

（1）药学部制定医院应急药品配备清单，并按基数储备管理。

（2）通过软件平台、集中培训等方式对全院医护人员开展药品不良反应报告和监测、应急预案等培训，并考核。

（3）医务处定期联合护理部、药学部与临床科室开展药品引起的过敏性休克等严重不良反应应急演练。

（4）各临床科室定期开展本科室常见药物严重不良反应的应急预案的培训和演练。

（5）药学部接受、审核、上报药品不良反应报告，每季度做药品安全性监测与质量持续改进，每年作药品不良反应报告工作总结。

C:【检查与监管】

（1）药学部审核药品不良反应报告的完整性、准确性，并反馈给科室进行整改。

（2）药学部质量考核小组每季度对药品不良反应的监测工作进行检查与监管，存在的问题在科室医疗质量与安全管理会议上分析讨论，并反馈给相关科室进行整改。

A:【成效】

（1）药学人员应对药物严重不良反应事件的能力不断提高。

（2）获批成为国家药品不良反应监测哨点联盟成员、浙江省药品不良反应监测哨点联盟成员。

（3）开展PDCA项目《提高药品不良反应上报及时率》，达到目标值并维持4个月以上。

4.15.7 配备临床药师，参与临床药物治疗，提供用药咨询服务

4.15.7.1 按《医疗机构药事管理规定》配备临床药师，开展以患者为中心、以合理用药为核心的临床药学工作

P:【计划与规范】

（1）《临床药学室工作制度》。

（2）《医疗机构药事管理规定》。

D:【执行要点】

（1）建立临床药师制，配备经过规范化培训的专职临床药师5名，其中3名临床药师具有带教资格，临床药师配备符合国家相关规定，为临床合理用药提供药学专业技术服务。

（2）专职临床药师参与患者的临床药物治疗实践过程，为重点患者提供药学监护。

C:【检查与监管】

临床药师实行每月工作量登记考核制，药学部质量考核小组每半年对临床药师的工作模式及成效开展督查，存在的问题予以反馈并整改。

A:【成效】

（1）临床合理用药的服务能力和水平不断提高。

（2）获批成为中华医学会临床药师学员培训中心。

4.15.7.2 临床药师按其职责、任务和有关规定参与临床药物治疗

P:【计划与规范】

（1）《临床药学室工作制度》。

（2）《临床药师岗位说明书》。

D:【执行要点】

（1）临床药师参与临床查房，为临床医护人员提供合理用药培训和咨询，开展患者用药教育。

（2）临床药师开展药学查房，对重点患者实施药学监护和建立药历，有完整的工作记录。

（3）临床药师参加科室病例讨论，提出用药意见和个体化药物治疗建议，参加医务处组织的院内疑难重症患者MDT。

（4）临床药师每个工作日审核患者的用药医嘱，对不合理用药进行干预，并记录。

（5）开设药学门诊，临床药师为患者提供用药培训和咨询。

（6）参与临床路径及单病种质量控制药学工作，重点关注临床路径实施过程药物种类、剂量的选择、药物疗效、不良反应的监测，查找临床路径实施过程前、中、后药学相关问题。

C:【检查与监管】

临床药师实行每月工作量登记考核制，药学部质量考核小组每半年对临床药师的工作模式及成效开展督查，对存在的问题予以反馈并整改。

A:【成效】

（1）临床科室及患者对临床药师所提供的临床药物治疗服务满意度不断提升。

（2）获批成为中华医学会临床药师学员培训中心。

十六、临床检验管理与持续改进

4.16.1临床检验部门设置、布局、设备设施符合《医疗机构临床实验室管理办法》，服务项目满足临床诊疗需要，能提供24小时急诊检验服务

4.16.1.1临床检验项目满足临床需要

P：【计划与规范】

《临床检验项目管理制度》《新技术、新项目准入制度》《POCT管理制度》《受委托实验室的选择和评审程序》《危急值管理制度》《检验服务计划》。

D：【执行要点】

（1）检验科运行ISO15189质量管理体系，全院临床实验室统一质量管理，资源共享。

（2）制定《临床检验服务手册》，开展检验项目500余项。

（3）每季度通过临床走访、医护满意度调查、微信沟通群等方式了解临床检验需求，有需求的科室通过OA系统申请开展新的检验项目，检验科论证后向医务处申请备案，经伦理委员会、医疗技术应用管理小组审批后开展。

（4）委托其他机构开展的检验项目，均签署含质量保证条款在内的委托服务协议。对受委托实验室的选择、评审、协议、样品收集、报告方式均有规定。

（5）微生物实验室为临床标本提供病原菌鉴定和药敏分析，每半年通过OA系统向临床科室通报细菌耐药情况，并加入了国家、浙江省细菌耐药监测网。

（6）开展空气、纯水、灭菌后医疗器械、医务人员手部等细菌培养项目，为医院感染控制提供检测服务。

C：【检查与监管】

（1）检验科每月监管受委托实验室的标本运输、报告周期、质量控制等的数据，每年现场评价受委托实验室的工作质量，形成《受委托实验室评估报告》；每年根据国家、浙江省细菌耐药监测网反馈的数据，进行医院耐药监测数据评估并形成报告。

（2）医务处每季度对检验服务项目进行检查，通过管理软件平台反馈给科室进行整改，检查结果及整改情况在《医疗质量考评结果分析与持续改进》上通报。

（3）每年年终检验科组织各临床科室通过检验服务协议评审对检验服务项目开展情况进行评价并形成报告。

A：【成效】

（1）监测指标：临床科室对检验科的满意度持续正向高值。

（2）每年受委托实验室工作评价合格。

4.16.1.2能提供24小时急诊检验服务

P：【计划与规范】

《检验报告时效管理制度》《检验服务计划》。

D：【执行要点】

（1）制定《服务承诺》，规定急诊临检项目报告时间≤30分钟，急诊生化和免疫项目报告时间≤2小时并公示。

（2）心肌损伤标志物、凝血功能、D-二聚体和C反应蛋白等项目均可进行急诊检测，并落实每日室内质控。

C：【检查与监管】

（1）检验报告时间纳入科室监测指标，每月监控；专业组技术负责人每月评估本专业组室内质控的执行情况，形成质控小结提交科室负责人审核；科室质量管理小组每月对开展项目的质量控制进行自查；上述自查发现的问题均在科室医疗质量与安全管理会议上进行反馈并落实整改。

（2）医务处每季度对急诊检验服务工作的落实情况进行检查，通过管理软件平台反馈给科室进行整改，检查结果及整改情况在《医疗质量考评结果分析与持续改进》上通报。

A:【成效】

（1）服务时间和项目均能满足24小时服务，无试剂质量事故发生。

（2）开展PDCA项目《提高住院患者急诊血常规＋快速CRP项目实验室内周转时间符合率》，达到目标值并维持4个月以上。

4.16.1.3检验项目、设备、试剂管理符合现行法律、法规及卫生健康行政部门标准的要求

P:【计划与规范】

（1）《检验程序的选择、验证和确认程序》《仪器设备管理使用程序》《试剂和耗材管理程序》《外部服务和供应管理程序》。

（2）《医疗机构管理条例》（2016年修订）《医疗机构临床实验室管理办法》《医疗机构临床检验项目目录》（2013年版）、《国家卫生计生委办公厅关于临床检验项目管理有关问题的通知》《体外诊断试剂注册管理办法》《国家食品药品监督管理总局令第5号》《体外诊断试剂注册管理办法修正案》。

D:【执行要点】

（1）制定检验项目清单、设备清单、试剂清单。

（2）所有检验项目符合准入范围，检验设备、试剂符合国家相关标准。

（3）每年对科室全员通过集中培训、软件平台、自学等方式进行相关法律、法规及卫生健康行政部门标准等知识的培训，并进行考核，记录完整。

（4）项目作业指导书和性能验证报告中对各项技术参数（包括准确度、精密度、灵敏度、线性范围、干扰及参考范围）有规定。

C:【检查与监管】

（1）试剂管理小组、设备管理小组每月对开展项目、仪器、试剂的管理进行自查，自查发现的问题均在科室医疗质量与安全管理会议上进行分析并落实整改。

（2）医务处等主管部门每季度对检验服务项目、设备、试剂准入等情况进行检查，通过管理软件平台反馈给科室进行整改，检查结果及整改情况在《医疗质量考评结果分析与持续改进》上通报。

A:【成效】

（1）设备和试剂符合规范要求。

（2）监测指标：试剂资质材料完备率达到100%。

4.16.2有实验室安全程序、制度及相应的标准操作流程，遵照实施并记录

4.16.2.1有实验室安全管理制度和流程

P:【计划与规范】

（1）《安全管理总则》《生物安全及防护》《风险评估程序》《安全培训程序》《菌（毒）株安全管理制度》《化学品安全制度》《锐器使用管理制度》《废弃标本及容器的处理制度》等。

（2）《检验科岗位说明书》。

（3）《检验科年度培训计划》。

D:【执行要点】

（1）制定《安全管理手册》《安全程序文件》《安全使用手册》《风险评估报告》等。

（2）科室负责人为实验室安全责任人，各专业组设立安全员；科室负责人与医院、科室个人与主任分别签订《安全承诺书》。

（3）科室全员均具备市卫健委颁发的生物安全二级实验室岗位培训合格证书。

（4）按《检验科年度培训计划》落实培训。

1）每年对科室全员通过集中培训、软件平台、自学等方式进行安全知识的培训，并进行考核，记录完整。

2）科室备消防和危化品泄漏应急箱，每年组织消防、危化品泄漏、感染物质泄漏等应急演练各至少1次。

3）新职工、新工友、转岗人员均进行含安全知识在内的岗前培训，并考核合格。

C:【检查与监管】

（1）实验室每日定班次对消防、水电等安全情况进行自查，安全管理小组每月根据《安全管理小组核查表》进行全面安全自查。上述自查发现的问题均在科室医疗质量与安全管理会议上进行分析并落实整改。

（2）保卫科每月对检验科消防、危化品管理进行检查，通过管理软件平台反馈给科室进行整改。

（3）院感科每季度对检验科个人防护等生物安全管理进行检查，通过管理软件平台反馈给科室进行整改，检查结果及整改情况在《医疗质量考评结果分析与持续改进》上通报。

（4）实验室生物安全管理委员会每季度对检验科的生物安全管理进行检查，通过实验室生物安全管理委员会会议反馈给科室进行整改，检查结果及整改情况在《医院质量与安全报告》上通报。

A:【成效】

（1）实验室安全管理工作制度得到有效落实。

（2）监测指标：职工实验室安全知识知晓率持续正向高值。

4.16.2.2 实验室进行生物安全分区，并合理安排工作流程，以避免交叉污染

P:【计划与规范】

（1）《设施和环境条件管理程序》《生物安全及防护》《实验室新、改、扩建的实验室要求》《实验室安全标准操作规程》。

（2）《生物安全管理作业指导书》《分子诊断实验室分区的配置、功能及内务管理作业指导书》。

（3）《实验室生物安全通用要求》《病原微生物实验室生物安全标识》。

D:【执行要点】

（1）实验室生物安全分区符合国家要求，标识明确。检验科三个楼层的实验室均进行了P2实验室备案。

（2）检验科各楼层均安装门禁，经科室负责人授权后凭工作证出入，非工作人员进入须按流程准入并登记；HIV初筛实验室门口有警示标识。

（3）微生物实验室内独立设置空间从事抗酸涂片检测，符合P2实验室标准。

C:【检查与监管】

（1）安全管理小组每月根据《安全管理小组核查表》进行全面安全自查，自查发现的问题均在科室医疗质量与安全管理会议上进行反馈并落实整改。

（2）实验室生物安全管理委员会每季度对检验科生物安全分区、标识、工作流程等进行检查，通过实验室生物安全管理委员会会议反馈给科室进行整改，检查结果及整改情况在《医院质量与安全报告》上通报。

A:【成效】

（1）实验室生物安全分区合理、流程规范，符合预防交叉感染的要求。

（2）交叉感染零发生。

4.16.2.3 实验室配置充足的安全防护设施

P:【计划与规范】

（1）《个人防护制度》《紧急冲淋洗眼器管理制度》《生物安全防护制度》《化学品安全制度》。

（2）《人员紧急救护指南》。

D:【执行要点】

（1）根据不同工作性质的岗位制定个人防护措施，符合行业标准。

（2）实验室配备洗眼器、冲淋装置、急救箱等急救设施，每周核查性能，并在相应岗位日志中记录核查结果。

（3）生物危害、易燃易爆危化品等均有警示标识。

（4）按《检验科年度培训计划》落实防护设施及个人防护措施的培训。

1）每年对科室全员通过集中培训、软件平台、自学等方式进行培训和考核，并记录。

2）每年组织消防、危化品泄漏、感染物质泄漏等应急演练至少1次，记录并总结、分析、反馈存在的问题并进行持续改进。

3）新职工、新工友、转岗人员均进行安全防护知识的岗前培训，并考核合格。

（5）实验室出口均有速干手消毒剂。

C:【检查与监管】

（1）各实验室定班次每周对防护设施进行自查，安全管理小组每月对安全设施、个人防护的落实情况进行自查；自查发现的问题均在科室医疗质量与安全管理会议上进行分析并落实整改。

（2）保卫科每月对检验科消防及危化品相关设施进行检查，通过管理软件平台反馈给科室进行整改。

（3）院感科每季度对检验科个人防护等生物安全管理进行检查，通过管理软件平台反馈给科室进行整改，检查结果及整改情况在《医疗质量考评结果分析与持续改进》上通报。

（4）实验室生物安全管理委员会每季度对检验科的生物安全防护进行检查，通过实验室生物安全管理委员会会议反馈给科室进行整改，检查结果及整改情况在《医院质量与安全报告》上通报。

A:【成效】

（1）安全防护设施配备合理，员工安全有保障。

（2）监测指标：安全防护设施性能完好率达到100%。职工实验室安全知识知晓率持续正向高值。

4.16.2.4 实验室应建立微生物菌种、毒株的管理规定，并安排专人进行监督

P:【计划与规范】

（1）《微生物室菌（毒）株安全管理制度》。

（2）《菌（毒）株生物安全事件应急预案》。

（3）《病原微生物生物安全管理条例》。

D:【执行要点】

（1）制定《菌（毒）种管理作业指导书》。

（2）专人负责菌（毒）种管理，专用-70℃冰箱保存，安装监控设备，落实双人双锁。

（3）每次菌（毒）种保存、取用过程均有出入记录。

（4）每年至少组织1次菌（毒）株生物安全事件应急演练，记录并总结、分析，反馈存在的问题并进行持续改进。

C:【检查与监管】

（1）专管人员每月对菌种、毒株进行盘点，对保存条件进行自查；安全管理小组每月对微生物菌种、毒株管理进行自查；自查发现的问题均在科室医疗质量与安全管理会议上进行分析并落实整改。

（2）实验室生物安全管理委员会每季度对微生物菌种、毒株的管理工作进行检查，通过实验室生物安全管理委员会会议反馈给科室进行整改，检查结果及整改情况在《医院质量与安全报告》上通报。

A:【成效】

（1）实验室微生物菌种、毒株管理工作落实到位。

（2）菌（毒）株丢失零发生。

（3）监测指标：微生物菌（毒）株管理的符合率达到100%。

4.16.3 由具备临床检验专业资质的人员进行检验质量控制活动，解释检查结果

4.16.3.1 有明确的临床检验专业技术人员资质要求

P:【计划与规范】

《医院中层干部选拔任用管理制度》《检验科组织架构》。

D:【执行要点】

（1）制定《检验科人员配置表》，建立科室人员专业技术资格证书档案，并动态管理。

（2）分子生物学、HIV初筛试验、高压灭菌等特殊岗位人员均具备省、市相关行政部门核发的上岗证，如基因扩增实验室技术人员培训合格证、艾滋病性病实验室检测技术培训班合格证、特种设备作业人员证。

（3）检验科室负责人具备高级专业技术职务资格。

C：【检查与监管】

医务处、组织人事处等主管部门每季度对临床检验专业技术人员的资质进行检查，存在的问题通过OA系统或管理软件平台反馈给责任科室进行整改。

A：【成效】

（1）临床检验专业技术人员的资质管理规范，无违规上岗情况。

（2）监测指标：人员档案材料完整率达到100%。

4.16.3.2 不同实验室组织有针对性的上岗、轮岗、定期培训及考核，对通过考核的人员予以适当授权

P：【计划与规范】

《实验室人力资源管理制度》《人力资源和能力评估程序》。

D：【执行要点】

（1）科室、各专业组每月组织1次专业理论培训考核；科室、各专业组均对新职工进行岗前培训、考核及评估；对离岗6个月以上的职工进行重新上岗培训、考核、评估及授权。科室每年对科室全体人员进行能力评估，根据评估结果重新授权。

（2）根据资质、经验、技能确定质量控制及结果解释负责人员，并每年评估并由科室负责人授权。

（3）对人员资质和权限进行动态管理，科室每年对职工进行能力评估，评估不合格，须重新培训、考核、评估，重新授权。

C：【检查与监管】

（1）科室人员管理小组每月对科室人员的培训、考核、能力评估、授权等管理和执行情况进行自查，自查发现的问题均在科室医疗质量与安全管理会议上进行分析并落实整改。

（2）医务处每季度对临床检验专业技术人员的资质和权限进行检查，存在的问题通过OA系统或管理软件平台反馈给科室进行整改，检查结果及整改情况在《医疗质量考评结果分析与持续改进》上通报。

A：【成效】

（1）人员胜任岗位要求。

（2）监测指标：人员理论及技能考核合格率持续正向高值。

4.16.4 检验报告及时、准确、规范，严格审核制度

4.16.4.1 保证每一项检验结果的准确性

P：【计划与规范】

《检验结果量值溯源管理程序》《能力评价管理程序》《实验室室间及实验室内部比对程序》。

D：【执行要点】

采用量值溯源、校准验证、能力评价、院际比对等方式保证每一项检验结果的准确性。

C：【检查与监管】

（1）科室质量管理小组每月根据《质量管理小组核查表》对科室的外部能力评价、院际比对、校准验证等执行情况进行自查，自查发现的问题均在科室医疗质量与安全管理会议上进行分析并落实整改。

（2）质管处每季度根据《检验科质量考核评分标准》对科室的室内质控和室间质评等质量管理工作进行检查，通过院长函反馈给科室进行整改，检查结果及整改情况在《医疗质量考评结果分析与持续改进》上通报。

A：【成效】

（1）室内质量控制与室间质量评价结果达到质量控制目标。

（2）监测指标：国家级室间质评参加率达到目标值。

4.16.4.2 严格执行检验报告双签字制度

P：【计划与规范】

（1）《结果报告程序》。

（2）《项目复检规则作业指导书》。

（3）《岗位说明书》。

D:【执行要点】

（1）职工《岗位说明书》中体现个人资质、技术水平、业务能力的信息；全员每年进行1次资质审查和能力评估，符合者由科室负责人给予授权，不符合人员给予重新培训或调整岗位。

（2）《报告审核作业指导书》和《检测项目作业指导书》中详细规定识别标本分析前阶段由于标本不合格所带来的结果错误的方法及处理措施，每月搜集相关案例进行分享，并对报告审核人员进行上述内容的培训考核。

（3）对不合格标本退回重抽复检或进行让步检验，在信息系统中实时记录标本退回、复检全过程。

C:【检查与监管】

（1）科室质量管理小组每月根据《质量管理小组核查表》对检验报告双签字管理制度的落实情况进行自查，自查发现的问题均在科室医疗质量与安全管理会议上进行分析并落实整改。

（2）质管处每季度根据《检验科质量考核评分标准》对检验报告质量进行检查，通过院长函反馈给科室进行整改，检查结果及整改情况在《医疗质量考评结果分析与持续改进》上通报。

A:【成效】

（1）结果报告制度得到落实。

（2）开展PDCA项目《降低不合格标本发生率》《降低报告单修改率》，均达到目标值并维持4个月以上。

4.16.4.3 检验结果的报告时间能够满足临床诊疗的需求

P:【计划与规范】

《检验报告管理制度》《检验报告时效管理制度》《结果发布程序》。

D:【执行要点】

（1）制定《服务承诺》，规定临检常规项目≤30分钟出报告（复检样本除外），生化、免疫常规项目≤1个工作日出报告，微生物常规项目≤4个工作日出报告。

（2）制定特殊项目清单，清单内的项目检验报告时限不超过1周；上墙《服务承诺》中提供预约电话，为患者提供预约服务，缴费后条形码显示预约采集时间。

C:【检查与监管】

（1）科室急诊"危急值"管理小组每月根据《急诊危急值管理小组核查表》对检验报告时间的符合率进行自查，自查发现的问题均在科室医疗质量与安全管理会议上进行分析并落实整改。

（2）科室质量管理小组秘书每月监测检验报告周转时间50分位数、90分位数，发现异常情况在科室医疗质量与安全管理会议上进行反馈并整改。

（3）质管处每季度对检验报告周期进行检查，通过管理软件平台和院长函反馈给科室进行整改，检查结果及整改情况在《医疗质量考评结果分析与持续改进》上通报。

A:【成效】

（1）检验报告时限管理工作落实到位。

（2）报告周期满足临床要求。

（3）开展PDCA项目《提高TAT符合率》《提高住院患者急诊血常规＋快速CRP项目实验室内周转时间符合率》，达到目标值并维持4个月以上。

4.16.4.4 检验报告格式规范、统一

P:【计划与规范】

（1）《结果报告程序》。

（2）《医疗机构临床检验项目目录》（2013年版）。

D:【执行要点】

（1）参照《医疗机构临床检验项目目录》（2013年版），检验报告单提供中文或中英文对照的检测项目名称。

（2）检验报告单均采用国际标准或权威学术机构推荐的单位，并提供参考区间，参考区间来源明确，并进行相关验证。

（3）检验报告单包含完整的患者信息、标本类型、样本采集时间、结果报告时间等。

C:【检查与监管】

（1）科室急诊"危急值"管理小组和质量管理小组每月分别根据《急诊危急值管理小组核查表》《质量管理小组核查表》对检验报告格式进行自查，自查发现的问题均在科室医疗质量与安全管理会议上进行分析并落实整改。

（2）质管处每季度对检验报告格式进行检查，通过院长函反馈给科室进行整改，检查结果及整改情况在《医疗质量考评结果分析与持续改进》上通报。

A:【成效】

（1）检验报告管理规范。

（2）监测指标：检验报告单书写规范率持续正向高值。

4.16.5 有试剂与校准品管理制度，保证检验结果准确合法

4.16.5.1 有管理试剂与校准品制度，保证检验结果准确合法

P:【计划与规范】

（1）《实验室外部服务和供应品采购接受管理程序》《外部服务和供应管理程序》《试剂和耗材管理程序》。

（2）《检验科岗位职责》《岗位说明书》。

（3）《体外诊断试剂注册管理办法修正案》。

D:【执行要点】

（1）试剂、校准品符合《体外诊断试剂注册管理办法修正案》，均有批准文号。

（2）科室设立试剂耗材管理员，专门负责试剂与校准品的管理，工作内容写入试剂耗材管理员个人岗位说明书。

（3）试剂耗材验收、验证、领用、使用均有记录。

（4）试剂、校准品由各专业组技术负责人根据使用量提出申购申请，提交科室负责人审核，采购中心审批后统一采购，渠道合法。

C:【检查与监管】

（1）试剂耗材管理小组每月根据《试剂耗材管理小组核查表》对试剂管理的落实情况进行自查，发现的问题在科室医疗质量与安全管理会议上进行分析并落实整改。

（2）医用耗材管理委员会每季度对检验试剂和校准品的采购及管理进行检查，存在的问题现场反馈给科室进行整改。

（3）质管处每季度根据《检验科质量考核评分标准》对检验试剂管理的落实情况进行检查，通过院长函反馈给科室进行整改，检查结果及整改情况在《医疗质量考评结果分析与持续改进》上通报。

A:【成效】

（1）检验试剂及校准品的管理措施得到落实，保证检验结果准确。

（2）监测指标：试剂资质材料完备率达到100%。

4.16.6 为临床医师提供合理使用实验室信息的服务

4.16.6.1 实验室与临床建立有效的沟通方式

P:【计划与规范】

《检验科与临床定期沟通制度》《检验科医疗咨询服务管理程序》《检验科投诉管理程序》。

D:【执行要点】

（1）实验室与临床科室通过咨询电话、临床走访、意见箱、微信沟通群、满意度调查、投诉受理、服务协议评审等多种方式和途径进行沟通。

（2）开展的新项目通过OA系统、检验与临床交流微信群、讲座及临床走访的形式进行宣传，并解答

临床对结果的疑问。

（3）每年进行临床科室对检验服务的满意度调查；每年组织1次医务处、质管处、护理部、临床相关科室参与的服务协议评审会议。

C:【检查与监管】

（1）科室临床咨询管理小组每月对咨询记录进行汇总分析，每季度进行临床走访和医患满意度调查，将发现的各类意见、抱怨、投诉在科室医疗质量与安全管理会议上进行反馈并落实整改。

（2）质管处每季度对检验科与临床的沟通工作进行检查，通过院长函反馈给科室进行整改，检查结果及整改情况在《医疗质量考评结果分析与持续改进》上通报。

A:【成效】

（1）临床科室对实验室服务的满意度不断提升。

（2）监测指标：临床科室对实验室服务的满意度，持续正向高值。

4.16.7 开展室内质量控制、参加室间质量评价，对床旁检验项目按规定进行严格比对和质量控制

4.16.7.1 有完整的标本采集运输指南、交接规范、检验回报时间控制等相关制度

P:【计划与规范】

（1）《标本接收、预处理和储存程序》《标本管理程序》。

（2）《岗位职责》。

D:【执行要点】

（1）检验科、护理部和院感科共同拟订《临床检验服务手册》，上传医院OA系统供临床相关人员查阅。

（2）标本接收和拒收均通过信息系统执行，记录可查询。

（3）检验科信息系统对标本进行全程追踪，并支持检验回报时间（TAT）监测指标统计。

（4）标本处理、保存、废弃工作由专人负责，并在各专业组岗位职责中说明，标本的保存、废弃均有记录；储存标本冰箱有24小时温度监控，每日2次冷链管理软件巡检，发现异常及时处理。

（5）通过集中培训、现场培训等方式对标本运输相关人员进行规范化培训。

C:【检查与监管】

（1）检验科标本接收人员每日进行病区标本打包数量核对、门诊标本送达核对，发现问题，立即反馈给责任科室进行整改。

（2）科室质量管理小组每月对标本采集、运输、交接、回报时间等标本管理的实施情况进行自查，存在的问题在科室医疗质量与安全管理会议上进行反馈并落实整改。

（3）科室每季度对标本质量进行分析、汇总后通过OA系统公布《标本质量分析报告》反馈给临床科室进行整改。

（4）质管处每季度对标本采集、运输、交接、回报时间等标本管理工作进行检查，存在的问题通过院长函反馈给科室进行整改，检查结果及整改情况在《医疗质量考评结果分析与持续改进》上通报。

（5）护理部每季度对病区标本采集和运输管理进行检查，通过OA系统反馈给责任科室进行整改，在护理质量与安全管理会议上反馈，并将检查结果及整改情况在《医疗质量考评结果分析与持续改进》上通报。

A:【成效】

（1）标本交接记录完整，标本保存符合规范。

（2）开展PDCA项目《降低不合格标本发生率》，达到目标值并维持4个月以上。

4.16.7.2 开展常规室内质量控制

P:【计划与规范】

（1）《内部质量控制程序》。

（2）专业组《室内质控作业指导书》。

D:【执行要点】

（1）对开展室内质控的项目、频次、水平、判断规则及失控处理有详细规定。

（2）室内质控每批次至少执行一次，急诊项目血气分析、凝血功能24小时执行3次，血常规24小时执行2次，实时监控检验质量，若有失控及时处理，并对失控前的标本进行评估，必要时重新检测。每日质控者签名，每月评估分析组技术负责人审核签字、科室负责人审核签字。

（3）各专业组建立了室内质量控制流程，定量、定性项目均进行室内质控，对于血涂片分类计数，细菌、分枝杆菌和真菌涂片检查、尿液显微镜检查等有规范的质量控制流程。

（4）病毒鉴定开展室内质控，通过质控及时发现错误检验结果，根据流程评估是否重新检测，室内质控和标本检测记录均保留。

（5）TRUST滴度、抗核抗体滴度检测每批同时进行已知滴度的血清弱阳性和阴性质量控制。

C:【检查与监管】

（1）科室质量管理小组每月对室内质量控制的实施情况进行自查，存在的问题在科室医疗质量与安全管理会议上进行反馈并落实整改；每年形成《年度管理评审工作报告》。

（2）质管处每季度对室内质量控制工作进行检查，存在的问题通过院长函反馈给科室进行整改，检查结果及整改情况在《医疗质量考评结果分析与持续改进》上通报。

A:【成效】

（1）室内质量控制文件齐全、记录完整。

（2）开展PDCA项目《提高室内质量控制开展率》，达到目标值并维持4个月以上。

4.16.7.3 参加室间质量评价或能力验证计划

P:【计划与规范】

（1）《能力评价管理程序》《室间质量评价管理程序》《实验室室间及实验室内部比对程序》。

（2）《年度能力评价计划》。

D:【执行要点】

（1）实验室检验项目参加卫生部室间质评、浙江省室间质评，未参加室间质评的项目每年进行2次院际比对。

（2）制定专业组能力评价清单。

C:【检查与监管】

（1）科室质量管理小组每月对外部能力评价计划的实施情况进行自查，存在的问题在科室医疗质量与安全管理会议上进行反馈并落实整改；每年形成《年度管理评审工作报告》。

（2）质管处每季度对室间质量评价工作进行检查，存在的问题通过院长函反馈给科室进行整改，检查结果及整改情况在《医疗质量考评结果分析与持续改进》上通报。

A:【成效】

（1）室间质量评价或能力验证计划得到有效落实。

（2）开展PDCA项目《提高国家级室间质评参加率》，达到年度目标值。

4.16.7.4 保证检测系统的完整性和有效性

P:【计划与规范】

（1）《仪器使用管理制度》《仪器设备检定校准程序》《校准及校准验证作业指导书》。

（2）《岗位职责》。

D:【执行要点】

（1）各专业组制定项目、仪器的作业指导书，对项目的检测原理、操作、校准验证、性能参数、临床意义、参考区间和仪器的原理、操作、维护均进行详细说明。

（2）制定《仪器设备检定、校准计划表》。

（3）凝血功能、血细胞分析仪每半年进行校准，其他分析仪器每年进行校准；强检仪器（如加样枪、温湿度计、量筒等辅助仪器）每年由质量技术监督局检定或校准；检定校准后形成仪器检定或校准报告。

（4）设备处分管工程师每月巡查；科室成立仪器管理小组，专人负责仪器设备维护、保养工作，并列入工作职责。

（5）仪器检定校准由设备处联系市食品药品与质量技术检验检测院或第三方执行，少数仪器（如离心机）由设备处进行校准，仪器的维修维护均有记录。

C:【检查与监管】

（1）仪器管理小组每月对仪器校准、标识、保养、维护等情况进行自查，存在的问题在科室医疗质量与安全管理会议上进行反馈并落实整改；每年形成《年度管理评审工作报告》。

（2）设备处每季度对仪器管理、检测系统的完整性和有效性进行检查，存在的问题现场反馈给科室进行整改，每季度在医学装备管理委员会会议上汇报，每季度将检查结果及整改情况在《医院质量与安全报告》上通报。

A:【成效】

（1）仪器设备维护规范。

（2）开展PDCA项目《提高仪器定期校准及时率》，达到目标值并维持4个月以上。

4.16.7.5 所有现场快速检测（POCT）项目均应开展室内质量控制，并参加室间质量评价

P:【计划与规范】

《POCT管理制度》《POCT质量管理和人员培训程序》《POCT比对程序》。

D:【执行要点】

（1）制定POCT项目部门清单、POCT现场检查表。

（2）开展POCT的科室均配备质控员，监管本科室POCT项目室内质控；每次质控均在《室内质控记录表》上记录，每月10日前将上月POCT项目室内质控记录单上传检验科汇总审核。

（3）检验科每半年进行1次床旁血糖和血气分析的比对活动，并形成报告。

C:【检查与监管】

（1）POCT管理小组每季度对POCT室内质控、比对等的执行情况进行自查，存在的问题在科室医疗质量与安全管理会议上进行反馈并进行整改；每年形成《年度管理评审工作报告》。

（2）医务处、质管处每季度对检验科及各临床科室的POCT工作进行检查，存在的问题通过院长函、管理软件平台反馈给检验科及相关科室进行整改，检查结果及整改情况在《医疗质量考评结果分析与持续改进》上通报。

A:【成效】

（1）所有POCT项目均进行室内质量控制及室间质量评价。

（2）开展PDCA项目《提高POCT管理规范率》，达到目标值并维持4个月以上。

4.16.7.6 实验室信息管理完善

P:【计划与规范】

《实验室信息安全制度》《信息保密制度》《实验室信息管理程序》。

D:【执行要点】

（1）实验室信息管理系统（LIS）与医院信息系统联网。

（2）医院信息中心负责信息管理系统运行服务器的管理和服务；对实验室信息管理有明确规定。

（3）实验室信息管理系统提供检验前、检验中、检验后检验项目的全过程管理。

（4）患者可用社保卡、检验回执单在医院的自助机上自助取报告单。

（5）实验室信息管理系统的数据至少保留2年，可以在线检索患者的实验室数据。

C:【检查与监管】

（1）科室信息管理员每月对LIS的记录、信息设置、信息传输、信息一致性等情况进行自查，存在的问题在科室医疗质量与安全管理会议上进行反馈并落实整改；每年形成《年度管理评审工作报告》。

（2）信息中心每季度对实验室的信息管理工作进行检查，存在的问题通过OA系统或管理软件平台反馈给科室进行整改，检查结果及整改情况在《医院质量与安全报告》上通报。

（3）质管处每季度对实验室的信息管理工作进行检查，存在的问题通过院长函反馈给检验科进行整改，检查结果及整改情况在《医疗质量考评结果分析与持续改进》上通报。

A:【成效】

（1）实验室信息管理系统支持检验项目的全程管理和服务。

（2）100%信息化全程管理，优化多个信息化管理和服务流程。

十七、病理管理与持续改进

4.17.1病理科设置、布局、设备与设施符合《病理科建设与管理指南（试行）》的要求，服务项目满足临床诊疗需要

4.17.1.1病理科应具有与其功能和任务相适应的服务项目

P:【计划与规范】

（1）《病理科工作制度》《病理标本外送管理制度》《病理科服务计划》。

（2）《病理科建设与管理指南（试行）》。

D:【执行要点】

（1）制定业务项目清单，临床病理检查由病理科统一管理。

（2）服务项目包括常规石蜡切片和术中冷冻切片病理检查与诊断、细胞学诊断、特殊染色、免疫组织化学染色（简称免疫组化）、分子靶向药物基因检测。

（3）外送病理项目与有资质的医疗机构签订外包服务协议，有明确的外包服务形式与质量保障条款。

（4）配备数字切片扫描仪，与省数字远程病理会诊中心与外包服务医疗机构开展远程会诊。

（5）每例尸检检查均开展临床病例讨论。

C:【检查与监管】

（1）医务处每季度通过《专科检查表》对病理服务项目进行检查，存在的问题通过管理软件平台反馈给科室进行整改，检查结果及整改情况在《医疗质量考评结果分析与持续改进》上通报。

（2）党办、院办（党政综合办）每季度对病理科外包服务项目的落实情况进行检查、评价及考核，存在的问题通过OA系统反馈给科室进行整改。

A:【成效】

（1）服务项目满足临床需求。

（2）全院病理服务项目达到同质化管理要求。

（3）每月外包服务质量考核均达标。

（4）监测指标：临床科室对病理服务满意度持续正向高值。

4.17.1.2病理科应具有适宜的工作场所

P:【计划与规范】

（1）《病理科工作制度》《病理科环境管理制度》《病理科实验室生物安全管理制度》。

（2）《病理科建设与管理指南（试行）》。

D:【执行要点】

（1）污物通道与人工通道分流，污染区、半污染区和相对清洁区划分明确，并有分区标识，分区分级消毒。

（2）实验室实行门禁管理，入口有生物危害标识。

（3）常规制片、特殊染色、免疫组化、分子病理实验室设独立工作用房。

C:【检查与监管】

（1）科室生物安全管理小组每月对实验室分区、消毒制度的落实等情况进行自查，自查发现的问题在科室医疗质量与安全管理会议上进行反馈并落实整改。

（2）院感科每季度对实验室、消毒制度的落实等情况进行检查，存在的问题通过管理软件平台反馈给科室进行整改，检查结果及整改情况在《医疗质量考评结果分析与持续改进》上通报。

（3）实验室生物安全委员会每季度对实验室、消毒制度的落实、环境保护和个人防护等情况进行检查，存在的问题通过季度实验室生物安全委员会会议反馈给科室进行整改，检查结果及整改情况在《医院质量与安全报告》上通报。

A:【成效】

（1）科室用房面积满足工作需要，环境达到安全防护标准。

（2）多重聚合酶链反应（PCR）实验室通过技术评审验收。

4.17.1.3 病理科有必需的专业技术设备、设施，使用的仪器、试剂和耗材应当符合国家有关规定

P:【计划与规范】

《病理科实验室仪器设备使用管理制度》《病理科试剂采购与管理制度》。

D:【执行要点】

（1）制定科室仪器设备清单、试剂耗材目录。

（2）每年对天平、移液器等需要校准的仪器送市食品药品与质量技术检验检测院进行校准，出具校准报告，同时张贴标识。

（3）仪器设备每日清洁、检查性能并记录，设备处每月巡查并记录。

C:【检查与监管】

（1）科室每月对试剂和耗材的保管和使用等情况进行自查，填写自查表，自查发现的问题在科室医疗质量与安全管理会议上进行反馈并落实整改。

（2）设备处每季度对设备管理及使用等情况进行检查，现场反馈给科室进行整改。

A:【成效】

病理科设施设备、试剂耗材的管理和使用完全符合国家标准，满足临床需求。

4.17.2 从事病理诊断工作和技术工作的人员资质符合《病理科建设与管理指南（试行）》要求，诊断与制片质量符合相关规定

4.17.2.1 人员配备和岗位设置应满足工作需要，岗位职责明确

P:【计划与规范】

（1）《病理科工作制度》《病理科人力资源管理制度》。

（2）《病理科岗位职责》《病理科人员岗位说明书》。

D:【执行要点】

（1）制定人员配置表，建立科室人员专业技术资格证书档案，并动态管理。

（2）科室全员通过集中培训、现场培训、软件平台、自学等方式对岗位职责进行培训并考核。

（3）签订岗位说明书。

（4）医务处对每位专业技术人员进行岗位资格准入授权。

C:【检查与监管】

（1）专业组组长每月对岗位职责的履行情况进行自查，存在的问题在每月科室医疗质量与安全管理会议上进行反馈并落实整改。

（2）医务处每季度对人员资质及岗位职责履行等情况进行检查，存在的问题通过管理软件平台反馈给科室进行整改，检查结果及整改情况在《医疗质量考评结果分析与持续改进》上通报。

（3）组织人事处每年通过《人力配置评估申请表》评估检查病理科的人力配置情况，结果以书面形式反馈给科室持续改进。

A:【成效】

（1）每百张病床配备病理医师和技术人员各1名，技术（辅助）人员与医师的配备比例大于1:1。

（2）人员资质100%符合准入要求。

4.17.2.2 由具备病理学诊断所规定资质的医师从事病理的诊断工作，由具备病理专业资质的技术人员制作各种病理切片和各种分子检测

P:【计划与规范】

《诊断室工作制度》《技术室工作制度》《细胞室工作制度》《分子病理实验室工作制度》《医师授权管

理制度》《医院中层干部选拔任用管理制度》。

D:【执行要点】

（1）由具备临床执业医师资格、初级及以上病理学专业技术职务任职资格，并经过病理诊断专业知识培训或专科进修学习1～3年的医师出具病理诊断报告。

（2）由具有3年以上主治医师及以上职称并有5年以上阅片诊断经验的医师出具术中快速病理诊断。

（3）出具病理诊断报告的医师均经医务处组织培训、考核并授权。

（4）科主任具有高级病理学专业技术职务任职资格。

（5）制作病理切片和分子检测的技术人员具备省临床病理质控中心颁发的岗位培训合格证。

（6）建立科室人员专业技术资格证书档案，并动态管理。

C:【检查与监管】

医务处每季度通过《专项检查表》对人员的资质情况进行检查，存在的问题通过管理软件平台反馈给科室进行整改，检查结果及整改情况在《医疗质量考评结果分析与持续改进》上通报。

A:【成效】

（1）人员资质达到国家标准，人才培养能够满足临床服务需求。

（2）无超范围执业事件发生。

4.17.2.3病理科有病理科医师人才培养计划，以及病理技术人员继续教育与技能培训

P:【计划与规范】

（1）《病理科人力资源管理制度》《专业人员培养计划和专业水平定期考核制度》。

（2）《年度专业技术人员培养计划和考核计划》。

D:【执行要点】

（1）通过集中培训、现场培训、自学等方式落实《年度专业技术人员培养计划和考核计划》并进行考核；每年按要求参加继续教育和各类学术交流会议。

（2）按学科专业技术人员培养及亚专科发展需求选送人员赴国内外进修。

（3）落实相关政策，提升科室人员学历、学位。

（4）每年主治医师以下人员实行理论与阅片考核，副主任医师以上人员实行阅片考核。技能培训考核不合格人员需再培训直至考核合格。

C:【检查与监管】

（1）教育培训处每季度对人员培训的落实情况进行检查，存在的问题通过管理软件平台反馈给科室进行整改。

（2）组织人事处每年对人才培养情况进行检查，存在的问题通过管理软件平台反馈给科室进行整改。

A:【成效】

（1）人才培养计划得到有效落实，技术人员的业务能力满足临床服务需求。

（2）科室对医师和技术员进行专业技术年度考核，考核合格率达到100%。

4.17.3有医院感染控制与环境安全管理程序与措施，遵照实施并记录。环境保护及人员职业安全防护符合规定

4.17.3.1有环境安全管理程序与措施。环境保护及人员职业安全防护符合规定

P:【计划与规范】

（1）《病理科实验室生物安全管理制度》《病理科环境管理制度》《病理科危险化学物品管理制度》《网管洗眼器管理制度》《病理科应急工作制度》。

（2）《危化品泄漏应急预案》。

D:【执行要点】

（1）每年至少1次对巨检室、切片室的甲醛、二甲苯等浓度进行院外检测，并有报告。

（2）独立安装新风系统，保证有害气体浓度在规定许可的范围。

（3）废弃有害液体用专用容器回收，由有资质的机构按化学性医疗废物统一处理。

（4）设危化品专用库房，专人管理登记使用，防爆柜、酸碱柜双人双锁，有监控报警装置、灭火设备。

（5）设立单独的洗手池、溅眼喷淋设备及危化品泄漏应急包，网管洗眼器每日清洁，每周启动试水1次，每次出水15分钟以上；个人防护和环境保护设施设备齐全；科室全员每年体检。

（6）每年进行危化品泄漏应急演练，存在的不足进行持续改进。

C:【检查与监管】

（1）保卫科每月通过《危化品管理巡查表》对危化品管理及消防安全管理进行检查，存在的问题通过OA系统反馈给科室进行整改。

（2）主管部门每季度对人员职业安全防护等进行检查，存在的问题通过管理软件平台反馈给科室进行整改。

A:【成效】

无环境污染事件和职业损害事件发生，病理取材室基本符合P2级实验室要求。

4.17.4 及时提供规范的病理诊断报告，有严格审核制度

4.17.4.1病理诊断应按照相应的规范，有复查制度、科内会诊制度

P:【计划与规范】

《诊断室工作制度》《细胞室工作制度》《三级复片及疑难病例讨论制度》《病理报告审核签发管理制度》《病理会诊制度》《病理诊断及技术操作规范》。

D:【执行要点】

（1）对于填写有缺陷的申请单，专人负责联系送检医师，并记录在《不合格病理申请单登记表》上。

（2）每月组织2次科内疑难病例讨论，至少有2名高级职称人员参与，并有记录和签字。

（3）疑难病例或低年资医师诊断困难时均有上级医师复核并签署全名，必要时科内会诊，参加人员均签全名。

（4）特殊病例诊断报告在备注中有文字说明，接受临床医师或患者口头咨询。

（5）病理医师负责对出具的病理诊断报告解释说明。

（6）冷冻与石蜡切片诊断符合率、细胞学诊断与组织学诊断符合率等作为科室质量管理日常监测指标。

C:【检查与监管】

（1）科室每月统计冷冻与石蜡诊断符合率、细胞学诊断与组织学诊断符合率，每例不符合病例均按不良事件上报，每季度对存在的问题进行分析并落实整改。

（2）科室质量与安全管理小组每月对室内质控管理制度的落实、10项日常监测指标进行检查，存在的问题在科室医疗质量与安全管理会议上进行分析反馈并落实整改。

（3）质管处每季度对肿瘤手术标本的冷冻与石蜡诊断质量等进行质量督查，存在的问题通过院长函反馈给科室进行整改，检查结果及整改情况在《医疗质量考评结果分析与持续改进》上通报。

A:【成效】

（1）病理诊断程序规范，质量不断改进，临床科室满意度不断提高。

（2）监测指标：临床科室对病理服务满意度、病理诊断报告及时率、冷冻与石蜡切片诊断符合率、细胞学诊断与组织学诊断符合率持续正向高值。

4.17.4.2病理诊断报告书应准时、规范、文字准确、字迹清楚

P:【计划与规范】

《诊断室工作制度》《病理诊断书写规范》《病理报告审核签发管理制度》。

D:【执行要点】

（1）制定部分肿瘤病理诊断报告书格式化模板。

（2）审核流程信息化，未审核的病理诊断报告终端不能打印。

（3）病理诊断报告5个工作日内发出，疑难病例和特殊标本除外。

C:【检查与监管】

（1）科室每月统计病理诊断报告及时率、术中快速病理诊断及时率、细胞病理诊断及时率，科室质量

与安全管理小组每月对诊断报告填写质量及出报告时限情况进行检查；存在的问题在每月科室医疗质量与安全管理会议上进行反馈并落实整改。

（2）质管处每季度对诊断报告填写质量及出报告时限的情况进行检查，存在的问题通过院长函反馈给科室进行整改，检查结果及整改情况在《医疗质量考评结果分析与持续改进》上通报。

A:【成效】

（1）病理诊断报告的书写内容与格式符合规范。

（2）监测指标：病理诊断报告及时率、术中快速病理诊断及时率、细胞病理诊断及时率持续正向高值。

4.17.4.3 有病理诊断报告补充或更改或迟发的管理制度与程序

P:【计划与规范】

《病理诊断报告时效管理制度》。

D:【执行要点】

（1）不能如期签发病理诊断报告书时，口头告知临床医师的同时电子病历系统显示迟发病理学诊断报告书的原因。

（2）出具补充、更改和迟发病理报告时，口头告知临床医师或患者，更改病理报告有科室讨论、说明原因并有记录。

C:【检查与监管】

（1）科室质量与安全管理小组每月对补充、更改和迟发病理报告的情况进行自查，存在的问题在每月科室医疗质量与安全管理会议上进行反馈并落实整改。

（2）每例更改病理诊断报告均作为不良事件上报，每例科室均组织讨论、分析并进行整改。

（3）质管处每季度对补充、更改和迟发病理报告的情况进行检查，存在的问题通过院长函反馈给科室进行整改，检查结果及整改情况在《医疗质量考评结果分析与持续改进》上通报。

A:【成效】

（1）病理诊断报告管理制度落实到位。

（2）开展PDCA项目《提高组织病理诊断及时率》，达到目标值并维持4个月以上。

4.17.4.4 建立规范的院际病理切片会诊制度

P:【计划与规范】

《病理会诊制度》。

D:【执行要点】

（1）病理科经市卫健委批复成为区域病理会诊中心，具有接收院际间会诊资质，每例院际间会诊均保留完整会诊资料。

（2）由具备高级专业技术职务并经医务处授权的病理医师进行院际间病理切片会诊。

（3）每份书面诊断意见均有会诊病理医师签字。

C:【检查与监管】

（1）科室质量与安全管理小组每月对院际间会诊的开展情况进行自查，存在的问题在每月科室医疗质量与安全管理会议上进行反馈并落实整改，年度形成科室分析报告。

（2）医务处每季度对院际间会诊人员的资质进行检查，存在的问题通过管理软件平台反馈给科室进行整改，检查结果及整改情况在《医疗质量考评结果分析与持续改进》上通报。

A:【成效】

（1）院际间病理切片会诊完全达到规定要求。

（2）会诊资料保存完整。

（3）监测指标：外送院际间会诊诊断符合率持续正向高值。

（4）近30年在省临床病理质控中心组织的室间质控检查中均成绩优秀。

4.17.5临床病理医师能够解读临床病理检查结果，为临床诊断提供支持服务

4.17.5.1有病理医师与临床医师沟通的相关制度，为促进病理工作服务临床提供保障

P:【计划与规范】

《病理科与临床沟通交流及临床回访制度》《多学科综合诊疗管理制度》。

D:【执行要点】

（1）每季度病理科组织1次临床病理联合病例讨论及工作沟通会；临床科室有需求时随时组织联合病例讨论。

（2）每季度向临床科室发放满意度调查问卷。

C:【检查与监管】

医务处每季度通过《专项检查表》对病例讨论等情况进行检查，存在的问题通过管理软件平台反馈给科室进行整改，检查结果及整改情况在《医疗质量考评结果分析与持续改进》上通报。

A:【成效】

监测指标：临床科室对病理科的满意度持续正向高值。

4.17.6落实全面质量管理与改进制度，按规定开展质量控制活动，并有记录

4.17.6.1病理检查的质量管理措施到位

P:【计划与规范】

（1）《病理科质量管理和患者安全计划》《病理科内部质量控制与考评制度》《病理科档案室工作制度》。

（2）《病理诊断与技术规范》《常见肿瘤病理规范化诊断标准》。

D:【执行要点】

（1）制定《病理质量手册》，包括各项室内质量管理制度、诊断与技术操作规范、质量与技术记录表单等质量管理文件。

（2）病理组织切片、阳性细胞学切片、蜡块和送检单保存15年以上。

（3）有标本规范化固定率、HE染色切片优良率、组织病理诊断及时率、术中快速诊断与石蜡诊断符合率等科室医疗质量与安全日常监控指标10项。

C:【检查与监管】

（1）每月统计科室医疗质量与安全控制10项指标，对异常指标进行分析、整改。

（2）质管处对诊断和技术质量管理的落实情况进行检查，存在的问题通过院长函反馈给科室进行整改，检查结果及整改情况在《医疗质量考评结果分析与持续改进》上通报。

A:【成效】

（1）技术诊疗规范，质量管理措施落实到位。

（2）科室医疗质量与安全控制10项指标每月均达标。

（3）参加行业内组织的各项室间质评项目合格率达到100%；近30年在省临床病理质检中心组织的室间质控检查中均成绩优秀。

4.17.6.2病理检查申请单必须完整填写患者相关的资料，字迹清晰、内容完整

P:【计划与规范】

《病理标本送检、核对、签收、登记制度》。

D:【执行要点】

（1）制定《病理申请单填写基本要求》，要求曾做过病理检查或有结核、HIV、肝炎等传染病患者需在病理申请单上注明；填写要求上传至电子病历系统供临床医师学习。

（2）填写不合格申请单退回科室并口头反馈给开单医师。

（3）系统设置电子病理申请单填写完整方可提交至病理科。

C:【检查与监管】

（1）病理科每日对病理检查申请单的书写质量进行核对检查，每月汇总存在的问题并提交质管处反馈给科室进行整改。

（2）质管处每季度对病理检查申请单的书写质量进行检查，存在的问题通过院长函、中层干部例会反馈给科室进行整改，检查结果及整改情况在《医疗质量考评结果分析与持续改进》上通报。

A：【成效】

（1）病理检查申请单书写规范，质量不断提高。

（2）病理检查申请单填写的临床、实验室和影像学信息有助于病理诊断。

4.17.6.3 有制度保证病理标本采集和标本运送环节不出现差错

P：【计划与规范】

《病理标本采集与运输管理制度》《病理标本送检、核对、签收、登记制度》。

D：【执行要点】

（1）利用人工书写结合信息系统两种方式确保标本采集、送达、固定均有精确到分钟的时间显示。

（2）采集科室与运送人员、运送人员与病理科之间的标本交接均落实双向签名，标本核对交接记录至少保留2年。

（3）每例不合格标本均退回申请科室并口头告知临床医师，且在《不合格标本退回记录表》上登记，定期汇总反馈给质管处。

C：【检查与监管】

（1）科室质量与安全管理小组每月对标本采集、运送和接收等环节进行检查，存在的问题反馈给责任科室进行整改。

（2）质管处每季度对病理标本采集、运送和接收等环节进行检查，存在的问题通过院长函、中层干部例会反馈给科室进行整改，检查结果及整改情况在《医疗质量考评结果分析与持续改进》上通报。

A：【成效】

（1）病理标本全程管理措施落实到位，无标本差错。

（2）监测指标：病理标本规范化固定率持续正向高值。

4.17.6.4 病理标本检查和取材规范，并有质量控制措施和记录

P：【计划与规范】

（1）《巨检室工作制度》。

（2）《病理标本巨检规范》。

D：【执行要点】

（1）每次取材前巨检人员阅读申请单内容后初步判断病变的性质，并与记录员核对申请单的编号与标本编号、标本的份数是否相符，申请单与标本实行双标志和双核对。

（2）病理标本按规范巨检，书写标本观察记录，每个组织块唯一编号，并与申请单记录一一对应；取材结束后清点组织块总数，核对申请单记录总数，并与技术员交接签名。

（3）剩余病理标本保存至病理报告发出后2周以上，按病理性医疗废物统一处理。

C：【检查与监管】

（1）科室质量与安全管理小组每季度对取材质量进行自查，存在的问题在每月科室医疗质量与安全管理会议上进行反馈并落实整改。

（2）质管处每季度对取材质量进行检查，存在的问题通过院长函、中层干部例会反馈给科室进行整改，检查结果及整改情况在《医疗质量考评结果分析与持续改进》上通报。

A：【成效】

（1）标本检查和取材规范，质量控制措施到位，资料完整。

（2）开展PDCA项目《提高病理标本大体检查规范率》，达到目标值并维持4个月以上。

4.17.6.5 常规病理制片应按照相应的规范，并有质量控制措施和记录

P：【计划与规范】

（1）《技术室工作制度》《病理科实验室质量与安全计划》。

（2）《组织制片染色操作规范》。

D:【执行要点】

（1）针对骨组织、淋巴结等特殊组织制定相应的制片、染色流程。

（2）常规制片在取材后1～2个工作日完成。

（3）制片异常按不良事件上报。

1）仪器设备故障导致的制片异常，立即通知设备处或仪器工程师进行维修，并做好相应的维修记录，同时与主检病理医师联系，并报告科主任。

2）因操作不当导致的制片异常，采取补救措施的同时与主检病理医师联系，并报告科主任，根据影响程度组织专业组内或科室讨论分析、整改。

3）因固定不当导致的制片异常，记录标本信息，并及时与责任科室沟通，并向申请送检的临床医师说明情况。

4）试剂问题导致的切片染色不佳者，及时更换试剂，并做好相应更换记录。

（4）内镜活检、穿刺组织等需连续切片不少于6片。

C:【检查与监管】

（1）技术组组长及主检医师每日对制片质量有检查评价，每月汇总制片质量优良率；科室质量与安全管理小组每季度对制片质量进行检查；存在的问题在科室医疗质量与安全管理会议上反馈并落实整改。

（2）质管处每季度对制片质量进行检查，存在的问题通过院长函、中层干部例会反馈给科室进行整改，检查结果及整改情况在《医疗质量考评结果分析与持续改进》上通报。

A:【成效】

（1）常规切片质量均达到优良级。

（2）监测指标：常规切片优良率持续正向高值。

4.17.6.6 有制度保证术中快速病理（含快速石蜡）诊断规范、准确

P:【计划与规范】

（1）《术中冰冻快速病理诊断工作制度》。

（2）《冰冻切片检查操作规范》。

D:【执行要点】

（1）术中快速病理诊断合理使用指征的规定与程序上传电子病历系统，供临床医师学习。

（2）单件标本冷冻切片制片在15分钟内完成；单件标本病理诊断报告30分钟内完成。

（3）术前患者或近亲属签署《术中快速病理诊断知情同意书》。

（4）术中快速病理诊断报告电话告知手术室，手术室人员接听电话的同时在电脑上核对病理报告单的基本信息和诊断结果，核对后手术室终端打印书面报告。

C:【检查与监管】

（1）科室质量与安全管理小组每月统计冷冻诊断与石蜡诊断符合率，每季度对术中快速诊断不准确的病例进行分析、讨论，存在的问题在科室医疗质量与安全管理会议上反馈并落实整改。

（2）质管处每季度对术中快速病理诊断进行检查，存在的问题通过院长函、中层干部例会反馈给科室进行整改，检查结果及整改情况在《医疗质量考评结果分析与持续改进》上通报。

A:【成效】

（1）术中快速病理诊断准确率不断提高。

（2）监测指标：术中快速病理诊断及时率、冷冻诊断与常规诊断符合率持续正向高值。

4.17.6.7 有制度保证特殊染色操作规范

P:【计划与规范】

（1）《组织化学工作室制度》。

（2）《特殊染色技术操作规范》。

D:【执行要点】

（1）每一批次的特殊染色均设阳性对照，或利用组织中的内对照，做好镜下染色深浅度自控及实验

记录。

（2）更换染色试剂后，使用染色阳性和阴性组织进行验证，并记录《组织化学实验记录表》，建立染色切片档案，保留2年。

（3）实验过程产生的废液统一回收，集中处理。

C:【检查与监管】

（1）科室质量与安全管理小组每月进行特殊染色切片自查，存在的问题在科室医疗质量与安全管理会议上反馈并落实整改。

（2）质管处每季度对特殊染色切片规范的落实情况进行检查，存在的问题通过院长函、中层干部例会反馈给科室进行整改，检查结果及整改情况在《医疗质量考评结果分析与持续改进》上通报。

A:【成效】

（1）特殊染色技术操作规范，质量不断提高。

（2）开展PDCA项目《提高特染制片质量优良率》，达到目标值并维持4个月以上。

4.17.6.8 有制度保证免疫组织化学染色操作规范和准确

P:【计划与规范】

（1）《免疫组化室工作制度》。

（2）《免疫组化技术操作规范》。

D:【执行要点】

（1）免疫组化技术人员具备病理技术人员资质，经过免疫组化技术专项培训，并经医务处授权。

（2）每批次免疫组化染色设阳性对照或内对照。

（3）制定并使用免疫组化试剂管理表和免疫组化试剂质控记录表，每批试剂质量均有有效性验证实验。更换抗体后用阳性和阴性组织进行有效性验证，并记录免疫组化实验记录表，建立染色切片档案，保留2年。

（4）制定《免疫组化染色DAB废液回收处理登记表》，染色过程产生的废液统一回收，集中处理，并做好交接记录。

（5）每年参加上级部门组织的免疫组化室间质评。

C:【检查与监管】

（1）专业组组长和操作人员每日对免疫组化实验染色切片质量进行自查，发现的问题记录在《免疫组化实验记录表》上并现场整改；科室质量与安全管理小组每月对免疫组化染色切片进行检查，存在的问题在科室医疗质量与安全管理会议上反馈并落实整改。

（2）质管处每季度对免疫组化实验染色切片情况进行检查，存在的问题通过院长函、中层干部例会反馈给科室进行整改，检查结果及整改情况在《医疗质量考评结果分析与持续改进》上通报。

A:【成效】

（1）免疫组织化学染色操作规范和准确，质量不断提升。

（2）监测指标：免疫组化染色切片优良率持续正向高值。

（3）免疫组化染色项目室间质评100%合格。

4.17.6.9 有尸体剖验的配套场所和设施设备，有制度保证尸体剖验病理诊断规范、准确

备注：我院不适用条款。

4.17.6.10 参加行业内组织的各种实验室质量控制活动

P:【计划与规范】

《病理科内部质量控制与考评制度》《病理科能力评价管理制度》。

D:【执行要点】

（1）有年度室间质控活动计划、年度室间质控工作总结、室间质评项目清单。

（2）参加省临床病理质控中心年度室间质评所有项目；积极参加中华医学会病理学分会、国家病理质控中心、浙江省临床病理质控中心等行业内举办的各种室间质评活动。

C:【检查与监管】

质管处对年度室间质控活动的计划与实施进行监管，年度室间质评成绩汇总后上报质管处，存在的问题进行持续改进。

A:【成效】

（1）实验室质量控制活动有成效，临床科室对病理科满意度不断提升。

（2）监测指标：各项参评室间质评项目合格率达到100%。

十八、医学影像管理与持续改进

4.18.1医学影像（普通放射、CT、MRI、超声、核素成像等）部门设置、布局、设备设施符合《放射诊疗管理规定》，服务项目满足临床诊疗需要，提供24小时急诊影像服务

4.18.1.1医学影像服务通过医疗机构执业诊疗科目许可登记，符合《放射诊疗管理规定》，取得放射诊疗许可证，提供诊疗服务，满足临床需要

P:【计划与规范】

（1）《影像学报告时效管理制度》《放射科服务计划》《超声医学科服务计划》。

（2）《放射诊疗管理规定》。

D:【执行要点】

（1）医院有放射诊疗许可证，包括介入放射学、X线诊断、放射治疗、核医学、超声医学科诊断的许可项目，执业文件在有效期内。

（2）放射科提供X线摄影、超声医学科检查、CT提供24小时×7天的急诊（包括床边急诊）检查服务。

（3）科室的服务项目、报告时限规定在放射科检查等候区进行公示。

C:【检查与监管】

（1）科室质控小组每月对报告时限、诊疗许可、服务项目进行自查，存在的问题在每月科室医疗质量与安全管理会议上反馈并落实整改。

（2）质管处每季度通过《放射科质量考核评分标准》《超声医学科质量考核评分标准》对科室服务项目的执业资质、服务内容和报告时限进行督查，存在的问题通过OA系统、院长函、医疗质量检查反馈会等方式反馈给科室进行整改，检查结果及整改情况在《医疗质量考评结果分析与持续改进》上通报。

A:【成效】

（1）服务项目合法合规，服务内容和质量满足临床服务需求。

（2）监测指标：急诊DR 30分钟内报告及时率持续正向高值。

4.18.1.2根据医院规模和任务配备医疗技术人员，人员梯队结构合理

P:【计划与规范】

《医师授权管理制度》《医院中层干部选拔任用管理制度》。

D:【执行要点】

（1）根据科室工作需求，每年上报科室招聘计划申请表。

（2）动态管理科室人员花名册，医师、技术人员和护士配备符合规范。

（3）建立科室人员专业技术资格证书档案，并动态管理。

（4）放射科设诊断、护理、技术、介入组，超声医学科设妇产组、浅表组、介入组、腹部组、心脏组、血管组。各专业组设置合理，人员梯队结构合理。

（5）科主任具备高级专业技术职务任职资格。

C:【检查与监管】

（1）组织人事处每年通过《人力配置评估申请表》评估检查人力配置情况，结果通过书面反馈给科室持续改进。

（2）医务处每年对专业组设置、人员梯队能力进行督查，存在的问题通过管理软件平台反馈给科室进

行整改。

A:【成效】

（1）科室专业组设置与人员梯队结构合理，符合学科发展和临床服务需求。

（2）硕士、博士占比为21.50%，本科为69.16%；高级职称为14.95%。

4.18.1.3科室有必要的紧急意外抢救用的药品和器材，相关人员具备紧急抢救能力

P:【计划与规范】

《放射科对比剂过敏应急预案》《放射科危重病人抢救预案》《超声医学科危重病人抢救预案》《放射科MR安全事件处理预案》《放射科突发治安事件应急预案》《超声医学科危化品泄漏应急预案》等。

D:【执行要点】

（1）有放射科急救物品、设施清单、超声医学科急救物品、设施清单，科室成立紧急意外抢救小组。

（2）全员通过集中培训、软件平台等方式进行急救知识培训，并定期进行对比剂过敏、心肺复苏、危重患者急救等演练，全员获得CPR合格证书。

C:【检查与监管】

（1）科室专人每天自查抢救车、除颤仪、吸引器等急救药品和器械的性能，做好记录的同时针对问题进行整改。

（2）护理部、门诊部、药学部每月对科室急救药品和器械进行督查，存在的问题通过OA系统、现场反馈等方式反馈给科室进行整改。

A:【成效】

（1）科室应急药品和器材准备规范，相关人员应急救治能力达到要求。

（2）全员获得CPR证书。

4.18.2建立规章制度，落实岗位职责，执行技术操作规范，提供规范服务，保护患者隐私，实行质量控制，定期进行图像质量评价

4.18.2.1建立健全各项规章制度和技术操作规范，落实岗位职责，开展质量控制

P:【计划与规范】

（1）《放射科管理制度》《放射质量与安全计划》《影像学报告时效管理制度》《放射科设备管理制度》《放射科影像质量管理制度》《放射防护用品管理制度》《超声医学科医疗质量与安全管理制度》《超声医学科工作人员岗位职责》《超声医学科报告书写规范、审核、存储制度》等。

（2）《X线检查技术规范》《CT扫描操作规范》《MR检查技术规范》《肝胆超声图像质量规范》《心脏超声图像质量规范》《超声常规检查切面规范》《超声检查技术操作流程规范》《心脏、肝胆、颈血管等标准切面规范》等。

（3）《放射科岗位职责》《放射科人员岗位说明书》《超声医学科岗位职责》《超声医学科人员岗位说明书》。

D:【执行要点】

（1）制定放射科、超声医学科规章制度共42个制度，应急预案共14个。

（2）根据省质控要求及行业规范制定X线检查、CT检查、MRI扫描技术、超声医学科医学操作规范。

（3）建立并落实各级各类人员岗位职责（岗位职责共有5级7类，包括技术人员岗位职责7类，诊断人员岗位职责5类，护理人员岗位职责共2类）。

（4）有质量控制指标：医学影像诊断与手术符合率≥90%、CT和MRI检查阳性率≥50%、普通X线（CR和DR）图像优良率≥80%、超声阳性率≥70%、诊断报告与手术后病例符合率≥80%、超声报告审核后月修改率<1‰、放射报告审核后月修改率<1‰等。

C:【检查与监管】

（1）放射科、超声医学科每季度对制度、操作规范和岗位职责的落实情况进行自查，存在的问题在每月科室医疗质量与安全管理会议上反馈并落实整改。

（2）质管处每季度通过《放射科质量考核评分标准》《超声医学科质量考核评分标准》对放射科、超

声医学科的制度建设和落实情况进行督查，存在的问题通过OA系统、院长函、医疗质量检查反馈会等方式反馈给科室进行整改，检查结果及整改情况在《医疗质量考评结果分析与持续改进》上通报。

A:【成效】

（1）各项制度和岗位职责落实到位，质量控制工作有效开展。

（2）多次获得省级、市级质量控制评比奖项。

4.18.2.2采用多种形式，开展图像质量评价活动

P:【计划与规范】

（1）《DR图像质量评价标准》《CT图像质量评价标准》《MRI图像质量评价标准》。

（2）《浙江省超声医学规范指南》《超声常规检查切面规范》《超声检查技术操作流程规范》《心脏、肝胆、颈血管等标准切面规范》等。

D:【执行要点】

（1）根据浙江省《放射科管理与技术规范（第二版）》及中华医学会《放射科管理规范与质控标准（2017版）》要求，修订科室X线、CT、MRI图像质量评价标准。

（2）科室成立质量评价小组，每月通过抽样本、全样本两种检查方式对图像质量进行评价。

C:【检查与监管】

（1）科室每月对DR、CT、MRI、超声图像质量进行自查，存在的问题在质量控制会议上讨论、分析并落实整改。

（2）质管处每季度通过《放射科质量考核评分标准》《超声医学科质量考核评分标准》对图像质量管理的情况进行督查，存在的问题通过OA系统、院长函、医疗质量检查反馈会等方式反馈给科室进行整改，检查结果及整改情况在《医疗质量考评结果分析与持续改进》上通报。

A:【成效】

（1）图像质量评价管理规范。

（2）开展PDCA项目《提高肺结节靶扫描图像质量优良率》，《肝胆超声图像质量规范率和心脏超声图像质量规范率》，达到目标值并维持4个月以上，并在医院PDCA项目竞赛中获奖。

4.18.3提供规范的医学影像诊断报告，有审核制度，有疑难病例分析与读片制度，有重点病例随访与反馈制度

4.18.3.1医学影像诊断报告及时、规范，有审核制度与流程

P:【计划与规范】

《放射科诊断报告书写规范、审核制度与流程》《放射科影像诊断报告权限管理制度》《放射科影像诊断报告复审制度》《超声医学科报告书写规范、审核、存储制度》《医师授权管理制度》。

D:【执行要点】

（1）医学影像诊断报告由取得执业医师资格并经医务处授权的医师书写，由具备主治医师以上职称资格的医学影像诊断专业人员完成审核签名。

（2）有医学影像诊断报告时限要求：门诊平片2小时出报告，急诊平片30分钟出报告；门诊CT上午完成的检查下午4：00前出报告，下午完成的检查第二天10：00前出报告，急诊一、二、三级CT 30分钟出报告，四、五级及增强，三维重建，血管重建2小时出报告；超声常规报告自检查结束至出具报告时间≤30分钟，急诊报告自检查结束至出具报告时间≤10分钟，疑难会诊报告自讨论后出报告。每份报告时间精确到分钟。

（3）临床科室每月利用微信平台及问卷调查方式对诊断报告质量进行满意度调查。

C:【检查与监管】

（1）科室每月对医学影像报告时限进行抽查，存在的问题进行持续改进。

（2）每月组织高年资主治医师以上人员对低年资医师书写的报告质量进行复审，对存在的问题进行反馈，落实整改。

（3）质管处每季度通过《放射科质量考核评分标准》《超声医学科质量考核评分标准》对医学影像诊

断报告质量的管理情况进行督查,存在的问题通过OA系统、院长函、医疗质量检查反馈会等方式反馈给科室进行整改,检查结果及整改情况在《医疗质量考评结果分析与持续改进》上通报。

A:【成效】

(1)医学影像诊断报告书写规范,影像诊断报告质量优良率维持在90%以上。

(2)开展PDCA项目《急诊DR30分钟内报告及时率》,达到目标值并维持4个月以上。

(3)临床对放射报告质量满意度不断提高,维持在97%以上。

4.18.3.2 有影像疑难病例随访与反馈制度,有疑难病例讨论与读片会

P:【计划与规范】

《放射科疑难病例读片制度》《影像疑难病例随访及反馈制度》《放射科早交班、会诊读片制度》《超声医学科学习管理制度》。

D:【执行要点】

(1)每天进行疑难病例会诊,每周一、每月月底召开疑难病例讨论与读片会,由科主任或副主任医师以上人员主持。

(2)每月安排专人负责整理汇总疑难病例、影像相关病理资料,统计影像诊断与病理符合率。

(3)每周召开疑难病例讨论会两次,每日早交班讨论前一天疑难病例,每月月底业务学习讨论本月疑难、漏诊病例并记录。

(4)定期组织市级放射疑难病例读片会、市级超声疑难病例读片会及市级超声疑难病例讨论竞赛。

(5)每周四、五中午午休时间进行亚专业组学习,提高年轻医师诊断水平。

C:【检查与监管】

质管处每季度通过《放射科质量考核评分标准》《超声医学科质量考核评分标准》对影像疑难病例管理制度的落实情况进行督查,存在的问题通过OA系统、医疗质量检查反馈及布置会等反馈给科室,检查结果及整改情况在《医疗质量考评结果分析与持续改进》上通报。

A:【成效】

(1)疑难病例诊治和随访管理制度得到有效落实,影像诊断与病理符合率维持在93%以上。

(2)科室多次获得国家级、省级疑难病例读片奖项。

(3)多次获得长三角、省市级超声疑难病例及读片奖项。

4.18.4 有医学影像设备定期检测、环境保护、受检者防护及工作人员职业健康防护等相关制度,遵照实施并记录

4.18.4.1 有医学影像设备定期检测、放射安全管理等相关制度,医学影像科通过环境评估

P:【计划与规范】

《放射科设备管理制度》《医用辐射设备的使用和管理制度》《辐射事件应急处理预案》《放射科MR检查安全管理制度》《放射科环境管理制度》《放射科机房及设备管理制度》《放射科辐射防护制度》《大型医用设备使用维护制度》《医学影像场所定期检测制度》。

D:【执行要点】

(1)医学影像科所有设备安装之前通过环境评估,并有环境评估报告。

(2)每年对放射设备与场所进行检测,有报告。

(3)影像检查室门口张贴电离辐射警示标志、警示线、辐射防护知识告知、辐射防护须知。

C:【检查与监管】

(1)科室质控小组每月进行常规安全检查,对存在的问题进行整改。

(2)设备处每月通过《医疗设备巡检记录表》进行巡检,每季度通过《医疗设备督查表》对医学影像设备进行督查,存在的问题通过OA系统反馈给科室进行整改。

(3)质管处每季度通过《放射科质量考核评分标准》《超声医学科质量考核评分标准》对放射安全管理制度的落实情况进行督查,存在的问题通过OA系统、院长函、医疗质量检查反馈会等方式反馈给科室进行整改,检查结果及整改情况在《医疗质量考评结果分析与持续改进》上通报。

A:【成效】

放射管理相关制度落实到位，患者和员工安全得到保障。

4.18.4.2 有受检者和工作人员防护措施

P:【计划与规范】

（1）《放射防护用品管理制度》《放射科放射工作人员管理制度》。

（2）《医用诊断X射线个人防护材料及用品标准（版本号GBZ176-2006）》《放射工作人员职业健康管理办法》。

D:【执行要点】

（1）每个机房按需配置整套放射防护器材与个人防护用品，包括铅屏风、移动防护屏、铅衣、铅围脖、铅帽、铅方巾、儿童防护用品等。

1）放射防护用品统一编号，使用科室、型号规格、购入时间、检测日期、检测结果等详细信息统一录入台账。

2）按照国家标准购置、使用放射防护用品。每半年进行目检、触检、X线下透视检查，并记录。

3）个人防护用品：每周1次清洁消毒，当表面有污染时，立即进行消毒处理，如检测不合格，强制淘汰。

（2）每个放射机房门口设置电离辐射警示标志、警戒线、X线曝光警示灯、《放射检查须知》《辐射危害和防护告知》；机房内设置《放射防护用品使用说明》。医务人员在影像检查前告知患方辐射对健康的影响，并对受检者敏感器官和组织进行屏蔽防护。

（3）对职工进行放射安全防护培训。

1）新职工上岗前进行放射防护器材及个人防护用品使用方法的现场培训，并考核。

2）放射人员上岗前须参加省人民政府环境保护主管部门评估并推荐的单位举办的初级辐射安全与防护学习培训，取得合格证明，并每4年复训1次。

3）放射人员须完成每2年一次的"省卫健委监督"微信平台培训考试。

4）每年组织全院放射人员进行放射安全防护知识培训，并考核。

（4）全院放射人员按照规定佩戴个人放射计量仪。个人放射计量仪每季度更换1次，由市疾控中心统一回收，由省疾控中心统一检测并出具报告，对个别剂量超标人员的超标原因有分析和整改措施。

（5）每年放射人员进行职业健康体检，有完整的《职业健康检查报告》和放射防护档案。

C:【检查与监管】

（1）科室每季度对放射防护器材、防护用品、防护设施和患者防护措施的落实情况等进行自查，对存在的问题进行分析并落实整改。

（2）主管部门每年对相关人员的培训效果和放射防护制度的落实情况进行检查，存在的问题通过OA系统反馈给科室进行整改。

A:【成效】

（1）放射防护制度落实到位，受检者和工作人员防护得到保障，无放射安全不良事件。

（2）开展PDCA项目《提高放射防护用品使用规范率》，达到目标值并维持4个月以上，在医院PDCA项目竞赛中获奖。

4.18.4.3 制定放射安全事件应急预案，并组织演练

P:【计划与规范】

（1）《放射防护用品管理制度》。

（2）《辐射事件应急处理预案》。

D:【执行要点】

（1）科室通过软件平台、现场培训等形式对辐射事件应急预案及辐射损伤的具体处置流程进行培训，并考核。

（2）每年组织1次放射安全事件综合演练。

C:【检查与监管】

科室对每次放射安全事件综合演练中存在的问题进行分析讨论，并进行持续改进。

A:【成效】

（1）科室人员熟练掌握应急处置流程，从未发生不良辐射安全事件。

（2）放射安全事件演练存在的问题得到及时整改。

十九、输血管理与持续改进

4.19.1落实《中华人民共和国献血法》《医疗机构临床用血管理办法》和《临床输血技术规范》等有关法律和规范

4.19.1.1依据有关法律、法规和规范制定输血管理文件

P:【计划与规范】

《临床用血管理制度》《临床科室和医师临床用血评价及公示制度》《临床用血管理实施细则》。

D:【执行要点】

（1）每年至少1次通过集中培训、现场培训、软件平台、自学等方式对医护人员进行临床用血相关知识的培训，并进行考核。

（2）临床用血相关知识列入新职工岗前培训考核。

（3）临床合理用血情况纳入《年度工作目标责任书》进行考核。

C:【检查与监管】

（1）临床科室每季度对输血管理制度的落实情况进行自查，并落实整改。

（2）质管处每月检查各科室异体输血率、自体输血率等相关输血指标，指标不合格问题通过OA系统、院长函反馈给科室，科室进行分析、整改。

（3）临床用血管理委员会每月对临床用血情况进行检查、分析，存在的问题通过OA系统反馈给科室进行整改，每季度将临床用血检查结果及整改情况在《医院质量与安全报告》上通报。

A:【成效】

（1）输血管理制度得到有效落实。

（2）监测指标：输血记录规范率、输血前评估规范率、用血后效果评价率、全院异体输血率、自体输血率持续正向高值。

4.19.1.2制订医院用血计划，实行用血申请分级管理，建立临床用血评价公示制度

P:【计划与规范】

《临床用血计划制定和考核制度》《临床用血申请与审核制度》《血液入库、贮存和发放管理制度》《临床输血核对制度》《临床科室和医师临床用血评价及公示制度》。

D:【执行要点】

（1）医院每年年底向血站申报下一年度的用血计划，临床用血管理委员会每年年初审核、制订临床各科室用血计划。

（2）用血申请实行信息化管控，按《医疗机构临床用血管理办法》执行用血申请分级管理和审批流程。

C:【检查与监管】

（1）输血科每月检查临床各科室异体血用量和异体输血率并通过OA系统反馈给科室进行整改。

（2）质管处每季度将各科室异体血输血率纳入医疗质量考评并进行奖惩。

（3）输血科每季度检查各科室实际用血量和用血计划的符合性并纳入科室绩效考核。

（4）临床用血管理委员会每月对临床用血情况进行检查、分析，存在的问题通过OA系统反馈给科室进行整改，每季度将临床用血检查结果及整改情况在《医院质量与安全报告》上通报。

A:【成效】

（1）用血相关管理工作落实到位。

（2）监测指标：输血申请单合格率持续正向高值。

（3）未发生超权限用血事件。

4.19.2医院有输血科，具备为临床提供24小时服务的能力，能满足临床工作需要，无非法自采、自供血液行为

4.19.2.1设置输血科或血库，职责明确并执行到位，开展质量与安全管理，持续改进输血工作

P:【计划与规范】

（1）《输血科工作管理制度》《输血科人力资源管理制度》《输血科服务计划》《输血科质量与安全计划》。

（2）《输血科岗位职责》。

（3）《输血科标准操作规程》。

D:【执行要点】

（1）输血科设置与医院功能和临床科室诊疗需求相适应。

（2）输血科制定血型鉴定、交叉配血、不规则抗体筛选等检测和设备标准操作规程。

（3）输血科每月通过集中培训、现场培训、软件平台、自学等方式组织业务学习、培训至少1次，每年进行1次业务考核和能力评估。

（4）输血科参与全院疑难输血病例会诊、病例讨论，指导临床科室合理用血。

（5）输血科每月对用血不良事件进行总结、分析，并对输血不良反应进行统计、分析后上报医务处。

C:【检查与监管】

（1）输血科每月召开科室医疗质量与安全管理会议，对存在的问题提出整改措施；输血科每季度到临床进行满意度调查及沟通交流，并对反馈的意见进行整改。

（2）质管处每季度依据《输血科质量考核评分标准》对输血科进行检查，存在的问题通过院长函反馈给科室进行整改，检查结果及整改情况在《医疗质量考评结果分析与持续改进》上通报。

A:【成效】

监测指标：临床对输血科相关工作，满意度持续正向高值。

4.19.2.2输血科或血库人员结构、房屋设施和仪器设备均符合规定要求

P:【计划与规范】

《输血科仪器设备使用管理制度》。

D:【执行要点】

（1）由具备中级以上职称、从事输血技术工作5年以上、并经过输血相关理论和实践技能培训和考核者担任输血科负责人。输血科工作人员每年进行健康体检1次。

（2）制定输血科设备仪器清单、输血科人员配置表。

（3）输血科布局合理，储血、发血室设在清洁区，检测室设在污染区。设置血液处置室、血液标本处理室、储血室、发血室、输血相容性检测实验室，值班室和档案室等，用房面积符合要求。

（4）配备2～6℃储血专用冰箱、储血专用低温冰箱、恒温循环解冻箱、恒温血小板保存箱，2～8℃试剂冰箱等设备。

（5）输血科设备均有操作规程，每日维护并记录，每月对设备进行自查1次，每年对设备进行预防性维护1次。

C:【检查与监管】

（1）设备处分管工程师每月对输血科设备进行巡检并整改；设备处每月进行设备管理督查1次，并现场反馈给科室进行整改。

（2）质管处每季度依据《输血科质量考核评分标准》对输血科进行检查，存在的问题通过院长函反馈给科室进行整改，检查结果及整改情况在《医疗质量考评结果分析与持续改进》上通报。

A:【成效】

输血科人员结构、房屋设施和仪器设备均符合要求。

4.19.2.3 具备为临床提供24小时供血服务的能力，能满足临床工作需要

P:【计划与规范】

《血液库存预警与临床协调制度》《紧急非同型血液输注管理制度》《阴性及其他稀有血型的血液输注管理制度》《临床应急用血预案》。

D:【执行要点】

（1）医院每年制订临床各科室用血计划，与血站签订供血协议。

（2）输血科与血站信息互联互通，根据血站供血的预警信息和输血科血液的库存情况协调临床用血，为临床提供24小时供血服务，优先保障急诊抢救用血。

（3）医院安排专人24小时值班提供应急用血保障服务。

C:【检查与监管】

（1）医务处、质管处每季度对供血服务、应急保障情况进行检查、分析，存在的问题通过OA系统、管理软件平台反馈给科室进行整改。

（2）临床用血管理委员会每季度针对临床用血、应急用血情况进行检查、总结分析，存在的问题通过OA系统反馈给科室进行整改，检查结果及整改情况在《医院质量与安全报告》上通报。

A:【成效】

（1）输血科供血满足临床需求。

（2）输血科未发生供血服务和急救用血不良事件。

4.19.3 加强临床用血过程管理，严格掌握输血适应证，促进临床安全、有效、科学用血

4.19.3.1 开展对临床医师输血知识的教育与培训，开展临床用血评价，促进临床合理用血

P:【计划与规范】

《临床用血培训制度》《临床科室和医师临床用血评价及公示制度》。

D:【执行要点】

（1）每年至少1次通过集中培训、现场培训、软件平台、自学等方式对医护人员进行临床用血相关知识培训，并进行考核。

（2）临床医师合理用血情况纳入科室医疗质量考核和绩效考核及《年度工作目标责任书》进行考核。

C:【检查与监管】

（1）输血科每月检查医师合理用血和用血权限情况，发现的问题通过管理软件平台、微信工作群等方式反馈给科室进行整改；临床科室每季对用血权限、合理用血情况进行自查并落实整改。

（2）临床用血管理委员会每月对临床用血情况进行检查、分析，存在的问题通过OA系统反馈给科室进行整改，每季度将临床用血检查结果及整改情况在《医院质量与安全报告》上通报。

（3）质管处每月检查各科室异体输血率、自体输血率等相关输血指标，指标不合格问题通过OA系统、院长函反馈给科室进行分析、整改。

A:【成效】

（1）临床用血合理程度不断提升。

（2）监测指标：输血记录规范率、输血前评估规范率、用血后效果评价率、全院异体输血率、自体输血率持续正向高值。

4.19.3.2 执行输血前相关检测规定，输血前向患者及其近亲属告知输血的目的和风险，并签署输血治疗知情同意书

P:【计划与规范】

（1）《临床输血前告知管理制度》《输血科服务计划》。

（2）《临床应急用血预案》。

D:【执行要点】

（1）医院开展血型、抗体筛查、肝功能、乙肝五项、丙型肝炎病毒（HCV）、HIV、梅毒抗体等检测。

（2）输血前医患双方共同签署《输血治疗知情同意书》，并保存在病历中。

（3）对不能取得患者或其近亲属意见的紧急抢救输血，正常上班时间报医务处批准用血，非正常上班时间报医疗总值班批准用血，并记入病历。

C:【检查与监管】

临床用血管理委员会每月对《输血治疗知情同意书》的执行情况进行检查、分析，存在的问题通过OA系统反馈给科室进行整改，每季度将检查结果及整改情况在《医院质量与安全报告》上通报。

A:【成效】

监测指标：输血治疗知情同意书签署率达到100%。

4.19.3.3 有临床用血前评估和用血后效果评价制度，严格掌握输血适应证，做到安全、有效、科学用血。

P:【计划与规范】

《临床用血前评估与用血后效果评价管理制度》《临床科室和医师临床用血评价及公示制度》。

D:【执行要点】

（1）临床科室设立临床用血管理质控员。

（2）临床医师合理用血情况纳入科室医疗质量考核和《年度工作目标责任书》进行考核。

C:【检查与监管】

（1）临床科室每季对输血病历质量、临床用血的执行情况进行自查并整改。

（2）质管处每月检查各科室输血记录的书写规范情况，存在的问题通过OA系统、院长函反馈给科室进行分析、整改。

（3）临床用血管理委员会每月对临床用血情况进行检查、分析，并通过OA系统反馈给科室进行整改，每季度将临床用血检查结果及整改情况在《医院质量与安全报告》上通报。

A:【成效】

（1）用血前评估和用血后评价工作落实到位。

（2）监测指标：输血前评估规范率、用血后效果评价率持续正向高值。

4.19.3.4 医院应建立自身输血、围手术期血液保护等输血技术管理制度

P:【计划与规范】

《自体输血管理制度》《血液保护管理制度》。

D:【执行要点】

（1）麻醉科有血液回收机、采集秤等设备，开展手术室内的稀释式和回收式自体输血工作。贮存式自体输血由输血科负责。

（2）麻醉科医师常规开展血液保护相关技术，自体输血工作有记录。

C:【检查与监管】

（1）输血科每月统计临床各科室自体血用量和自体输血率、异体血用量和异体血输血率，并通过OA系统反馈给科室进行整改。

（2）临床用血管理委员会每月对自体输血情况进行检查、分析，存在的问题通过OA系统反馈给科室进行整改，每季度将检查结果及整改情况在《医院质量与安全报告》上通报。

（3）质管处每季度将各科室自体输血率纳入科室医疗质量考核并落实奖惩措施。

A:【成效】

监测指标：自体输血率持续正向高值。

4.19.3.5 输血治疗病程记录完整

P:【计划与规范】

《临床用血医学文书管理制度》《输血病程记录管理制度》《临床科室和医师临床用血评价及公示制度》。

D:【执行要点】

（1）输血治疗病程记录至少包括输血原因，不同输血方式的选择，输注成分、血型和数量，输注起止时间，输血过程观察情况，有无输血不良反应等内容。输血治疗后病程记录有输注效果评价的描述。

（2）手术输血患者的手术记录、麻醉记录、护理记录和术后记录中输血量与发血量一致。

C:【检查与监管】

（1）质管处每月检查各科室输血记录的书写规范情况，存在的问题通过OA系统、院长函反馈给科室，科室进行分析、整改。

（2）临床用血管理委员会每月对临床用血情况进行检查、分析，存在的问题通过OA系统反馈给科室进行整改，每季度将临床用血检查结果及整改情况在《医院质量与安全报告》上通报。

A:【成效】

（1）输血治疗病程记录完整、规范。

（2）开展PDCA项目《提高住院患者输血记录书写规范率》，达到目标值并维持4个月以上。

4.19.4 开展临床用血全程管理，执行输血前核对制度，做好血液入库、储存和发放管理

4.19.4.1 落实临床用血申请、申请审核制度，履行用血报批手续

P:【计划与规范】

《临床用血申请与审核制度》。

D:【执行要点】

（1）用血申请实行信息化管控，按《医疗机构临床用血管理办法》执行用血申请分级管理和审批流程。除紧急用血外，须主治医师以上人员才有用血申请权限。

（2）输血申请单格式化。

（3）使用全血或红细胞超过1600ml（8U）的临床单例患者由医务处审核并批准。

C:【检查与监管】

（1）医务处每季度对《临床用血申请与审核制度》的落实情况进行检查，存在的问题通过管理软件平台反馈给科室进行整改。

（2）临床用血管理委员会每月对输血申请单进行检查、分析，存在的问题通过OA系统反馈给科室进行整改，每季度将检查结果及整改情况在《医院质量与安全报告》上通报。

A:【成效】

（1）用血申请和申请审核制度落实到位。

（2）监测指标：输血申请单合格率达到100%。

4.19.4.2 建立输血管理信息系统，做好血液入库、储存和发放管理

P:【计划与规范】

《血液入库、贮存和发放管理制度》《血液库存预警与临床协调制度》。

D:【执行要点】

（1）输血管理信息系统与血站信息互联互通，实行血液预订、接收、入库、出库、库存预警及血液输注全过程的信息化管控。

（2）血液储存、运送符合国家有关标准和要求。贮血冰箱、血小板保存箱设有自动温度监测系统，每天人工记录温度2次。

（3）交叉配血报告单格式化，输血记录规范完整。

（4）输血科每月统计血液出入库记录完整率、血液有效期内使用率。

C:【检查与监管】

（1）输血科和临床科室每月对血液的接收、发放进行自查，对存在的问题落实整改。

（2）质管处每季度对血液出入库及配发血的全过程实施检查、分析，存在的问题通过OA系统反馈给科室进行整改，每季度将临床用血检查结果及整改情况在《医疗质量考评结果分析与持续改进》上通报。

（3）护理部护理病历质控小组每季度对输血护理记录进行检查，存在的问题通过OA系统反馈给科室进行整改；检查结果及整改情况在护理质量与安全管理会议上反馈，并在《医疗质量考评结果分析与持续改进》上通报。

A:【成效】

（1）血液出入库及配发血工作符合规范。

（2）监测指标：入库记录完整率达到100%，血液有效期内使用率达到100%。

（3）输血护理记录规范完整。

4.19.5开展血液质量管理监控，制定、实施控制输血严重危害（输血传染疾病、输血不良反应、输注无效）的方案，严格执行输血技术操作规范

4.19.5.1有血液储存质量监测与信息反馈的制度

P:【计划与规范】

《血液贮存质量监测与信息反馈制度》。

D:【执行要点】

（1）贮血冰箱、血小板保存箱设有自动温度监测系统，每天人工记录温度2次，每周清洁消毒1次，贮血冰箱每月空气培养1次。

（2）输血结束后血袋由输血科回收，放置冰箱24小时后按医疗废物处置，有记录。

C:【检查与监管】

（1）输血科每月对血液贮存质量监测情况进行自查，对存在的问题落实整改。

（2）质管处每季度依据《输血科质量考核评分标准》对输血科进行检查，存在的问题通过院长函反馈给科室进行整改，检查结果及整改情况在《医疗质量考评结果分析与持续改进》上通报。

A:【成效】

（1）血液储存质量与信息反馈制度落实到位。

（2）无血液储存及使用后处置不良事件发生。

4.19.5.2有临床输血过程的质量管理监控及效果评价制度与流程

P:【计划与规范】

（1）《临床输血过程质量管理监控与效果评价制度》《输血不良反应监测与调查处理管理制度》。

（2）《输血不良反应处理预案》。

D:【执行要点】

（1）输血科对临床输血的全过程进行监控管理，包括储血、发血、输血中、输血后、输血室内质量控制和室间质量评价等。

（2）血液发出后，输血科将受血者和供血者标本放2～6℃冰箱保存7天。

（3）从发血、取血、血液接收、血液开始输注、输血15分钟、输血结束等各个环节均有记录，时间应精确到分钟。

（4）输血使用的输血器、血液加温器等符合国家标准，按《静脉治疗护理技术操作规范》执行。

（5）输血实施全程监护，利用软件平台上报输血不良反应，不良反应的发生和处理情况及时记录在病历中，时间精确到分钟。

C:【检查与监管】

（1）输血科与临床用血科室对输血过程质量管理制度的落实情况进行自查、分析，并对存在的问题落实整改。

（2）质管处每季度对输血过程质量管理制度的落实情况进行检查、分析，存在的问题通过OA系统反馈给科室进行整改，临床用血检查结果及整改情况在《医疗质量考评结果分析与持续改进》上通报。

（3）护理部护理病历质控小组每季度对输血护理记录进行检查，存在的问题通过OA系统反馈给科室进行整改；检查结果及整改情况在护理质量与安全管理会议上反馈，并在《医疗质量考评结果分析与持续改进》上通报。

A:【成效】

（1）每一例患者输血全过程管理规范、监管措施落实到位。

（2）监测指标：输血不良反应上报率达到100%，输血记录规范率持续正向高值。

4.19.5.3 医院有输血相关应急预案，并得到落实

P:【计划与规范】

《临床应急用血预案》《急性溶血性输血反应处理预案》《输血不良反应处理预案》《控制输血传染疾病方案》。

D:【执行要点】

（1）制定关键设备故障应急措施，包括电话、负责人及替代方式。

（2）每年至少1次通过集中培训、现场培训、软件平台、自学等方式对医护人员进行输血应急预案的培训，并进行考核。

（3）医务处每年组织1次紧急抢救用血应急预案、急性溶血性输血反应处理预案等演练，对演练中存在的问题进行持续改进。

C:【检查与监管】

医务处、质管处每季对紧急用血的执行情况进行检查，存在的问题通过OA系统、中层干部例会、院长函等方式反馈给科室进行整改，检查结果及整改情况在《医疗质量考评结果分析与持续改进》上通报。

A:【成效】

（1）应急管理相关措施落实到位，无输血严重危害事件发生。

（2）监测指标：医护人员输血应急知识考核合格率达到100%。

4.19.6 落实输血相容性检测管理制度，做好相容性检测实验质量管理，确保输血安全

4.19.6.1 有输血相容性检测实验室管理制度

P:【计划与规范】

《输血相容性检测实验室管理制度》《输血科外部服务和供应品采购管理制度》《输血科服务计划》。

D:【执行要点】

（1）制定有ABO血型和RH（D）血型鉴定、交叉配血、红细胞不规则抗体筛选、输血感染性疾病免疫标志物等检测的标准操作规程。

（2）所有输血患者、手术患者、待产孕妇和有创诊疗操作患者进行输血相容性检测。

（3）交叉配血采用聚凝胺法或抗人球蛋白法等实验方法。

（4）检测试剂由采购中心统一招标、签订合同、按管理流程采购。科室对每批试剂入库、使用情况均有记录，每天进行输血相容性检测室内质控。

C:【检查与监管】

（1）输血科每月对输血相容性检测的执行情况进行检查、总结、分析，对存在的问题落实整改。

（2）质管处每季度依据《输血科质量考核评分标准》对输血科进行检查，存在的问题通过院长函反馈给科室进行整改，检查结果及整改情况在《医疗质量考评结果分析与持续改进》上通报。

A:【成效】

（1）输血相容性检测的相关制度得到落实。

（2）无输血相容性检测不良事件发生。

4.19.6.2 做好相容性检测质量管理，开展室内质量控制，参加输血相容性检测室间质量评价

P:【计划与规范】

《输血相容性检测室内质量控制管理制度》《输血相容性检测室间质评管理制度》。

D:【执行要点】

（1）制定输血相容性室内质控标准操作规程，有实验有效性判断和失控的判定标准。

（2）每天开展输血相容性检测室内质控，对失控的结果进行调查分析、处理，并有记录。

（3）每年参加省级及以上输血相容性检测室间质评。

C:【检查与监管】

（1）输血科每月对输血相容性检测质控情况进行检查并对存在的问题进行整改。

（2）输血科对每次室间质评结果进行总结、分析，对不合格项目进行整改。

A:【成效】

（1）室内质量控制和室间质量评价规范，输血相容性检测质量不断提高。

（2）输血科参加省级及以上输血相容性检测室间质评，成绩合格。

二十、医院感染管理与持续改进

4.20.1 有医院感染管理组织，医院感染控制活动符合《医院感染管理办法》等规章要求，并与医院功能和任务及临床工作相匹配

4.20.1.1 依据《医院感染管理办法》建立医院感染管理组织，负责医院感染管理工作

P:【计划与规范】

（1）《医院感染管理三级组织工作制度》。

（2）《医院感染管理办法》。

（3）《医院发展"十三五"规划》《医院感染防控年度计划、季度计划》。

（4）《院感科专职人员岗位职责》《院感质控员岗位职责》。

D:【执行要点】

（1）设立医院感染管理三级组织，由医院感染管理委员会、院感科、科室医院感染管理小组组成，并制定院、科两级医院感染管理组织工作职责。

（2）科室医院感染管理小组：由各科室主任、护士长、监控医师和监控护士组成。在医院感染管理委员会和院感科的指导下，科室医院感染管理小组负责本科室医院感染管理的各项工作，结合本科室医院感染防控工作的特点，制定相应的医院感染管理制度，并组织实施。

（3）院感科配备专（兼）职人员，负责人为从事医院感染管理工作5年以上的专业技术人员；临床科室有兼职的医院感染管理质量控制人员。

（4）制定相关人员的岗位职责并进行培训、考核。

（5）医院感染管理纳入《医院发展"十三五"规划》和质量与安全管理目标，依据上级部门与医院感染管理的有关要求，制订工作实施计划，并得到落实。

C:【检查与监管】

（1）科室每月对医院感染管理工作、制度的落实情况进行自查，对存在的问题进行分析、反馈并整改。

（2）院感科每季度进行医院感染管理督查，每季度组织召开医院感染管理委员会及院感质控员会议，对医院感染管理的现状进行分析，并对存在的问题进行反馈，提出改进措施并落实。

（3）对上级主管部门（如省、市院感质控中心，卫生监督所等）在检查中发现的问题能及时整改，并调整、完善工作计划和内容。

A:【成效】

（1）院、科两级医院感染组织机构健全，人员配置满足临床需求。

（2）无重大医院感染责任事件发生。

4.20.1.2 制定相应的规章制度，将医院感染的预防与控制落实到所有医疗服务中

P:【计划与规范】

（1）《院感高风险科室监管制度》《院感科服务计划》《医院感染预防控制计划》等。

（2）《医务人员手卫生监测流程》《使用中消毒剂/灭菌剂监测流程》《物体表面监测流程》《医疗废物处置流程》《医院感染暴发报告和处置应急流程》《医院感染管理质控流程》《院感预警病例处理及上报流程》《保护性隔离患者隔离操作流程》《产房医院感染预防操作流程》《导管相关性血流感染监测流程》《地面或物体表面可见污物处理流程》《多重耐药菌病人防控流程》《内镜消毒灭菌效果监测流程》《内镜床旁预处理流程》《外科手术部位感染监测流程》《紫外线辐射强度监测流程》《防护用品穿脱流程》等。

D:【执行要点】

（1）根据相关法律、法规，不断修订和完善的医院感染预防与控制制度共44个。

（2）有针对医院所有医疗活动和工作流程而制定的具体措施，并得到落实。

（3）院感科专职人员职责分工明确，专职人员每月通过业务学习熟知相关制度、工作流程及所管辖部门的医院感染特点。

（4）院感质控员上岗前需进行理论与技能培训，考核通过后方能上岗，要求熟知岗位职责、院感相关制度和工作流程、医院感染特点等。

（5）全体职工通过集中与分层培训熟知本部门、本岗位有关医院感染管理相关制度及要求，并严格执行。

（6）举办感控周活动，提高全院院感知识和技能；组织开展全院感染管理PDCA项目竞赛。

C:【检查与监管】

（1）院感质控员每月对本科室医院感染管理进行自查，对存在的问题进行分析、反馈，并落实整改。

（2）院感科每季度开展科室的医院感染管理工作督查和院感质控考核，将督查与考核结果通过OA系统、质控员会议等途径反馈给各科室进行整改，每季度汇总后形成《院感简讯》，并在《医疗质量考评结果分析与持续改进》及《医院质量与安全报告》上通报，与绩效考核和奖惩制度挂钩。

A:【成效】

（1）医院感染管理工作落实到位。

（2）开展PDCA项目《提高手卫生正确性》，达到目标值并维持4个月以上。

4.20.2 开展医院感染预防控制知识和技能的培训与教育

4.20.2.1 医院有医院感染管理培训计划、培训大纲和培训教材，实施全员培训

P:【计划与规范】

《医院感染管理培训制度》。

D:【执行要点】

（1）每年年初组织相关人员根据风险评估表进行风险评估，制订感控计划、培训计划、培训大纲和培训内容。

（2）按计划开展培训与考核。

1）培训内容：根据培训对象制定相应的培训内容，包括相关法律法规、行业标准、专业知识和技能等。

2）培训学时：行政后勤人员、外包商、供应商≥2学时/年；新上岗人员岗前培训≥3学时/年；在职医护人员≥6学时/年；科室医院感染管理小组成员≥9学时/年；医院感染管理专职人员≥15学时/年。

3）培训形式：采取授课式（软件平台线上培训）、示教式（传统课堂培训）与实践式（现场培训）等方式进行院、科两级集中培训与分层培训。

4）新员工入职时、新规范或制度下发时、更换院感质控员时均要进行医院感染防控知识与技能的培训。

5）科室定期组织医护人员进行医院感染预防和控制的相关演练，并考核。

C:【检查与监管】

院感科定期通过线上考试、纸质考试、现场考核（普查＋随机抽查）对培训效果进行追踪与成效评价，存在的问题反馈给科室进行整改。

A:【成效】

（1）医务人员的医院感染预防和控制知识与技能达到岗位要求。

（2）全员通过手卫生正确性和口罩正确佩戴考核。

4.20.3 按照《医院感染监测规范》，加强监测重点部门、重点环节、重点人群与高危险因素，控制并降低医院感染风险

4.20.3.1 产房诊疗工作符合医院感染管理相关法律、法规要求

P:【计划与规范】

（1）《产房环境管理制度》《产房医院感染管理制度》《母婴同室医院感染管理制度》《隔离分娩室工作

管理制度》。

（2）《产房医院感染预防操作流程》。

（3）《医院感染管理办法》。

D:【执行要点】

（1）产房周围环境必须清洁、无污染源，产房相对独立，与母婴室和新生儿病室相邻近。

（2）产房布局合理，分区明确，设有相对独立的隔离待产室和隔离分娩室，内设独立空调系统，用后的产房、产床进行清洁消毒。

C:【检查与监管】

（1）产科每月对科室人员手卫生、产房产床清洁消毒等情况进行自查，对存在的问题落实整改。

（2）院感科每季度对产房的医院感染管理情况进行督查，存在的问题通过OA系统、管理软件平台反馈给科室进行整改。

（3）院感科每季度进行医院感染监测反馈，科室针对存在的问题落实整改。

A:【成效】

产房诊疗工作符合医院感染管理要求。

4.20.3.2 口腔诊疗工作符合医院感染管理相关法律、法规和《医疗机构口腔诊疗器械消毒技术操作规范》的要求

P:【计划与规范】

（1）《口腔医院感染管理制度》《口腔科牙椅管理制度》。

（2）《医疗机构口腔诊疗器械消毒技术操作规范》。

（3）《医院感染管理办法》。

D:【执行要点】

（1）口腔科环境布局流程合理，符合规范，种植室按门诊手术室要求进行合理布局。

（2）所有诊室均独立设置，并做好"四手"操作。

（3）制定口腔器械转运交接流程，器械统一送消毒供应中心清洗消毒灭菌，符合国家规范，提供安全的诊疗操作物品。

（4）备有防护用品专用箱，医务人员操作时按照消毒隔离技术规范做好个人防护。

（5）备有针刺伤应急处理箱，箱子上贴有针刺伤应急处理流程图。

C:【检查与监管】

（1）科室每月对手卫生依从性、消毒隔离防护等制度的落实情况进行自查，对存在的问题落实整改。

（2）院感科每季度对口腔科医院感染管理工作进行督查，存在的问题通过OA系统、管理软件平台反馈给科室进行整改。

（3）科室每月对空气、口腔用水进行培养监测；院感科每月对口腔科医务人员手卫生、种植室物表有微生物监测抽查，针对环境卫生学采样不合格结果进行反馈并落实整改。

A:【成效】

（1）口腔诊疗工作符合医院感染管理规范。

（2）开展PDCA项目《提高口腔用水监测达标率》，达到目标值并维持4个月以上。

4.20.3.3 内镜诊疗工作符合医院感染管理相关法律、法规和《内镜清洗消毒技术操作规范》的要求

P:【计划与规范】

（1）《内镜中心医院感染管理制度》《内镜清洗消毒室工作管理制度》《内镜中心清洗消毒管理制度》《内镜中心仪器设备保洁消毒制度》。

（2）《内镜清洗消毒流程》《床旁预处理流程》《内镜采样流程》《清洗人员个人防护穿脱流程》。

（3）《内镜清洗消毒技术操作规范》《医院感染管理办法》。

D:【执行要点】

（1）内镜中心消毒隔离工作符合规范要求，设有独立的消化内镜、支气管镜、纤维喉镜室。

（2）科室医务人员操作时根据消毒规范做好个人防护（口罩、帽子、防护面罩、手套、防水围裙等），清洗人员个人防护穿脱流程上墙，配置镜子检查穿脱规范性。

（3）治疗内镜除科室使用过氧乙酸灭菌外，每月再送消毒供应中心环氧乙烷灭菌。

C:【检查与监管】

（1）科室每月进行医院感染管理自查及追踪，每月进行手卫生依从性的调查，对存在的问题落实整改。

（2）院感科每季度对医院感染管理进行督查，存在的问题通过OA系统、管理软件平台反馈给科室进行整改。

（3）院感科每月对内镜中心进行环境卫生学抽查，包括（手卫生、物体表面、内镜、纯化水、消毒剂、灭菌剂等），存在的问题反馈给科室进行整改。

A:【成效】

内镜诊疗工作符合医院感染管理规范。

4.20.3.4有重点环节、重点人群与高危险因素的监测。对下呼吸道、手术部位、导尿管相关尿路、血管导管相关血流等主要部位感染有具体预防控制措施并实施

P:【计划与规范】

（1）《医院感染风险管理制度》《院感高风险科室监管制度》《医院感染预防控制计划》。

（2）《导管相关血流感染预防与控制标准操作规程》《导尿管相关尿路感染预防与控制标准操作规程》《呼吸机相关肺炎预防与控制标准操作规程》《手术部位感染预防与控制标准操作规程》。

D:【执行要点】

（1）每年初根据上年度监测结果、新规范、指南等，在医院感染管理委员会会议上进行风险评估，确定重点科室和监测计划，以及监控指标目标值。

（2）院感科每日对风险较高的科室进行院感重点监控。根据医院感染实时监测系统的预警，专职人员及时处理预警，并判断是否存在院内感染情况。

（3）有针对重点环节、重点人群与高危险因素的管理与监测计划，并将措施落实到位。

（4）重症医学科积极落实预防呼吸机相关肺炎的集束化策略（BUNDLE）防控措施。

1）每张床旁挂有呼吸机相关性肺炎（VAP）防控措施提醒标识。

2）使用《穿刺核对表（checklist）》落实最大无菌屏障的实施：口罩、帽子、无菌手术衣、无菌手套、从头到脚的大铺单（有一次性和消毒供应中心统一制作大铺单）。

3）置管前进行外科手消毒，使用氯己定沐浴巾大范围擦拭穿刺部位皮肤；置管和维护全面使用2%氯己定皮肤消毒等措施。

4）护理责任组长使用《维护核对表（checklist）》抽查各项维护操作执行情况。

5）制定《中央静脉导管穿刺核查表和维护表》《VAP预防措施落实核查表》对防控措施进行核查。

（5）择期手术患者，手术部位术前使用氯己定擦浴。

（6）重症医学科开展导管相关性血流感染（CRBSI）千日感染率、呼吸机相关性肺炎（VAP）千日感染率、尿路感染（UTI）千日感染率的监测与预防控制，每月将感染率趋势图在宣传栏公示。

（7）有对下呼吸道、手术部位、导尿管相关性尿路、血管导管相关性血流等主要部位感染的预防控制相关制度与措施，并得到落实。

（8）每两周对重症医学科、急诊重症监护室和新生儿重症监护室3个科室进行院、科两级晨会交班，落实感控措施，降低院感发生率。

1）科室院感质控员交班内容包括手卫生检查情况、无菌操作检查情况、多重耐药防控情况、三管防控措施监督、血培养送检情况、医务人员个人防护情况及科室自查发现的问题反馈。

2）院感专职人员交班内容包括院感发生情况、三管感染率、多重耐药菌感染和措施的落实情况、科室近期存在的问题反馈、相关内容学习等。

C:【检查与监管】

（1）院感科每月进行环境卫生学监测，采集项目包括卫生手消毒、外科手消毒、物体表面、消毒液监测、消毒物品、灭菌物品等，对结果不合格的科室下发整改通知书，要求科室查找原因并整改，整改后重新采样直至合格。

（2）院感科每月对主要部位感染情况和三管感染情况进行汇总、分析，存在的问题反馈至相关科室、各ICU，感染率超出目标值的下发整改反馈表，要求整改科室一周内对超标原因进行分析并落实整改措施。

（3）院感科每月对医院感染的监测情况进行统计，并在科务会议上对异常指标进行分析讨论，全院感染情况形成《院感简讯》在OA系统公示。

（4）科室每月进行医院感染管理自查及追踪，每月有手卫生依从性调查，对存在的问题落实整改。

（5）院感科每季度通过《医院感染管理查核表》对全院各科室院感管理进行督查，存在的问题通过管理软件平台反馈给科室进行整改，检查结果及整改情况在《医疗质量考评结果分析与持续改进》及《医院质量与安全报告》上通报，并与绩效考核和奖惩制度挂钩。

A:【成效】

（1）医院信息系统能够对重点环节、重点人群与高危险因素实时预警，及时干预，医院感染得到有效控制。

（2）开展PDCA项目《提高呼吸机相关性肺炎预防措施落实率》《降低导管相关血流感染发病率》《神经外科降低Ⅰ类切口手术部位感染率》，达到目标值并维持4个月以上。

4.20.3.5 医院有医院感染暴发报告流程与处置预案，并有演练和改进措施

P:【计划与规范】

（1）《医院感染暴发事件应急处置预案管理制度》《医院感染监测与报告制度》。

（2）《医院感染暴发报告处置应急流程》。

D:【执行要点】

（1）医务人员通过医院感染实时监测系统及时获得医院感染的信息。

（2）有医院感染暴发的报告和处置预案控制的有效措施，要求临床发现散发病例24小时内上报，有流行或暴发趋势立即上报。

（3）通过集中培训、软件平台等方式对医护人员进行医院感染暴发报告流程和处置预案的培训。

（4）根据医院感染可能发生的暴发情况制定各类演练方案，如新生儿室、血液净化中心、ICU等重点科室院感暴发演练方案，每年至少1次组织演练，并有总结、问题整改。

C:【检查与监管】

（1）院感科通过《医院感染暴发评估表》对每次演练过程进行评估、反馈，形成医院感染暴发处置演练效果的评价报告，对存在的问题落实整改。

（2）院感暴发按不良事件上报，质管处及院感科进行监管，存在的问题反馈给科室进行整改。

A:【成效】

演练中存在的问题得到整改，并纳入常态化管理，医院感染暴发事件上报流程及处置预案能及时得到更新和修订。

4.20.4 医院感染管理组织要监测医院感染危险因素、医院感染率及其变化趋势；根据医院感染风险、医院感染发病率及其变化趋势改进诊疗流程；将医院感染情况与其他医疗机构进行比较；定期通报医院感染监测结果

4.20.4.1 医院感染专职人员和监测设施配备符合要求，有医院感染监测指标体系，按照《医院感染监测规范（WS/T312-2009）》开展目标性监测、全院综合性监测等监测工作，并有记录

P:【计划与规范】

（1）《医院感染风险管理制度》《医院感染监测与报告制度》《院感科服务计划》《医院感染预防控制计划》。

（2）《医院感染监测规范（WS/T312-2009）》。

D:【执行要点】

（1）医院感染管理专职人员和医院感染实时监测系统软件配备满足临床需求。

（2）按照医院感染监测规范要求开展综合性监测及目标性监测（包括呼吸机性相关肺炎、血导管相关性血流感染、导尿管相关性泌尿道感染、手术部位感染等），监测覆盖高风险科室和环节，监测目录或清单范围根据医院感染管理委员会风险评估结果制定。

（3）科室能按照医院感染监测规范要求开展监测工作，并有记录。

（4）通过医院感染实时监测系统监测感染信息，能保证信息质量，原始记录文件有保存。

（5）每月对重点科室展开环境卫生学监测，对监测不合格者有整改反馈。

C:【检查与监管】

（1）定期（至少每季度）对监测信息进行分析、讨论、总结与反馈，并汇总形成《医院感染监测记录与分析报告》，对医院感染风险、医院感染率及其变化趋势提出预警和诊疗流程等改进措施并落实；监测结果通过OA系统、医院感染管理委员会会议及质控员会议、每季度的《院感简讯》反馈给各科室。

（2）每月对存在的异常监测指标在科务会议上讨论分析，采用"红黄绿"卡片形式反馈给相关科室进行整改。

A:【成效】

医院感染监测指标体系和医院信息系统能够满足目标性监测和全院综合性监测等管理需求。

4.20.4.2 按照卫生健康行政部门的要求上报医院感染监测信息

P:【计划与规范】

《医院感染监测与报告制度》《感染风险评估管理制度》《医院感染监测与报告制度》《院感科服务计划》。

D:【执行要点】

（1）按照卫生健康行政部门的要求上报医院感染监测信息。

（2）指定专人负责每月完成省院感质控中心要求的医院感染监控数据上报。

（3）指定专人负责每月进行医疗质量核心指标（院感部分）上报。

C:【检查与监管】

（1）院感科（市院感质控中心挂靠单位）每季度对全市各家医院感染监测数据进行横向对比并形成全市简报。

（2）院感科对省、市医院感染质量控制中心发布的本地区医院感染监测信息进行分析、比较，提出改进建议，对差异大的指标反馈给院领导、医院感染管理委员会及相关科室，并召开专题讨论会，寻找原因、落实整改。

A:【成效】

（1）医院感染管理水平不断提高。

（2）监测指标：医院感染发生率、Ⅰ类切口手术部位感染发生率、多重耐药菌感染发生率等持续下降。

4.20.5 有多重耐药菌医院感染控制管理规范与程序，有多部门共同参与的多重耐药菌管理合作机制，对多重耐药菌医院感染实施监管与改进

4.20.5.1 有多重耐药菌医院感染控制管理规范与程序，有多部门共同参与的多重耐药菌管理合作机制，对多重耐药菌医院感染实施监管与改进

P:【计划与规范】

《多重耐药菌医院感染管理制度》《细菌耐药监测及预警机制工作制度》《环境表面清洁消毒制度》。

D:【执行要点】

（1）成立多重耐药菌管理小组，每季度召开多重耐药菌防控会议，针对多重耐药感染发生率、检出率，隔离措施落实率等进行讨论分析，提出改进措施。

（2）积极落实多重耐药菌医院感染控制的有效措施，包括手卫生措施、隔离措施、无菌操作、合理使用抗菌药物、保洁与环境消毒的制度等；对医务人员进行多重耐药菌（MDRO）防控制度培训与考核；做好保洁和陪护人员的培训与管理。

（3）医院临床微生物实验室开展多重耐药菌检测及抗菌药物耐药性分析。通过医院感染实时监测系统对医院感染进行监测，对每一例多重耐药菌病例进行个案登记，并且现场进行隔离措施的落实查核及后续追踪。

（4）有临床科室、微生物实验室或检验部门、医院感染管理部门等在多重耐药菌管理方面的协作机制，并有具体落实方案。医院感染实时监测系统有细菌耐药监测及抗菌药物临床应用预警。

（5）检验科微生物实验室对每例多重耐药菌及时短信提醒院感科及责任医师，HIS、电子病历系统、医院感染实时监测系统有变色提醒。

（6）质管处对病历进行监控，多重耐药患者转科小结需体现耐药情况，并与相关科室做好交接。

C:【检查与监管】

（1）科室责任护士对防控措施的落实情况进行检查，并在OA系统填写《病区隔离措施落实查核表》上交院感科。

（2）院感科对每一例多重耐药菌患者隔离措施的落实情况进行现场督查，每3天跟踪落实情况，存在的问题通过现场或质量管理数据平台反馈给科室进行整改。

A:【成效】

（1）开展PDCA项目《提高多重耐药菌病人隔离措施落实率》，达到目标值并维持4个月以上。

（2）多重耐药菌感染情况同期下降或变缓趋势，无流行暴发事件发生。

4.20.6 应用感染管理信息与指标，指导临床合理使用抗菌药物

4.20.6.1 有细菌耐药监测及预警机制，各重点部门应了解其前5位的医院感染病原微生物的名称及耐药率

P:【计划与规范】

《细菌耐药监测及预警机制工作制度》。

D:【执行要点】

（1）有日常细菌耐药监测及预警机制，每季度制作1期《院感简讯》在OA系统公告。

（2）各重点部门了解其前5位的医院感染病原微生物的名称及耐药率，院感科每季度将前5位病原体反馈给科主任和护士长，科室随时通过医院感染实时监测系统查看感染发生情况，发现问题及时干预。

（3）有临床治疗性使用抗菌药物的微生物送检率年度统计分析。

（4）有临床治疗性使用抗菌药物种类与微生物检测种类年度统计分析。

C:【检查与监管】

（1）对年度治疗性抗菌药物微生物送检率进行统计、分析，存在的问题反馈给相关科室进行整改。

（2）对年度临床治疗性抗菌药物种类与微生物种类进行统计、分析，存在的问题反馈给相关科室进行整改。

（3）每季度对位居前列的病原体耐药情况进行分析；每年进行趋势对比分析。

（4）每季度召开医院感染管理委员会及多重耐药多部门协作会议，讨论分析异常情况，提出改进措施，并落实。

A:【成效】

（1）多部门对细菌耐药情况联合干预措施得到有效落实。

（2）临床治疗性抗菌药物使用种类合理，细菌耐药控制良好。

4.20.7 消毒工作符合《医院消毒技术规范》《医院消毒供应中心清洗消毒及灭菌技术操作规范》《医院消毒供应中心清洗消毒及灭菌效果监测标准》的要求；隔离工作符合《医院隔离技术规范》的要求；医务人员能获得并正确使用符合国家标准的消毒与防护用品；重点部门、重点部位的管理符合要求

4.20.7.1 根据国家法规，结合医院的具体情况，制定全院和不同部门的消毒制度，并得到落实

P:【计划与规范】

（1）《消毒灭菌与隔离管理制度》《消毒灭菌效果监测制度》《院感高风险科室监管制度》《重症医学

科医院感染管理制度》《重症医学科消毒隔离制度》《内镜中心医院感染管理制度》《内镜中心清洗消毒管理制度》《急诊医学科医院感染管理制度》《口腔科医院感染管理制度》《产房医院感染管理制度》《感染病病房消毒隔离制度》《消毒供应中心感染管理制度》《新生儿科医院感染管理制度》《手术室消毒隔离制度》《导管室医院感染管理制度》《口腔科牙椅管理制度》。

（2）《医院消毒技术规范》《医院消毒供应中心清洗消毒及灭菌技术操作规范》《医院消毒供应中心清洗消毒及灭菌效果监测标准》。

D:【执行要点】

（1）定期通过软件平台、现场培训等方式对医务人员进行相关制度、消毒技术的教育与培训，并有培训与考核记录。

（2）定期对保洁人员进行针对性的消毒隔离知识培训及污染体液、血液处理现场考核，有处理污染体液、血液专用物品存放箱和流程，以图示说明操作流程，方便保洁员掌握。

（3）院感科参与消毒设施、设备、消毒剂的采购，保证符合国家有关要求，证件齐全并在采购中心和设备处备案。

（4）所有消毒设施、设备统一由总务处、设备处定期维护、保养。

（5）除内镜部分器械外，复用物品统一管理。根据医疗物品的危险性选择正确的消毒、灭菌方法，确保消毒灭菌效果。

1）将手术麻醉科的器械直接纳入消毒供应中心一体化管理：手术使用后直接送至消毒供应中心回收—清洁—消毒或灭菌—按手术通知单送相应用品至手术间以供使用。

2）对门诊科室（包括口腔门诊）复用器械集中送消毒供应中心统一管理。

3）将消化内镜、支气管镜、电子喉镜等整体纳入内镜中心管理，分别设相应独立区域，并将重症、急诊、麻醉等部门的内镜纳入到内镜中心统一清洗、消毒。

（6）定期针对消毒开展常规监测。

1）现配现用的消毒液每次进行浓度监测。

2）装有紫外线灯的科室每半年进行强度监测并登记，新灯管使用前有监测记录。

3）开展环境卫生学监测：每月进行外科与卫生手消毒、无菌物品、物体表面、使用中消毒液、灭菌液、反渗水与透析液、污水的检测，每季度进行内镜消毒物品、清洁消毒物品、使用中消毒液、清洁织物和纯化水的检测，并有记录。

（7）消毒供应中心对消毒灭菌物品有物理、化学和生物监测并记录。

C:【检查与监管】

（1）院感科每季度对全院进行消毒液浓度监测，发现问题当场反馈，必要时进行现场指导，对整改结果进行追踪及记录。

（2）院感科定期开展环境卫生学监测，将环境卫生监测不合格结果，通过OA系统反馈给科室负责人及质控员，必要时进行现场指导，整改后重新采样，对整改结果进行追踪并记录。

（3）院感科每季度与医务处、护理部、总务处、基建科等部门进行感控风险巡查，发现的问题反馈给科室进行整改；针对疑难问题召开专题讨论会进行分析、总结，并落实整改。

A:【成效】

消毒工作制度落实到位，无因消毒不合格导致的感染事件发生。

4.20.7.2隔离管理符合要求，医务人员防护用品使用正确，针对不同传播途径的疾病隔离与预防措施得当

P:【计划与规范】

（1）《保护性隔离管理制度及流程》《感染性疾病隔离管理制度及流程》《空气传播性疾病感染防控度》《消毒灭菌与隔离管理制度》《多重耐药菌医院感染管理制度及流程》。

（2）《重症医学科防护用品穿脱流程》《新生儿重症监护室防护用品穿脱流程》《消毒供应中心防护用品穿脱流程》《产房防护用品穿脱流程》《内镜中心防护用品穿脱流程》等。

D:【执行要点】

（1）重症医学科和手术室各设有一间负压间，急诊医学科有相对独立的隔离间。

（2）通过软件平台、集中培训等方式对医务人员进行消毒灭菌隔离管理相关知识的培训，并考核。

（3）相关科室配备个人防护用品专用箱及各种隔离标识（接触隔离、空气隔离、飞沫隔离、保护性隔离标识），隔离设施及物品配备能满足临床需要。

（4）医院感染实时监测系统针对中性粒细胞值低下、多重耐药菌等接触隔离病例进行相应预警；电子病历系统有活动性肺结核、接触隔离病例颜色提醒。

（5）科室针对不同传播途径的疾病落实相应隔离措施。

C:【检查与监管】

（1）院感科每季度通过《医院感染管理查核表》对全院各科室医院感染管理进行督查，分析存在的问题并通过管理软件平台反馈给各科室进行整改，检查结果及整改情况在《医疗质量考评结果分析与持续改进》上通报，与绩效考核挂钩。

（2）病区责任护士检查每例隔离患者隔离措施的落实情况并填报《病区隔离措施落实查核表》上交院感科，同时针对存在的问题进行整改。

A:【成效】

隔离工作持续改进有成效，向正向发展；无相应流行与暴发事件发生。

二十一、介入诊疗管理与持续改进

4.21.1专业设置、人员配备及其设备、设施符合《放射诊疗管理规定》等相关要求和医院功能与任务要求，能提供24小时诊疗服务

4.21.1.1介入诊疗技术与医院功能、任务相适应，符合医疗机构的基本要求

P:【计划与规范】

（1）《介入诊疗中心服务计划》。

（2）《介入诊疗中心DSA机器故障应急预案》《介入诊疗中心停电应急预案》《介入诊疗中心患者急性肺水肿应急预案》《介入诊疗中心患者大出血应急预案》《介入手术室危重病人抢救预案》。

（3）《放射诊疗管理规定》。

D:【执行要点】

（1）介入诊疗技术与医院功能、任务相适应。根据临床需要，能提供24小时介入诊疗服务。

（2）有与介入诊疗项目相关的临床科室（介入科、心血管内科、神经外科、神经内科、血管外科）为介入诊疗的并发症与其他意外紧急情况处理提供技术支持。

（3）定期通过软件平台、集中培训等方式对介入诊疗相关科室进行介入诊疗应急预案与工作流程的培训，并开展数字减影血管造影（DSA）机器故障、对比剂过敏、心肺复苏、消防及导管室停电等应急演练。

C:【检查与监管】

医务处每季度对开展项目及质量、介入手术资格授权进行检查与监管，对手术并发症、术后感染、再次手术等指标进行统计，对存在的问题与缺陷进行分析、总结，并通过管理软件平台反馈给相关科室进行整改。

A:【成效】

相关科室协作良好，共同保障患者的诊疗质量与安全。

4.21.2执行卫生健康行政部门制定的介入诊疗技术管理规范，依法取得相应诊疗科目及人员的执业资质

4.21.2.1执行卫生健康行政部门制定的介入诊疗技术管理规范

P:【计划与规范】

（1）《导管室管理制度》。

（2）《心血管疾病介入诊疗技术临床应用管理规范》《综合介入诊疗技术临床应用管理规范》《外周血

管介入诊疗技术临床应用管理规范》《神经血管介入诊疗技术临床应用管理规范》。

（3）《介入诊疗中心培训计划》。

D:【执行要点】

（1）制定介入诊疗实施细则与流程，并严格执行。

（2）按培训计划完成介入诊疗中心人员的培训，并有考核。

（3）有介入操作技术规范，定期对介入医师进行考核；DSA技术员有上岗证。

（4）在实施介入诊疗前，必须经2名以上具有介入诊疗资格的医师决定（其中至少1名为副主任医师），并有记录。

C:【检查与监管】

医务处每季度对介入诊疗规范的落实情况、培训效果进行监督，对存在的问题制定改进措施，并反馈给科室进行整改。

A:【成效】

相关人员无违规操作事件发生。

4.21.3 掌握介入诊疗技术的适应证，规范技术操作，开展质量控制，定期质量评价

4.21.3.1 掌握介入诊疗技术的适应证和禁忌证，保障患者安全

P:【计划与规范】

《患者评估制度》《医师授权管理制度》《介入诊疗中心质量改进和患者安全计划》。

D:【执行要点】

（1）各级医师通过业务学习掌握介入诊疗技术的适应证与禁忌证，并严格执行。

（2）介入诊疗前，手术医师在手术前进行术前评估与访视，制定手术方案，与患者沟通治疗方案内容及潜在的风险，术后24小时内主刀医师查房，并完成术后签字。

（3）介入诊疗方案的确定与实施按照医务处授权规定执行。

C:【检查与监管】

（1）科室医疗质量与安全小组每季度对患者介入诊疗情况的适应证进行回顾总结和分析，提出改进措施。

（2）医务处每季度对介入诊疗的技术适应证进行监管与评价，并有改进措施通过管理软件平台反馈给科室进行整改。

A:【成效】

（1）介入诊疗管理规范，病例符合介入诊疗技术的适应证要求。

（2）监测指标：介入诊疗病例适应证符合率达到100%。

4.21.3.2 有介入诊疗工作制度、技术操作常规，开展质量控制，定期质量评价，保障介入诊疗安全

P:【计划与规范】

（1）《介入诊疗工作制度》《导管室管理制度》《导管室环境管理制度》《导管室医疗废物管理制度》《导管室医院感染管理制度》《出院病人随访制度》《介入诊疗中心质量改进和患者安全计划》。

（2）《介入诊疗中心岗位职责》。

D:【执行要点】

（1）科室配备多功能心电监护仪、除颤仪、吸引器、麻醉机、抢救车等抢救设备和急救药品，每日专人检查、清点并记录。

（2）定期对介入相关病区、介入手术室等各级各类人员培训相关制度和岗位职责，有综合考核记录。

（3）由术后手术医师及主管医师对介入术后患者进行出院随访，并有记录。

C:【检查与监管】

（1）科室每月对介入诊疗工作进行自查，对存在的问题制定整改措施。

（2）医务处每季度对介入适应证、术后并发症、再次手术、术后感染、术后随访、介入手术资格授权等介入诊疗全程管理，进行检查、评价和分析，存在的问题有改进建议并反馈给科室进行整改。

A:【成效】

介入诊疗管理、术后随访和质量评价工作规范，诊疗能力和水平不断提升。

4.21.4有介入诊疗器材购入、使用的登记制度，介入诊疗器材使用符合规范

4.21.4.1有介入诊疗器材购入、使用的登记制度，保证介入诊疗器材的来源可追溯

P:【计划与规范】

《植入与介入类医疗器械管理制度》《导管室医疗废物管理制度》《介入诊疗器械购入、使用登记制度》。

D:【执行要点】

（1）所有介入诊疗器材的来源可追溯，均有相关的合格证件。

（2）每例介入诊疗器材使用者的病历中均有器材使用的识别标志记录，对于价格200元以上的介入耗材，每例介入诊疗器材使用者的病历中均有器材条形码。

（3）对一次性介入诊疗器材使用流程有明确规定，所有一次性介入诊疗器材使用后按医疗废物管理。

C:【检查与监管】

（1）科室每月对介入诊疗器材的管理和使用情况进行自查，对存在的问题制定改进措施。

（2）医务处每季度对介入诊疗器材管理制度的落实情况进行督查，对存在的问题进行分析、提出改进建议，并反馈给科室进行整改。

（3）院感科、护理部、总务处、采购中心定期对医疗废物的销毁情况进行检查与监管，并持续改进。

A:【成效】

全院所有介入诊疗器材管理使用规范，其来源可追溯，无违规采购、使用案例。

二十二、血液净化管理与持续改进

4.22.1依据《血液透析室基本标准》《血液透析室管理规范》及《血液净化标准操作规程》等规范要求，建设血液透析室，满足医院功能与任务要求

4.22.1.1血液透析室分区与布局、设施、设备符合国家法律、法规及行业规范的要求

P:【计划与规范】

（1）《血液净化中心工作制度》《血液净化中心消毒隔离制度》。

（2）《血液透析室基本标准》《血液透析室管理规范》《血液净化标准操作规程》。

D:【执行要点】

（1）血液净化中心根据医院感染控制要求，布局按三通道（医护人员通道、患者通道、污物通道）、分区（污染区、半污染区、清洁区）管理，布局流程合理。

（2）每个血液透析单元使用面积为3.2m²，水处理间的使用面积为30m²，水处理机占地面积为14m²。

（3）有血液透析室设备清单，配备血液透析机、水处理设备、供氧装置、负压吸引装置等基本设备，以满足工作需要，并配备防护服、面屏等职业防护物品。

（4）配备1台能够上网、上报信息的电脑。

C:【检查与监管】

（1）科室质量控制小组每季度对布局、设备设施、职业防护物品等情况进行自查，对存在的问题进行分析并落实整改。

（2）医务处每季度通过《专科检查表》对血液净化中心布局及血液透析保障管理工作进行督查，存在的问题通过管理软件平台反馈到科室进行整改，科室填写反馈整改函上交医务处。

A:【成效】

（1）分区与布局、设施符合相关规定。

（2）急救设备管理符合规范。

（3）职业防护用品配置到位，防护用品使用、考核符合规范。

4.22.1.2 医师、护士、医技人员的岗位专业设置满足医院功能与任务要求

P:【计划与规范】

（1）《人力资源配置制度》《血液净化中心人力资源调配制度》《血液净化中心医师学习培训制度》《血液净化中心护士学习培训制度》《医院中层干部选拔任用管理制度》。

（2）《血液净化中心岗位职责》《血液净化中心人员岗位说明书》。

（3）《血液净化中心医师规范化培训计划》《护士分级培训计划》。

D:【执行要点】

（1）配备68台血液透析机，具有肾脏病学中级以上专业技术职务任职资格医师6名。血液净化中心负责人具备肾脏病学高级专业技术职务任职资格。

（2）配置护士数量28名，均符合要求，血液净化中心护士长具备高级专业技术职务任职资格。

（3）具备机械和电子学知识及一定的医疗知识，并熟悉血液透析机和水处理设备的性能结构、工作原理和维修技术的技师2名。

（4）医师、护士和技师具有三级医院血液透析3个月以上工作经历或培训经历。

（5）全科每月进行血液净化相关知识学习，按培训计划通过集中培训、现场培训、软件平台、自学等方式完成培训和考核，参加省质控中心举办的血液净化培训班并通过考试取得合格证。

C:【检查与监管】

（1）科室定期对岗位配备及人员的培训情况进行自查，填写《血液净化中心护理质量检查表》《护理单元教学管理质量评价标准》，对存在的问题分析并落实整改。

（2）组织人事处每年通过《人力配置评估申请表》评估检查人力配置情况，结果以书面形式反馈给科室持续改进。

（3）护理部每季度通过《血液净化中心护理质量检查表》《护理单元教学管理质量评价标准》对血液净化中心护理人员的岗位配备及培训情况进行督查，存在的问题通过OA系统反馈给科室进行整改。

（4）科室针对督查发现的问题在科室质量控制小组会议上进行分析、讨论，并落实整改措施。

A:【成效】

（1）医师、护士、医技人员配备和履职能力达到相关要求，满足临床工作需求。

（2）开展PDCA项目《提高血液净化中心团队模拟急救考核合格率》，达到目标值并维持4个月以上。

4.22.2 有质量管理制度与紧急处理预案，落实措施，保障安全

4.22.2.1 有质量管理制度与岗位职责

P:【计划与规范】

（1）《血液净化中心质量控制小组管理制度》《血液净化中心数据收集制度》。

（2）《血液透析室各项操作常规及流程》《血液净化标准操作规程》。

（3）《血液净化中心质量控制小组岗位职责》。

D:【执行要点】

（1）通过集中培训、现场培训、自学等方式进行相关制度、岗位职责、技术规范、操作规程等培训，并按计划进行理论及操作考核。

（2）签订岗位说明书。

（3）成立血液净化中心质量控制小组，明确分工职责，组长为科主任，副组长是护士长，相关人员知晓其履职要求。

（4）每月专人负责统计分析透析关键指标，并讨论制定下阶段的治疗方案，组织全科学习。

C:【检查与监管】

（1）护士长每月对科室的相关护理制度、岗位职责、技术规范、操作规程的落实情况进行检查，填写《血液净化中心护理质量查检表》，对存在的问题分析、反馈并落实整改。

（2）血液净化中心质量控制小组每季度对科室的相关制度、岗位职责、技术规范、操作规程的落实情况进行自查，存在的问题每月在科室医疗质量与安全管理会议上进行讨论、分析，并落实整改。

（3）医务处、护理部通过《专科检查表》《血液净化中心护理质量查检表》每季度对血液净化中心的管理制度、岗位职责、技术规范、操作规程的落实情况进行督查，存在的问题通过管理软件平台、OA系统反馈给科室进行整改。

A:【成效】

（1）医师、护士岗位职责明确，血液透析治疗流程规范。

（2）实现血液净化管理软件系统对血液透析全程实时质量监控、追踪和相关数据分析。

（3）血液透析患者各项血液透析质量关键指标达标率在省内处于领先地位，获省血液透析质量检查优秀单位。

4.22.2.2 有血液透析患者登记及病历管理制度

P:【计划与规范】

（1）《血液净化中心病人登记和病历管理制度》《血液净化中心数据收集制度》。

（2）《血液净化标准操作规程》。

D:【执行要点】

（1）实施患者实名制管理。

1）所有患者在医院血液净化治疗期间，均在血液透析管理系统中登记姓名、性别、年龄、身份证号码、家庭住址和联系电话。

2）每位患者建立了固定透析号，根据患者入院透析时间进行连续编号，再次入院时核对身份证，继续使用同一编号。

（2）透析病历包括透析病史、阶段评估、医嘱单、化验单、检查报告单和透析记录单，血液透析记录等医疗文书书写符合病历书写规范要求。

C:【检查与监管】

（1）科室病历质控医师每季度通过《血液净化中心病历质控检查表》进行病历质控，对存在的问题进行反馈，并落实整改。

（2）质管处每季度通过《血液净化中心病历质控检查表》对透析病历进行质控检查，存在的问题通过OA系统、院长函、医疗质量检查反馈会等方式反馈给科室进行整改，并将检查结果及整改情况在《医疗质量考评结果分析与持续改进》上通报。

A:【成效】

（1）提升病历信息化管理：原门诊知情同意书由纸质版改为电子版，透析医嘱由纸质版改为电子版。

（2）开展PDCA项目《提高住院患者首次血液净化医嘱的规范率》，达到目标值并维持4个月以上。

4.22.2.3 有紧急意外情况与并发症的应急预案

P:【计划与规范】

（1）《血液净化中心医师学习培训制度》《血液净化中心护士学习培训制度》。

（2）《血液净化中心失衡综合征的应急处置预案》《血液净化中心首次使用综合征的应急处置预案》《血液净化中心肌肉痉挛的应急处置预案》《血液净化中心透析中低血压的应急处置预案》《血液净化中心透析中高血压的应急处置预案》《血液净化中心动静脉内瘘发生血栓的应急处置预案》《血液净化中心溶血应急处置预案》《血液净化中心致热源反应的应急处置预案》《血液净化中心空气栓塞的应急预案》《血液净化中心体外循环凝血应急预案》《血液净化中心透析过程中静脉肿胀应急预案》《血液净化中心透析器破膜应急预案》。

（3）《血液净化中心紧急情况应急预案培训计划》。

D:【执行要点】

（1）科室通过集中培训、现场培训、软件平台、自学等方式对血液透析紧急情况的处置进行培训，并考核。

（2）每季度对血液透析常见并发症应急预案、处理流程进行演练，并有讨论、评价与记录。

C：【检查与监管】

（1）血液净化中心质量控制小组每季度对意外情况的处理流程、并发症上报进行自查，对存在的问题进行分析、落实整改。

（2）医务处、护理部每季度通过《专科检查表》《血液净化中心护理质量查检表》对血液净化中心紧急意外情况相关制度的落实情况、培训效果进行检查，定期参与应急预案演练，存在的问题通过管理软件平台、OA系统反馈给科室进行整改。

A：【成效】

（1）全体医护人员熟练掌握紧急意外情况和并发症的处理，并且在全院模拟急救考核中取得优异成绩。

（2）开展PDCA项目《提高血液净化中心团队模拟急救考核合格率》，达到目标值并维持4个月以上。

4.22.3 严格执行医院感染管理制度与流程，有完整的监测记录与应急管理预案

4.22.3.1 执行医院感染管理的相关制度与流程

P：【计划与规范】

（1）《医院感染管理制度》《消毒隔离制度》《手卫生制度》《院感高风险科室监管制度》《血液净化中心消毒隔离制度》《环境表面清洁消毒管理制度》。

（2）《透析相关感染预防与控制标准操作规程》《血液净化标准操作规程》。

D：【执行要点】

（1）设置传染病血液净化隔离治疗单元。

1）乙型肝炎病毒、丙型肝炎病毒、梅毒患者分区、分机器进行隔离透析。

2）隔离治疗单元护理人员固定，在护理传染病患者的同时严禁护理其他非传染病患者；严禁将传染病区患者物品带入非传染病区。

3）隔离治疗单元的物品有固定标识，包括治疗车、心电监护仪、微泵、血压计、听诊器、耳温仪、血糖仪等。

4）急诊艾滋病患者需行血液净化治疗的予以病房管理，行CRRT治疗。

（2）科室每年组织与院感科、医务处、护理部、感染科、检验科联合进行医院感染紧急情况处理演练，并有讨论、评价与记录。

（3）血液透析机均按照生产厂家的要求每班分机型进行消毒，每台机器均有说明书及消毒记录。

（4）水处理系统每周进行管路热消毒，每3个月进行化学消毒。

C：【检查与监管】

（1）护士长、科室院感监控员每月通过消毒隔离质控表单、医院感染管理质控检查追踪表，血液净化中心护理质量查检表对科室落实医院感染管理相关制度的情况进行检查，对存在的问题落实整改。

（2）院感科每月对科室医院感染管理（手卫生、置换液细菌培养、内毒素检查等）的落实情况进行检查、对存在的问题进行分析，并通过管理软件平台反馈给科室进行整改。

（3）院感科、护理部每季度通过医院感染管理质控检查追踪表、消毒隔离质控表单、血液净化中心护理质量查检表对科室落实医院感染管理相关制度的情况进行督查，存在的问题通过OA系统反馈给科室进行整改。

A：【成效】

全科医护人员严格按照《血液净化中心消毒隔离制度》进行血液透析治疗，医源性医院感染事件得到有效控制。

4.22.3.2 患者进入血液净化室前应进行血液传播性疾病检测

P：【计划与规范】

《血液净化中心患者管理制度》《血液净化中心消毒隔离制度》。

D：【执行要点】

（1）对所有初次血液透析的患者进行乙型肝炎病毒、丙型肝炎病毒、梅毒螺旋体、艾滋病病毒感染相

关检查，每半年复查1次。

（2）采取信息化患者排班模式：新入本血液净化中心且无血液传播性检测结果的患者，将无法通过血液净化管理软件系统进行血液净化治疗的安排。

（3）乙型肝炎病毒、丙型肝炎病毒、梅毒螺旋体及艾滋病病毒感染的患者分别在隔离透析治疗区进行专机血液透析治疗。

C:【检查与监管】

医务处每季度通过《专科检查表》对血液净化中心患者接诊制度的落实情况进行检查，存在的问题通过管理软件平台反馈给科室进行整改，并填写反馈整改函。

A:【成效】

每例患者进入血液净化中心前均进行血液传播疾病检查。

4.22.4血液透析机与水处理设备符合要求，透析液的配制符合要求

4.22.4.1有透析液和透析用水质量监测制度与执行流程，有完整的水质量监测记录

P:【计划与规范】

《血液净化中心透析用水质量管理制度》。

D:【执行要点】

（1）透析用水符合《中华人民共和国医药行业标准（YY0572-2015）中的血液透析及相关治疗用水》要求。

（2）透析液和透析用水质量由经过科室培训的护士实施监控，并专人管理。

（3）工程师每个工作日对透析用水进行总氯、硬度、电导率检测并做好记录。

（4）科室院感监控员每月对透析用水进行细菌监测、内毒素监测，每年对化学污染物进行测定，保留原始化验单。

C:【检查与监管】

（1）科室质量控制小组每季度对透析液和透析用水质量监测执行流程进行检查，存在问题在科室医疗质量与安全管理会议上进行汇报、分析，并落实整改。

（2）主管部门每季度对透析液和透析用水质量进行监管，存在的问题反馈给科室进行整改。

A:【成效】

透析液和透析用水均检测达标，未发生水质量相关不良事件。

4.22.4.2透析液配制符合要求

P:【计划与规范】

（1）《血液净化中心浓缩液配制制度》。

（2）《透析液配制操作流程》。

（3）《血液净化标准操作规程》（2010版）。

D:【执行要点】

（1）采购中心对透析液和透析粉厂家提供的相关证件进行审核，透析液和透析粉符合国家标准。

（2）全科室定期进行透析液配制相关知识的培训，严格按照规范的操作流程进行配液；透析液配制全过程实行双人核对并双签名。

C:【检查与监管】

（1）护士长每月检查透析液配制流程的落实情况，在科室医疗质量与安全管理会议上反馈，对存在的问题进行分析，落实整改。

（2）院感科、护理部每季度对透析液配制规程的执行情况进行督查，存在的问题通过OA系统反馈给科室进行整改。

A:【成效】

透析液配制质量完全达到相关要求，未发生透析相关不良事件。

4.22.5执行《血液透析器复用操作规范》

备注：我院不适用条款。

4.22.6建立与完善运行中的数据库，做到实时记录。定期分析质量与安全管理指标，保障血液透析患者的安全

4.22.6.1建立与完善运行中的数据库，做到实时记录。定期分析质量与安全管理指标，保障血液透析患者的安全

P:【计划与规范】

《血液净化中心数据收集制度》。

D:【执行要点】

（1）利用血液净化管理软件系统建立血液透析质量方面的基础数据库，内容涵盖血液透析的工作量，包括对透析中心患者关键质量指标的统计、对患者质量指标的趋势分析等。

（2）医师根据血液净化管理软件系统中患者关键质量指标的统计情况，分析并调整下阶段诊疗措施。

C:【检查与监管】

（1）科室透析质量控制小组每季度针对血液净化中心管理软件系统中患者关键质量指标中存在的问题进行分析，提出下一步诊疗计划并落实整改，同时记录。

（2）信息中心、质管处每季度对质量数据库建设及监测情况进行检查，对存在的问题进行分析，提出改进建议，通过OA系统反馈给科室进行整改。

A:【成效】

（1）质量与安全管理指标健全，数据库完整。

（2）血液净化管理软件系统对血液透析全程实时质量监控、追踪和相关数据分析，血液透析患者各项血液透析质量关键指标达标率在省内处于领先地位；我院获省血液透析质量检查优秀单位。

（3）监测指标：稳定维持血液透析患者的血红蛋白≥110g/L，达标率持续正向高值。

二十三、临床营养管理与持续改进

4.23.1营养科具备与其功能和任务相适应的场所、设备、设施和人员条件。由有资质的人员从事临床营养工作，持续改进临床营养工作

4.23.1.1设营养科（室），并配备与其规模相适应的营养专业人员（医师、技师、护士、厨师、护理员等），开展临床营养工作

P:【计划与规范】

（1）《营养科工作制度》《医院中层干部选拔任用管理制度》。

（2）《营养科岗位职责》。

D:【执行要点】

（1）建立科室人员（含医师、技师、护士、厨师、配餐员）专业技术资格证书档案，并动态管理。

（2）开设营养门诊，同时开展健康体检营养咨询服务；建立肠内营养制剂的应用种类清单，应用种类70余种。

（3）具备开展临床营养的设施、设备、空间等基本条件，包括肠内营养配制间、流质间、膳食配制室；人体成分分析仪、医院营养管理软件、等离子空气消毒机、组合式净化空调监控系统等。

（4）科室负责人具备营养学高级专业技术职务资格。

C:【检查与监管】

（1）每月营养科对营养风险筛查、营养评估单、健康体检营养咨询服务等情况进行检查，本科室存在的问题在科室医疗质量与安全会议上反馈并进行整改，临床科室存在的问题通过OA系统反馈给临床科室进行整改。

（2）质管处每季度对营养咨询服务等情况进行检查、分析，并通过OA系统、院长函、医疗质量检查反馈会等方式反馈给科室进行整改，检查结果及整改情况在《医疗质量考评结果分析与持续改进》上通报。

A：【成效】

（1）人员配备能够满足临床工作需求，临床营养专业人员与床位比不少于1:200。

（2）监测指标：门诊患者对营养门诊咨询服务满意度持续正向高值。

4.23.1.2营养科（室）有临床营养工作的管理制度，并得到落实

P：【计划与规范】

（1）《营养科工作制度》《住院患者膳食常规管理制度》《营养评估与干预制度》《营养科环境管理制度》《营养科职工健康管理制度》《营养科服务计划》。

（2）《营养科年度培训计划》。

D：【执行要点】

（1）按年度培训计划全员每季度培训1次；配餐员、营养厨师每月培训1次；营养师每周培训1次。

（2）医师按《住院患者膳食常规管理制度》要求，下达膳食医嘱。

（3）有膳食医嘱执行路径：临床医师通过HIS开具膳食医嘱；HIS与点餐系统通过数据接口进行连接；配餐员使用平板电脑到病房点餐；营养科相关部门（营养食堂、治疗膳食配制室、肠内营养配制室）分别制备和送达。

（4）有糖尿病、肾病、低脂、低盐、高蛋白等50余种治疗膳食，并具备制备技术。

C：【检查与监管】

营养师每日检查治疗膳食制餐质量，存在的问题现场反馈或通过OA系统反馈给膳食科进行整改；根据《日常工作检查表》每周1次对配餐员进行考核，每月汇总后在科务会议上反馈并进行整改；营养科每月对重点病房（内分泌科、肾内科、神经内科等）治疗膳食医嘱相符率随机抽查2次，存在的问题通过OA系统反馈给临床科室进行整改。

A：【成效】

（1）"住院患者各类膳食的适应证和膳食应用原则"能够得到有效落实。

（2）开展PDCA项目《提高内分泌科治疗饮食订餐率》《提高糖尿病患者膳食治疗有效率》，达到目标值并维持4个月以上。

（3）监测指标：重点病房治疗膳食医嘱符合率持续正向高值。

4.23.2对住院患者实施营养评估，接受特殊、疑难、危重及大手术患者的营养会诊，提供营养支持方案，按照《病历书写基本规范》的要求进行记录

4.23.2.1对住院患者实施营养评估，接受营养会诊，提供营养支持方案，按照《病历书写基本规范》的要求进行记录

P：【计划与规范】

《营养科工作制度》《住院患者膳食常规管理制度》《营养评估与干预制度》《会诊制度》《三级查房制度》。

D：【执行要点】

（1）所有重点患者实施营养三级查房，同时营养（医）师参与临床病历讨论，并记录。

（2）开展全院住院患者营养风险筛查和重点患者营养评估，接受特殊、疑难、危重及大手术患者的营养会诊，并提供相应的营养治疗方案和膳食。

（3）为各类营养不良或营养失衡患者提供营养支持方案，按照《病历书写规范管理制度》的要求记入病历。

C：【检查与监管】

（1）营养师每月互查营养查房访视单、复核营养会诊单填写，存在的问题在科室医疗质量与安全会议上反馈并落实整改。

（2）质管处每季度对营养评估、会诊、查房等情况进行检查、分析，存在的问题通过OA系统、院长函、医疗质量检查反馈会等方式反馈给科室进行整改，检查结果及整改情况在《医疗质量考评结果分析与持续改进》上通报。

（3）护理部护理文书质控小组每季度对住院患者的营养风险评估及护理措施的落实情况进行检查，存在的问题通过OA系统反馈给科室进行整改，检查结果及整改情况在护理质量与安全管理会议上反馈，并在《医疗质量考评结果分析与持续改进》上通报。

A:【成效】

（1）临床营养管理的相关医疗文书管理规范，符合病历书写规范要求。

（2）监测指标：营养科会诊单书写合格率、营养查房访视单书写合格率持续正向高值。

4.23.3开展营养与健康宣传教育服务，为住院患者提供膳食营养指导，定期评价营养诊疗质量与服务质量，促进持续改进

4.23.3.1开展营养与健康宣传教育服务，为住院患者提供膳食营养指导，定期评价营养诊疗质量与服务质量，促进持续改进

P:【计划与规范】

《营养科工作制度》《健康教育计划》。

D:【执行要点】

（1）采取口头宣教、书面资料、网络及媒体、宣传栏、义诊、讲座等多种形式开展营养知识健康宣教。

（2）营养师每日对重点病区新入院患者的治疗饮食及全院糖尿病患者的饮食进行宣教；糖尿病患者每日所需的热量及主食量，记录在纸质健康宣教单上供患者查看，同时记录在电子病历健康教育评估单中供医护人员查阅。

（3）营养师每月参与病区工休座谈会，听取并征求患者及其家属的意见并进行整改。

（4）设置营养诊疗质量与服务质量指标20余个，如重点病房治疗饮食宣教率、重点病房治疗膳食医嘱与疾病相符率、营养会诊合格率、营养查房访视单书写合格率、病区营养风险筛查NRS2002正确率等，每月监测。

C:【检查与监管】

（1）科室每月对营养诊疗质量与服务质量指标进行自查，每月进行住院患者满意度调查，每季度进行医护人员满意度调查，存在的问题均在科室医疗质量与安全会议上反馈并落实整改。

（2）质管处每季度对营养诊疗质量、服务质量等情况进行检查、分析，存在的问题通过OA系统、院长函、医疗质量检查反馈会等方式反馈给科室进行整改，检查结果及整改情况在《医疗质量考评结果分析与持续改进》上通报。

（3）党办、院办（党政综合办）每月对营养服务质量进行住院患者真情反馈满意度调查，存在的问题通过《真情反馈表调查统计汇总》反馈给科室进行整改。

A:【成效】

（1）住院患者对临床营养指导工作的满意度不断提升。

（2）监测指标：住院患者满意度、医护人员满意度持续正向高值。

二十四、医用氧舱管理与持续改进

备注：我院不适用条款。

二十五、放射治疗管理与持续改进

4.25.1依法取得放射诊疗许可证与大型医用设备配置许可证，布局、设备、设施符合《放射诊疗管理规定》和相关国家标准

4.25.1.1具有卫生健康行政部门核准的"放射治疗"诊疗科目，机房建筑、放射治疗设备应取得国家认定的合格证书

P:【计划与规范】

《放射诊疗管理规定》。

D:【执行要点】

（1）医院医疗机构执业许可证中有"放射治疗"诊疗科目，具备省环保厅签发的《辐射安全许可证》，核准与校验均在有效期内。

（2）机房建筑取得国家认定的《机房建设职业病危害预评审与竣工评审》及环保部门检测，并取得《机房建设竣工环保验收》；具备开展放射治疗的基本设备：医用直线加速器、CT模拟定位机、放射治疗计划系统、铅模制作设备和体位固定装置、基本的质控仪器［电离室剂量计、晨检仪、调强计划验证仪、二维（三维）水箱等］等，有放射治疗设备清单。

（3）放射治疗设备有放射诊疗许可证与大型医用设备配置许可证。

C:【检查与监管】

（1）建立科室专管员自查体系，专管员每月对放射诊疗相关许可证进行检查，对存在的问题进行分析、反馈，并落实整改。

（2）主管部门每季度对放疗设备的核准与校验进行督查，存在的问题通过OA系统反馈给科室进行整改。

（3）省计量院和卫生监督部门每年均组织技术人员对加速器、后装机的性能及工作场所的辐射安全进行检测并反馈。

A:【成效】

（1）放射治疗科目执业资质管理规范、文件资料完整。

（2）放射诊疗许可证、大型医用设备配置许可证、辐射安全许可证均在有效期内，机房布局、设备设施符合《放射诊疗管理规定》和国家相关标准。

（3）获得2016～2017年度省质控检查优秀单位。

4.25.1.2 具备开展放射治疗的基本技术

P:【计划与规范】

（1）《放疗科工作制度》《放射治疗质量管理制度》《放疗科安全防护管理工作制度》《肿瘤放射治疗规范及流程制度》等。

（2）《放射治疗质量控制基本指南》《医疗技术临床应用管理办法》。

D:【执行要点】

（1）开展全身各种恶性肿瘤的根治性放疗或术前、术后常规放射治疗，对各种晚期肿瘤患者进行姑息性放疗。运用三维适形放疗、调强放疗（IMRT）、影像引导放疗（IGRT）、立体定向放疗（SBRT或SRS）等多种放射治疗技术，其中三维适形和调强放疗占总治疗患者例数的95%以上。

（2）根据专业技术人员职称、从业年限等制定科室人员的技术准入名单。

（3）科室每月进行放疗物理技术新进展等相关知识的培训，并定期组织考核。

（4）科室所有从业人员均接受国家卫生主管部门的培训，并考核取得大型医疗设备上岗证；物理师及技师每年轮流参加省肿瘤诊治质控中心培训、考核，取得岗位培训证书。

C:【检查与监管】

（1）科室每月对放射治疗技术进行统计、分析，对存在的问题落实整改。

（2）医务处每季度对放射治疗从业人员的资质、培训情况进行督查，存在的问题通过管理软件平台反馈给科室进行整改；检查结果及整改情况在《医疗质量考评结果分析与持续改进》上通报。

A:【成效】

（1）放射治疗从业人员培训到位，培训记录、证书齐全。

（2）科室熟练开展IMRT、IGRT、SBRT、SRS等多种放疗技术及后装治疗技术，能够满足临床需求。

4.25.2 有医学物理人员参与制订治疗计划，保证放射治疗定位精确与计量准确

4.25.2.1 放射治疗前由主管医师、物理师共同制订放射治疗计划，并及时调整放射治疗计划。有放射治疗后的患者随访

P:【计划与规范】

（1）《肿瘤放射治疗规范及流程制度》《放疗科治疗计划讨论制度》。

（2）《放射治疗效果评价的规范与流程》《放射治疗定位精确与计量准确的相关程序》。

D:【执行要点】

（1）为确保放射治疗规范、定位精确及剂量准确，体位固定使用体膜，并CT模拟定位，首次实施调强放疗前进行剂量验证、锥形束CT（CBCT）位置验证。

（2）每年安排省计量院对机器进行剂量检测，并定期将剂量仪送国家级计量实验室进行比对，以保证剂量准确。

（3）邀请专业加速器维保团队进行机器的深度保养，确保放疗准确。

（4）放射治疗计划由诊疗小组医师及物理师共同制定，并由诊疗小组长审核。

（5）放疗过程中对患者进行放疗效果评价，并根据评价及时调整放射治疗计划，有放疗计划设计、调整的病历记录。

（6）对放射治疗患者进行随访，有完整的随访记录。

（7）定期通过业务学习、软件平台进行相关制度与程序的培训，并组织考核。

C:【检查与监管】

（1）科室质控小组对放射治疗定位的精确性与计量的准确性进行抽查，专管员每月通过自查表检查相关制度的落实情况，存在的问题在科室医疗质量与安全管理会议上反馈、分析并落实整改。

（2）医务处每季度对科室放射治疗的管理情况进行督查，存在的问题通过管理软件平台反馈给科室进行整改；检查结果及整改情况在《医疗质量考评结果分析与持续改进》上通报。

A:【成效】

放射治疗管理规范，患者有效果评价及放射治疗后的随访，随访满意度不断提高。

4.25.3 实施放射治疗，有明确的规范与流程，定期进行病例讨论，开展效果评价

4.25.3.1 有放射治疗质量管理制度和措施，保障放射治疗质量和安全

P:【计划与规范】

（1）《放射治疗质量管理制度》。

（2）《放射治疗效果评价规范与流程》。

D:【执行要点】

（1）科室成立放射治疗质量管理小组，根据《放射治疗质量管理制度》开展质控工作。

（2）科室根据《RTOG急性放射损伤分级标准》《实体瘤的疗效评价标准（WHO）》《肿瘤病人生存质量标准》对放射治疗患者进行效果和毒副作用的评价。根据评价效果，针对性地制定防范毒副作用、改善放疗效果的措施。

（3）科室每月开展疑难计划、危重症病例讨论，并做好记录。

（4）放射治疗前CBCT保证放疗位置精确，剂量验证保障剂量准确，由质量专管员进行检查。

C:【检查与监管】

（1）科室每月召开医疗质量与安全管理会议，分析讨论上一月度的科室医疗运行情况及安全等存在的问题，并落实整改。

（2）医务处每季度对各项制度的落实情况、放射治疗质量管理工作进行监管，存在的问题通过管理软件平台反馈给科室进行整改；检查结果及整改情况在《医疗质量考评结果分析与持续改进》上通报。

A:【成效】

（1）由放疗医师、物理师、技师共同参与放疗计划的制订、治疗摆位、剂量验证等，放射治疗质量不断提高。

（2）开展PDCA项目《降低放疗患者（肺癌、食管癌）2级及以上放射性食管炎的发生率》，达到目标值并维持4个月以上。

（3）监测指标：患者满意度持续正向高值。

4.25.4有放射治疗装置操作和维护维修制度、质量保证和检测制度与放射防护制度,并得到执行

4.25.4.1有放射治疗装置操作和维护维修制度、质量保证和检测制度

P:【计划与规范】

(1)《放射治疗装置操作制度》《放射治疗装置维护维修和检测制度》。

(2)《放疗设备使用操作规程》。

D:【执行要点】

(1)有放疗科设备清单,设备处专职工程师负责放射治疗装置的维护、维修,物理师负责日常的维护与检测,所有的维护、维修与检测记录完整。

(2)所有放射治疗场所设置明显的警示标识、机房门口警示灯、电离辐射危害告知等。

(3)制定《放疗设备使用操作规程》并上墙,设置必要的联动安全装置,所有操作按程序执行,符合规范。

(4)定期对科室技术人员进行制度与流程的培训并考核,操作人员知晓相关制度并严格执行。

C:【检查与监管】

(1)科室每月对放射装置管理和人员培训计划的落实情况进行自查,并对存在的问题进行分析、讨论,并落实整改。

(2)建立专管员自查体系,每月由设备专管员对放疗场所警示标识、联动设置及设备使用、维护、维修和检测记录等进行自查,存在的问题在科室医疗质量与安全管理会议上进行分析、讨论并落实整改。

(3)医务处、设备处对科室放射装置管理和人员的培训效果进行督查,存在的问题通过管理软件平台反馈给科室进行整改;检查结果及整改情况在《医疗质量考评结果分析与持续改进》上通报。

A:【成效】

(1)所有放疗设备操作、管理符合规范;放疗场所警示标识清晰完整,联动设置有效;设备均按要求进行使用、维护、检测、维修,有完整记录。

(2)加速器使用性能良好,每年为此付出的维修费用极低,每年正常开机率为99%以上。

4.25.4.2有患者与工作人员放射防护制度

P:【计划与规范】

(1)《患者与工作人员放射防护制度》。

(2)《医学放射工作人员的卫生防护培训规范》。

D:【执行要点】

(1)工作人员均按标准佩戴个人放射剂量计和剂量报警仪,配备完整的放射防护用品。

(2)科室新职工上岗前进行放射防护器材及个人防护用品使用方法的现场培训,并考核。

(3)放疗医师、物理技术人员须参加省人民政府环境保护主管部门评估并推荐的单位举办的初级辐射安全与防护学习培训,取得合格证明,每4年进行复训。

(4)放射工作人员须完成每2年1次的"省卫生计生监督"微信平台中关于放射防护和有关法律知识的在线培训考试。

C:【检查与监管】

(1)科室对工作人员个人放射剂量计的佩戴情况、放射防护培训证书的有效期进行检查,针对存在的问题进行讨论、分析,并落实整改。

(2)医务处对科室放射防护的管理情况进行督查,存在的问题通过管理软件平台反馈给科室进行整改,检查结果及整改情况在《医疗质量考评结果分析与持续改进》上通报。

A:【成效】

患者与工作人员防护管理规范,个人剂量监测符合国家相关标准,放射防护达到100%。

4.25.5有放射治疗意外应急预案及处置措施,有能够执行的流程

4.25.5.1加强对放射治疗意外事件的管理,有放射治疗意外应急预案及处置措施

P:【计划与规范】

《放射治疗室临时停电紧急预案》《加速器故障紧急预案》《放射源卡源应急预案》《放射源丢失应急预

案》《消防应急预案》等。

D:【执行要点】

（1）科室制定放射治疗意外应急预案、预防处置措施、规范与流程。

（2）定期通过集中培训、软件平台等形式对从业人员进行预防放射治疗意外应急预案及处置措施的培训，并组织考核。

（3）每年进行至少1次治疗室临时停电紧急预案、加速器故障紧急预案、放射源卡源应急预案、放射源丢失应急预案、消防应急预案等演练，并有记录。

C:【检查与监管】

（1）科室对放射治疗意外各类应急预案、预防处置措施、规范与流程的落实情况进行自查，针对存在的问题进行讨论、分析，并落实整改。

（2）应急办每季度对放射治疗意外应急预案及处置措施的培训效果进行督查，存在的问题进行分析，并反馈给科室进行整改。

（3）医务处每季度对科室的应急能力进行督查，存在的问题通过管理软件平台反馈给科室进行整改；检查结果及整改情况在《医疗质量考评结果分析与持续改进》上通报。

A:【成效】

放射治疗意外事件的处置技能培训和演练管理有落实，科室人员应对突发事件的应急组织能力、协调能力、处置能力提升。

4.25.5.2 放射诊疗人员能掌握心肺复苏基本技能

P:【计划与规范】

《放疗病人呼吸心跳骤停应急预案》。

D:【执行要点】

（1）工作区域配置有可及的相关抢救药品、器材、氧气等，治疗机房内有抢救车、氧气瓶、吸引装置、除颤仪等，有抢救车药品物品、抢救设备清单，专人管理。

（2）每年对放射诊疗人员进行心肺复苏的技能培训和考核，取得心肺复苏技能考核合格证。

C:【检查与监管】

（1）科室每日对抢救药品、器材、氧气瓶、吸引装置、除颤仪等急救药品、物品进行自查并记录。

（2）医务处、教育培训处对抢救配置、人员培训的效果进行督查，存在的问题通过管理软件平台、OA系统反馈给科室进行整改；检查结果及整改情况在《医疗质量考评结果分析与持续改进》上通报。

A:【成效】

（1）抢救配置（药品、器材）满足救治需求。

（2）所有职工掌握心肺复苏的基本技能，取得医院《心肺复苏技能培训合格证》。

4.25.5.3 放射诊疗工作场所、放射性核素储存场所的辐射水平符合有关规定

P:【计划与规范】

《放疗科安全防护管理工作制度》《辐射防护监督管理制度》《放射源管理制度》。

D:【执行要点】

（1）科室每月通过巡检仪对加速器、后装机、机房四周辐射水平进行检测；每年委托有资质的检测公司对加速器、后装机工作场所进行辐射安全检测。

（2）放射治疗设备和场所设置醒目的警示标志，有警示标识、指示灯、固定式剂量报警仪、便携式剂量报警仪。

C:【检查与监管】

（1）科室每月对放射诊疗工作场所、放射性核素储存场所的辐射水平的检测情况进行检查，针对存在的问题进行分析、讨论，并落实整改。

（2）医务处对科室工作场所及辐射水平检测的管理情况进行督查，对存在的问题进行分析，提出改进建议，并通过管理软件平台反馈给科室进行整改；检查结果及整改情况在《医疗质量考评结果分析与持续

改进》上通报。

A：【成效】

有卫生监督部门放疗场所定期安全检测报告，工作场所及辐射水平检测结果均符合国家标准。

二十六、诊断核医学（放射性分析、体内检测）诊疗管理与持续改进

4.26.1 开展诊断核医学活动应符合国家法律、法规及卫生健康行政部门规章的要求

4.26.1.1 开展诊断核医学活动应符合国家标准的要求

P：【计划与规范】

（1）《核医学科工作制度》《放射性同位素（源）管理制度》《辐射防护管理制度》《核医学科废物处理制度》。

（2）《临床核医学卫生防护国家标准（GBZ120-2006）》。

D：【执行要点】

（1）开展诊断核医学（包括脏器或组织影像学检查、脏器功能测定等）项目经省级卫生健康行政部门核准，具备放射诊疗许可证、辐射安全许可证、放射性药品使用许可证。

（2）有核医学科平面图、竣工验收省环保厅批复文件及医用核素辐射装置环保竣工验收表，核医学科工作场所的分级和分区、放射防护、放射性物质储存和操作、辐射监测及放射性废物处理符合《临床核医学卫生防护国家标准（GBZ120-2006）》的要求的结论。

（3）具有省级环境保护部门的环境保护检测与合格文件：《建设项目环境影响报告2014.10》及《省环保厅环评批复文件2014-34号》。

（4）所有诊疗活动、场所分区及消毒物品配置等均符合医院感染管理的要求。

（5）对科室职工进行辐射防护知识的培训和考核。

1）新职工上岗前进行放射防护器材及个人防护用品使用方法的现场培训，并考核。

2）科室职工上岗前须参加省人民政府环境保护主管部门评估并推荐的单位举办的初级辐射安全与防护学习培训，取得合格证明，每4年进行复训。

3）科室职工必须完成"省卫生计生监督"微信平台中关于放射防护和有关法律知识的培训考试。

4）定期通过业务学习、现场培训、软件平台等方式对科室职工进行核辐射防护知识的培训，并考核。

C：【检查与监管】

（1）院感科每月通过《医务人员手卫生依从性和正确性查检表》《医院感染管理查检表》《医院感染管理质控检查追踪表》对核医学科医院感染的管理情况进行检查、分析，存在的问题反馈给科室进行整改。

（2）主管部门定期对核医学科的执业资质、场所划分及放射物质的管理情况、人员的培训效果进行督查，存在的问题通过管理软件平台反馈给科室进行整改，检查结果及整改情况在《医疗质量考评结果分析与持续改进》上通报。

A：【成效】

放射管理相关制度落实到位，执业资质、场所及放射物质、人员等管理规范，符合国家标准。

4.26.1.2 放射性分析程序符合临床生物化学的质量控制规定及书面质量控制流程

备注：我院不适用条款。

4.26.2 体内检测的实验室须使用合适的质量控制方法，并检查设备性能

备注：我院不适用条款。

4.26.3 特殊检查室设计及空间区域划分应符合特殊检查需求，保证检查质量，并能将有害光、射线、磁场限制在检查患者所需的范围，避免医务人员及其他人员接触有害物质

4.26.3.1 特殊检查室设计及空间区域划分应符合特殊检查需求，保证检查质量，并能将有害光、射线、磁场限制在检查患者所需的范围，避免医务人员及其他人员接触有害物质

P：【计划与规范】

《核医学科工作制度》《放射性同位素（源）管理制度》《辐射防护管理制度》《分子影像诊断中心工作

制度》《PET-CT室工作制度》《ECT室工作制度》《核医学科废物处理制度》《核医学科环境管理制度》《核医学科仪器管理制度》《消毒灭菌与隔离管理制度》《医疗废物管理制度》《核医学科诊疗技术人员分工管理制度》。

D:【执行要点】

（1）有核医学科平面图、竣工验收省环保厅批复文件，核医学科设计及空间区域划分符合环境保护与人员防护规定，严格划分患者、检查人员、其他人员所在区域，有省环评报告中对核医学科分区的结论。

（2）核医学科所用仪器、设备均经过校验、质控验证合格，得到相关行政管理部门许可后方可投入使用，放射性药品提供商资质均符合国家相关标准，每批药品均提供质量检测报告，能保证检查质量和患者安全。

（3）定期通过业务学习、现场培训、软件平台等方式对科室职工进行制度、规范、指南等培训，并考核。

（4）"临床诊断报告"由经过医务处授权、具备执业资质的人员签发，有核医学科科室人员可执业范围清单及核医学科医师授权表。

C:【检查与监管】

（1）科室每日对人员资质、报告的签发进行自查，并对存在的问题与缺陷有改进措施。

（2）质管处每季度通过《放射科质量考核评分标准》对规章制度和工作流程的落实情况进行检查，存在问题通过OA系统、院长函、医疗质量检查反馈会等方式反馈给科室，并将检查结果及整改情况在《医疗质量考评结果分析与持续改进》上通报。

A:【成效】

所有临床诊断报告签发人的资质符合规定，无医务人员及其他人员接触有害物质的事件发生。

4.26.4对突发意外事故管理规范，保障患者及员工的安全

4.26.4.1有明确的事故应急预案

P:【计划与规范】

《核医学科放射性同位素事故应急预案》《核医学科危重病人抢救预案》。

D:【执行要点】

（1）放射性操作区展示简明的应急救援流程，PET-CT机房、ECT机房、分装注射室有指定的防护负责人。

（2）每年进行放射性核素事故应急预案的培训、演练，并有记录。

（3）工作区备有急救药品和设备，每日清点检查并记录。

C:【检查与监管】

（1）护理部、药学部每月对抢救车、除颤仪等进行检查，存在的问题通过OA系统反馈给科室进行整改。

（2）应急办每季度对各部门应急技能培训的执行情况和应急演练情况进行督查，有评价、分析，通过OA系统反馈给各科室持续改进。

A:【成效】

应急管理培训有成效，急救药品和设备满足应急需要。

4.26.4.2临床核医学诊断时的防护符合要求

P:【计划与规范】

（1）《核医学科工作制度》《放射性同位素（源）管理制度》《辐射防护管理制度》《核医学科废物处理制度》《核医学科环境管理制度》《分子影像诊断中心工作制度》《PET-CT室工作制度》《ECT室工作制度》《核医学科仪器管理制度》。

（2）《PET-CT操作规程》《SPECT操作规程》《放射性物品处理流程》《核素流程》。

D:【执行要点】

（1）配备分装热室、注射防护屏、铅防护服、铅围脖、铅眼镜、铅砖、个人计量仪、个人报警仪、表面污染监测仪等防护用品及设备，抽查工作人员的防护情况。

（2）候诊室靠近给药室和检查室，配备患者专用厕所，不与工作人员共用。

（3）通过签署知情同意书、口头宣教等方式对每一位核医学诊治患者及其家属进行防护知识的培训。

（4）定期通过业务学习、现场培训、软件平台等方式对科室人员进行核医学工作防护知识的培训，均有辐射安全与防护培训学习合格证书。

C:【检查与监管】

公共卫生科每季度对核医学防护工作的管理及员工培训效果进行检查，有问题分析及改进建议，并通过OA系统反馈给科室持续改进。

A:【成效】

核医学诊断工作规范，员工培训效果好，所有防护符合要求。

4.26.5对非住院患者输液实施统一管理，保障患者治疗安全

备注：我院不适用条款。

二十七、病历（案）管理与持续改进

4.27.1病历（案）管理符合《中华人民共和国侵权责任法》《医疗事故处理条例》《医疗纠纷预防和处理条例》《病历书写基本规范》和《医疗机构病历管理规定》等有关法律、法规、规范

4.27.1.1按照法律、法规及相关规定制定病案管理制度，人员配备合理，设备与设施符合要求

P:【计划与规范】

（1）《病案统计工作制度》《病案统计室管理制度》《医院中层干部选拔任用管理制度》。

（2）《病案统计岗位职责》。

D:【执行要点】

（1）设置病案统计室，有专、兼职人员负责病历和病案管理工作，人员配置满足工作需要。

（2）对出院病案进行疾病分类编码，编码符合国际疾病分类（ICD-10）与手术操作分类（ICD-9-CM-3）（国家临床版2.0）的规定。

（3）编码员全部通过国际疾病、手术编码培训班考核并获得培训证书；卫生统计人员继续教育规范，并每年都取得再教育证书。

（4）科室制订病案管理人员培训计划，并按期落实。

C:【检查与监管】

（1）病案统计室每月对编码员编码质量进行检查，现场反馈给编码员整改并与绩效挂钩。

（2）病案统计室每月对病案管理进行自查，对存在的问题进行分析并落实整改。

（3）质管处每季度对病案管理进行督查、分析，通过书面反馈给科室持续改进。

A:【成效】

（1）医疗高级专业技术职称且从事病案管理10年以上的人员负责病案统计室，无非相关专业的人员。

（2）开展PDCA项目《提高编码员编码正确率》，达到目标值并维持4个月以上。

4.27.2按照《病历书写基本规范》，书写门诊、急诊、住院病历，病历书写符合规范

4.27.2.1按照《病历书写基本规范》，书写门诊、急诊、住院病历，病历书写符合规范

P:【计划与规范】

《病历书写规范管理制度》。

D:【执行要点】

（1）为来院就诊患者（门诊、急诊、住院）建立基本信息，包括患者姓名、出生年月日、性别、门诊号、药物过敏史、有效身份证号、婚姻状况等，并书写和建立相关病历（含急诊留观患者的急诊留观病历）。

（2）同一患者病历建立唯一的标识号码：病历号。

（3）住院患者可通过病历号、姓名和诊断检索到患者历次完整的住院信息。

C:【检查与监管】

（1）科室每日对患者基本信息的记录与病历的建立信息进行自查，存在的问题与缺陷及时整改。

（2）质管处每季度对收费录入患者的基本信息情况、各科室病历书写规范进行检查，通过院长函、OA系统等反馈给科室持续改进，检查结果及整改情况在《医疗质量考评结果分析与持续改进》上通报。

A:【成效】

（1）患者就诊信息填写和病历书写项目规范，错误发生现象逐渐减少。

（2）监测指标：住院患者信息正确率达到100%。

4.27.2.2病历书写应当客观、真实、准确、及时、完整、规范，符合《病历书写基本规范》，确保病历质量

P:【计划与规范】

《病历书写规范管理制度》《病历管理制度》《电子病历管理制度》《病历质量检查制度》《外文缩略语（医嘱）使用管理制度》《患者评估制度》《日间病历书写规范》《病案管理委员会管理制度》《病历质控医师管理制度》。

D:【执行要点】

（1）《病历书写基本规范》要求作为医师岗前培训必备课程，针对培训内容进行考核，培训及考核内容记录完整。

（2）设立科级、院级病历质控医师，负责本科室或全院的病历质控工作。

（3）医务人员按《病历书写基本规范》书写病历，病历书写质量达到要求。

（4）在病案首页中完整填写各种手术与操作并发症、使用药物或器材所致不良反应、病程记录或检查化验报告所获得的诊断等。

（5）根据病情观察、查房情况和检查结果对病情进行分析、判断并记录病程记录，能够体现三级医师的诊断思路和处理方案。

（6）质管处每季度对病历质量检查结果进行反馈，所有乙级病历或疑似乙级病历，质管处处长都会单独与病历书写医师讨论、沟通。

C:【检查与监管】

（1）科室每月通过《病历质控检查表》、每季度通过《临床科室病历质量、核心制度自查改进表》对运行病历质量进行自查，存在的问题在科室医疗质量与安全管理会议上反馈并落实整改，记录在《科室医疗质量与安全管理持续改进记录册》同时上传质管处。

（2）质管处每月通过《病历质控检查表》抽查运行病历、通过《门急诊病历质控检查表》抽查门诊病历，每季度通过《住院病历质量检查评分表》检查归档病案书写质量，存在的问题通过OA系统、院长函反馈给科室进行整改，同时在病案（历）质量管理委员会会议上通报，检查结果及整改情况在《病案质量检查结果分析与持续改进》《医疗质量考评结果分析与持续改进》上通报，落实奖惩措施。

（3）病案统计室实时对病案首页进行专项质控检查，发现问题现场电话和短信通知医师，医师5个工作日内完成整改。

（4）医务处、院感科、输血科、物价科、医保办、药学部等对病历进行检查，并把检查结果反馈到相关科室与个人，同时质管处针对各部门发现的重点问题进行进一步检查。

A:【成效】

（1）病历书写质量逐渐提高，符合《病历书写基本规范》。

（2）甲级病案占比＞95%。

（3）截至2019年底，《医疗质量考评结果分析与持续改进》已编印98期;《病案质量检查结果分析与持续改进》已编印99期。

4.27.2.3按《医疗机构病历管理规定》保存病历资料,以保证病历及时归档,保障病历安全

P:【计划与规范】

《医疗机构病历管理规定》《病历管理制度》。

D:【执行要点】

（1）自主开发病案示踪系统，病案收缴、借阅、复印、上架形成闭环管理。

（2）归档时间30年内的住院病案统一保存，预留15年病案存放的空间。

（3）病案借阅符合《医疗机构病历管理规定》，病历借阅时间最长1个月，未按时归还的病案电话催还，催还后5个工作日内未归还的给予处罚，相关记录完整。

（4）患者出院后，住院病历在3个工作日之内归档率≥90%。

C:【检查与监管】

（1）科室每月对出院住院病历3个工作日之内的归档率进行自查，存在的问题做专项分析并整改。

（2）质管处每季度对出院住院病历3个工作日之内的归档率进行检查，检查结果及整改情况在《病案检查结果分析与持续改进》《医疗质量考评结果分析与持续改进》上通报，与责任医师奖惩挂钩。

A:【成效】

（1）病历归档与保存管理规范，保障病历安全。

（2）监测指标：出院病历3个工作日之内的归档率持续正向高值。

4.27.3 加强安全管理，保护病案及信息的安全措施到位

4.27.3.1 医院有保护病案及信息安全的相关制度，并有应急预案

P:【计划与规范】

（1）《病历管理制度》《病案统计室管理制度》《信息安全管理制度》《5S管理制度》。

（2）《病案及信息安全应急预案》。

D:【执行要点】

（1）病案库房分区合理、符合要求，有防火、防盗、防尘、防湿、防蛀、防高温措施。

（2）配置干粉灭火器和七氟丙烷灭火系统。

（3）保卫科每年对工作人员进行消防知识、应急预案及处置流程的集中培训；每年至少组织1次消防、防盗等的应急演练，并有记录、总结、分析及改进。

（4）电子病历书写、质控、查阅、打印等设置权限，电子病历账号密码至少需要六位数以上的数字加拼音，定期提醒并强制更新。

C:【检查与监管】

（1）病案统计室每月进行安全培训与自查，对存在的问题落实整改。

（2）质管处每季度对病案及信息安全措施的落实情况进行督查，通过书面反馈给病案统计室持续改进。

（3）保卫科每月对消防重点部位进行安全巡查，存在的问题通过现场反馈给科室进行整改。

A:【成效】

（1）保护病案及信息安全的相关制度落实到位，病案及信息安全得到保障。

（2）监测指标：科室人员消防技能考核合格率达到100%。

4.27.4 采用国际疾病分类（ICD-10）与手术操作分类（ICD-9-CM-3）（国家临床版2.0）对出院病案进行分类编码；建立科学的病案库管理体系，包括病案编号及示踪系统、出院病案信息的查询系统

4.27.4.1 采用国际疾病分类（ICD-10）与手术操作分类（ICD-9-CM-3）（国家临床版2.0）对出院病案进行分类编码

P:【计划与规范】

（1）《病历书写规范管理制度》《病历管理制度》《电子病历管理制度》。

（2）《浙江省卫生计生委办公室关于启用国家临床版疾病和手术操作编码的通知》。

（3）《疾病分类与手术操作分类编码培训计划》。

D:【执行要点】

（1）对出院病案进行疾病分类编码，编码符合国际疾病分类（ICD-10）与手术操作分类（ICD-9-CM-3）（国家临床版2.0）的规定。

（2）编码员均接受编码培训并获得国际疾病分类与手术操作分类编码技能水平培训合格证书；科室建立编码员的技术档案并动态管理。

（3）年初病案统计室制订培训计划，每月按计划对编码员进行疾病分类与手术操作分类编码的集中培训，记录完整。

C:【检查与监管】

（1）病案统计室每月对疾病分类编码的准确性进行自查，存在的问题现场反馈到个人进行整改，共性问题在科务会议上反馈并落实整改。

（2）质管处每季度对编码员编码的准确性进行督查、分析，存在的问题现场反馈给编码员进行整改，结果与绩效挂钩。

A:【成效】

（1）将DRG评估方法运用于医院管理，编码管理规范，病案首页信息准时上报，编码与病案质量保持一致，保障相关数据的准确性与真实性。

（2）开展PDCA项目《提高编码员编码正确率》，达到目标值并维持4个月以上。

4.27.4.2 建立出院病案信息查询系统

P:【计划与规范】

《病历书写规范管理制度》。

D:【执行要点】

（1）有出院病案信息管理系统，病案首页资料信息全部录入系统。通过系统能提供最近20年住院患者历次完整的住院病案首页信息。

（2）病案编码员对临床医师填写的病案首页内容有疑问时，必须沟通确认，保证录入内容完整、准确。

（3）根据病案首页内容的任意项目，单一条件查询或复合查询（两个或两个以上项目）住院患者的病案信息。

（4）根据实际工作需要设计多种固定复合查询方案，提高查询效率。

C:【检查与监管】

质管处每季度采用随机设置查询项目的方式抽查出院病案信息管理系统的稳定性，存在的问题现场反馈给病案统计室进行整改。

A:【成效】

（1）病案信息查询功能不断提升，能提供20年内的完整病案首页信息。

（2）监测指标：病案首页信息完整率达到100%。

4.27.5 执行借阅、复印或复制病历资料制度，防止丢失、损毁、篡改、非法借阅、使用和患者隐私的泄露

4.27.5.1 有病案服务管理制度，为医院医务人员及管理人员、患者及其代理人、有关司法机关及医疗保险机构人员提供病案服务

P:【计划与规范】

《病历管理制度》《病案统计室服务计划》。

D:【执行要点】

（1）根据《医疗机构病历管理规定》，为本院相关医务人员及管理人员，患者及其授权代理人，公安机关、检察院、法院等有关司法机关，人力资源与社会保障、保险及负责医疗事故技术鉴定的部门提供病案服务。

（2）本院相关医务人员及管理人员查阅、借阅、复制病案需通过OA系统提出申请，经医务处审核同意后予以办理。

（3）患者及其授权代理人，公安机关、检察院、法院等有关司法机关，人力资源与社会保障、保险及负责医疗事故技术鉴定的部门查阅、借阅、复制申请核查病案信息需提供有效身份证明及相关证明，经医

务处审核同意后予以办理。

（4）所有患者治疗、诊断相关的资料均视为隐秘资料，严禁向任何非授权人士泄露资料内容；不接受电话查询患者病历资料；所有含患者信息（包括姓名、身份证号、出生日期）的纸质材料不允许复用及随地丢弃，需妥善保管，定期统一收集、销毁。

（5）自主开发病案服务登记信息电子化管理系统，记录内容包括查阅、借阅人、借阅与归还时间、借阅目的及复制的内容，其中相关借阅、复制人的申请、身份证明、单位介绍信等资料通过扫描仪录入。

C:【检查与监管】

质管处每季度对查阅、借阅、复制病案核查程序的执行情况进行督查，现场反馈给病案统计室持续改进。

A:【成效】

（1）病案服务管理规范，能够满足患方、司法、保险等多方需求。

（2）监测指标：病案借阅按期归还率持续正向高值。

4.27.6 加强电子病历规范管理，符合《电子病历应用管理规范（试行）》《电子病历系统功能规范（试行）》的要求

4.27.6.1 加强电子病历规范管理，符合《电子病历应用管理规范（试行）》《电子病历系统功能规范（试行）》要求

P:【计划与规范】

《电子病历安全管理制度》。

D:【执行要点】

（1）建立符合规范的电子病历系统，包括HIS、个人通信系统（PCS）、电子病历（EMR）、LIS、手术麻醉、心电等系统，具备病案质量控制功能，能满足医院病案基本信息的采集，医疗质量指标数据的统计与分析。

（2）对电子病历的个人信息有严格的安全管理制度和保护措施，并执行。

C:【检查与监管】

（1）信息中心每月对各科室屏保等患者信息隐私保护的落实情况进行检查，存在的问题通过书面反馈给科室进行整改；每年按国家卫健委医院管理研究所的电子病历等级标准进行检查，针对存在的问题进行整改。

（2）质管处、护理部定期对电子病历的使用情况进行检查，存在的问题反馈给责任科室进行整改。

A:【成效】

（1）电子病历应用水平分级评价为5级。

（2）电子病历完全符合《电子病历应用管理规范（试行）》《电子病历系统功能规范（试行）》的要求，个人信息安全有保障。

第五章

...护理管理与质量持续改进...

一、确立护理管理组织体系

5.1.1建立护理垂直管理体系，院领导履行对护理工作的领导职责，实施目标管理，协调与落实全院各部门对护理工作的支持，具体措施落实到位

5.1.1.1建立院长或副院长领导下的护理垂直管理体系，有护理工作中长期规划、年度计划和年度总结

P:【计划与规范】

（1）《医院管理委员会调整通知》《医院发展"十三五"规划》《护理工作"十三五"专项规划》。

（2）《护理部年度、季、月、周工作计划》《年度护理质量管理与患者安全计划》《年度目标管理实施方案》《护理教育持续改进工作方案》。

D:【执行要点】

（1）建立护理副院长领导下的院、科、病区三级护理垂直管理体系。

（2）护理管理委员会下设人力资源与绩效管理、护理质量与安全、品质改善、护理信息、临床教学、护理科研、专科护理、人文关怀8个小组。

（3）每季度召开分管院长例会、护理管理委员会会议，每周召开护理部工作会议，每2周召开护士长会议，各护理单元每月召开科室护理质量与安全管理会议，专题研究各层面护理管理工作并落实。

（4）护理管理委员会下设8个小组，每季度开展一次活动或召开会议，对年度工作计划和目标管理实施方案进行布置和落实。

（5）定期进行护理管理人员、护理责任组长、护理总带教老师竞聘并及时进行调整。

（6）定期组织护理管理人员进行管理课程培训。

（7）护理部、护理单元进行月、季度、年度工作总结。

C:【检查与监管】

（1）护理单元护士长、总带教、质控员每月对科室护理工作年度计划、护理工作管理目标的落实情况进行自查，存在的问题在每月护理质量与安全管理会议上反馈并落实整改。

（2）根据《年度护理质量管理与患者安全计划》，落实相应频次的专项质控督查，并进行反馈整改。

1）护理部通过夜间护士长总值班、行政查房、专项质控检查及随机检查等方式对各护理单元中长期规划、护理工作管理目标和护理工作年度计划的落实情况进行检查与监管。

2）护理部根据《护理教育持续改进工作方案》定期进行护理理论及技能考核、质量考评。

3）科护士长通过科护士长日常核查清单及质量安全相关质控单，对护理单元护理工作年度计划和护理工作管理目标的落实情况进行检查，并分析原因，提出整改措施。

4）上述检查存在的问题均通过现场、OA系统反馈给科室进行整改，并记录在护理单元每月护理质量与安全管理会议半年和年度工作总结中及护理部年度及季、月工作总结中。

A:【成效】

（1）护理管理体系健全，护理工作中长期规划与年度计划得到有效落实。

（2）护理管理学获市重点扶持学科。

（3）管理项目获亚洲医院管理奖1项、首届中国现代医院管理典型案例奖3项。

5.1.2建立护理质量与安全管理委员会，实施护理质量管理工作

5.1.2.1有三级或两级护理质量与安全管理组织体系，职责明确，落实到位

P：【计划与规范】

（1）《委员会管理制度》《分支委员会工作制度》。

（2）《医院管理委员会调整通知》。

（3）《年度护理部质量管理与安全计划》《护理部年度目标实施管理方案》。

D：【执行要点】

（1）护理管理委员会下设护理质量与安全管理小组，每季度召开会议，研究护理质量与安全工作；制订《年度护理部质量管理与安全计划》，确立护理部年度优先监测指标5项及日常监测指标26项。

（2）修订《护理工作质量评价标准》及《护理质量管理规范》。

（3）护理质量与安全管理小组下设22个专项质控组，制定各组工作职责，落实质控管理。

（4）各护理单元设有护理质量与安全管理小组，制定工作职责，负责护理单元护理质量与安全管理工作，每半年有PDCA改善项目，重点问题作为年度专科重点监测指标或QCC项目，实施重点质量改进。

（5）信息化提升护理质量与安全管理：在全院范围内实施移动医疗和移动护理；开发和优化信息系统功能20余项，如医嘱自动关联附加费用功能设置、收费拦截、交接班管理、各类提醒、预警管理等；对"危急值"管理、退药、过敏药物闭环管理、疼痛随访、麻醉药品使用登记、床边结算、标本运送、检查运送等20余个工作流程进行优化或再造。

C：【检查与监管】

（1）根据《护理质量与安全检查安排表》，各护理单元护理质量与安全管理小组成员定期进行科级护理质控，存在的问题在每月的科室护理质量与安全管理会议上反馈、分析原因并落实整改。

（2）护理部护理质量与安全小组按计划完成全院各项护理质控检查，每次均有反馈、整改、评价；每季度召开护理部护理质量与安全管理会议，对护理质控检查落实、追踪结果进行分析、总结，讨论整改措施，进行亮点、案例分享，在《医疗质量考评结果分析与持续改进》和《医院质量与安全报告》上通报，持续提升护理质量。

A：【成效】

（1）护理质量与安全管理规范。

（2）5项优先监测指标和26项日常监测指标持续正向高值。

（3）开展PDCA项目《降低住院患者跌倒/坠床伤害率》，达到目标值并维持4个月以上，并获得医院PDCA项目竞赛一等奖。

（4）近5年QCC项目获省级医院品管大赛金奖1项、银奖2项、铜奖4项、佳作奖1项。

5.1.3依据法律、法规、行业指南、标准，制定护理制度、常规和操作规程

5.1.3.1依据法律、法规、行业指南、标准，制定护理制度、护理常规和操作规程，并得到落实

P：【计划与规范】

（1）《分级护理管理制度》《压力性损伤管理制度》《约束具使用管理制度》《患者跌倒/坠床防范管理制度》《护理文书书写管理制度》《抢救车、转运箱、急救箱、除颤仪使用和管理制度》《移动护士工作站与无线移动护理终端（PDA）使用管理制度》《住院患者饮食管理制度》《用药知识宣教制度》《医嘱查对和执行规程》等42个制度。

（2）《护理指南》《护理技术规范与风险防范流程》。

D：【执行要点】

（1）依据《护士条例》及相应的法律、法规、行业指南、标准，增订、修订护理制度42个、编写《护理指南》（2019年已更新至第二版），指南中含急危症救护26个、护理常规401个、护理操作规程105个、操作并发症预防处理52个、常见护理工作流程15个、护理告知18个。

（2）护理部通过集中培训、现场培训、软件平台、自学等方式，按岗前培训、分层培训计划对制度、指南进行培训及考核。

（3）护理单元通过集中学习、晨间提问、自学等方式进行培训和考核。

（4）护理单元配备《护理技术规范与风险防范流程》教材供参考学习。

（5）护理单元按护理制度、常规和操作规程落实各项护理工作。

C:【检查与监管】

（1）护理单元每季度通过相关质控标准对各项护理制度、常规和操作规程的落实情况进行自查，存在的问题在科室护理质量与安全管理会议上分析、反馈并落实整改。

（2）护理部各质控组每季度对质控标准中的护理制度的落实情况进行督查，存在的问题通过OA系统反馈给科室进行整改。

A:【成效】

（1）不断完善、修订护理制度、护理常规和操作规程，并落实到位。

（2）监测指标：护理理论考核合格率达到99.5%。

二、护理人力资源管理

5.2.1 护理人员依法执业，实行分层级管理，有护理人员管理规定、实现岗位管理制度，明确岗位设置、岗位职责、岗位技术能力要求和工作标准

5.2.1.1 依法执业，对各级护理人员资质进行严格管理

P:【计划与规范】

（1）《卫生技术人员执业资格审核与执业准入管理制度》《人员资质审核制度》《岗位设置管理制度》《护士执业管理制度》《护士岗位管理制度》。

（2）《护士执业注册管理办法》（中华人民共和国卫生部令第59号）、《护士条例》（中华人民共和国国务院令第517号）。

D:【执行要点】

（1）全院护士在《护士电子化注册信息系统》注册登记。

（2）护理部定期对特殊护理岗位资质进行梳理，明确各级护理人员的工作资质。

（3）根据特殊护理岗位要求，有相应的岗位证书，如血液透析上岗证、消毒员上岗证等。

（4）护理人员执业证书、特殊岗位证书纳入《护士成长档案》，并动态管理。

C:【检查与监管】

（1）护理部通过《护士电子化注册信息系统》进行监管，有效期届满前协助办理延续注册手续。

（2）对护理人员的资质进行审核、监督，并对存在的问题与缺陷进行追踪和分析。

（3）护理部每季度通过行政查房、护理综合质量检查、科护士长核查等对依法执业进行检查、分析，存在的问题通过OA系统反馈给科室进行整改。

A:【成效】

根据护理人员执业资质要求依法执业，未注册护士不能独立从事护理工作，护理人员均符合执业与特殊岗位资质的要求。

5.2.1.2 对护理人员实行分层级管理

P:【计划与规范】

（1）《护士岗位管理制度》《护士分层进阶管理制度》《护士分层培训制度》。

（2）《N0～N4护士岗位说明书》。

（3）《关于护理人员调整岗位及相关待遇的规定》。

（4）《护理人员分层培训计划》。

D:【执行要点】

（1）实施岗位管理，护理岗位设置分为护理管理岗位、临床护理岗位、辅助护理岗位。

（2）全院护士按N0、N1、N2、N3、N4进行相应层级管理，根据制度要求进行培训与考核，明确各级护士成长方向。

（3）每位护士均有个性化岗位说明书，根据护士能级落实岗位职责。

（4）建立《护士成长档案》，有变化随时更新。

（5）落实护理人员岗位调整及相关待遇。

（6）护理部每年制定《全院护理人员培训计划》《护理人员分层培训计划及安排表》《护理人员操作考核安排表》，组织实施并记录。

（7）各护理单元有年度培训计划，根据计划进行培训考核并记录。

C:【检查与监管】

（1）护理单元对护士岗位职责的落实情况进行自查、分析，并落实整改。

（2）护理部每季度通过综合质量、教学质量等检查，督查各护理单元岗位职责、护理人员分层级管理的落实情况，存在的问题通过OA系统反馈给护理单元进行整改，并在护理质量与安全管理会议上反馈。检查结果及持续改进情况在《医疗质量考评结果分析与持续改进》和医院质量与安全报告上通报，考核质量与年度绩效挂钩。

A:【成效】

全院护士能按岗位管理及分层管理落实职责。

5.2.2护理人力资源配备与医院功能和任务一致，有护理单元护理人员的配置原则，有紧急状态下调配护理人力资源的预案

5.2.2.1合理配置护理人力资源，护理单元护理人员按收住患者特点、护理等级比例、床位使用率配置，护理人员分管患者护理级别与护理人员能级一致

P:【计划与规范】

《护士人力配置方案》。

D:【执行要点】

（1）开展护理单元定编管理，采用以收住患者的特点、护理级别比例、床位使用率、临床护理工作量等为基础的护士人力资源配置方法。

（2）按照责任制整体护理工作模式的要求配备护理单元护士，门（急）诊、手术室等部门根据门（急）诊量、治疗量、手术量等综合因素合理配置护士。

（3）根据床位数和工作量合理配置夜班护士。

（4）每月更新汇总《全院各护理单元护士名单表》，动态了解全院护士情况。

（5）各护理单元依据岗位职责、工作量和专业技术要求等要素实施弹性排班，护理人员分管患者护理级别符合护理人员能级水平。

（6）每年根据各护理单元人力需求，结合定编管理，计划招聘护士人数，进行相应人力资源调配。

C:【检查与监管】

护理部每季度通过行政查房、护理单元优质护理质量检查、护理综合质量管理检查，科护士长每周实地检查，护士长每日夜查房等掌握护士人力资源使用现状，对护理人员分管患者的能级情况进行督查，存在的问题有分析，并通过现场、OA系统反馈给科室进行整改。

A:【成效】

（1）全院护士配置符合医院等级评审标准要求。

（2）每年度根据需要动态调配护士，满足临床护理工作需求。

（3）普通病房实际护床比不低于0.4：1，每名护士日间平均负责的患者不超过8人，重症监护室护床比为2.8：1，手术室护床比为3：1，新生儿科护床比为0.6：1，麻醉后复苏室护床比为0.5：1。

5.2.2.2护理管理部门有紧急护理人力资源调配的方案，并能够执行

P:【计划与规范】

《紧急护理人力资源调配制度》。

D:【执行要点】

（1）根据制度明确护理单元发生日常突发（意外）事件或突发重大事件时的护理应急小组成员和

职责。

（2）护理应急小组成员第一梯队由护士长组成，第二梯队由经过培训的临床护理单元的责任组长、总带教、骨干护士组成。

（3）对护理应急小组成员定期进行应急知识培训，包括应急预案流程、创伤急救、中毒处理、危重患者转运等；组织操作培训与考核，要求掌握CPR、除颤仪、呼吸皮囊使用等急救技能；急诊医学科、重症医学科、手术室护士、护士长、总带教老师通过BLS考核。

C:【检查与监管】

应急办、医务处、护理部联合每年至少组织1次《突发重大事件医疗救治应急预案的演练》，有评价、分析，通过OA系统反馈给各科室持续改进。

A:【成效】

（1）能根据工作需求进行科级、院级的人力资源调配，紧急状态下护理人员调配到位。

（2）夜间总值班护士长年处理夜间突发事件约180次，保障夜间护理质量。

5.2.3以临床护理工作量为基础，根据收住患者特点、护理级别比例、床位使用情况对护理人力资源实行动态调配

5.2.3.1有护理人力资源动态调配的方案和措施，并得到落实

P:【计划与规范】

《护理人力资源动态调配制度》。

D:【执行要点】

（1）明确特殊保健或医疗任务、人员紧缺、开设新护理单元等情况及在足够人员配备下由于职工病假或工作繁忙而造成人员紧缺的调配方案和措施。

（2）护理部实行护理单元定编管理。

（3）各护理单元依据工作性质、岗位职责、工作量和专业技术要求等要素实施弹性排班。

（4）确定入职第三年完成规培的护士确定为年度护理机动库人员，对机动库人员进行全院共性知识及危重症知识等培训与考核。

（5）护理部临时调配人员时遵循专业相近原则，优先考虑从需求科室调出者。

（6）护理人力资源调配情况纳入《中级、高级专业技术职务任职资格评价定性定量考核表》，并与个人评优、晋级等挂钩。

C:【检查与监管】

通过护理部每季度行政查房、护理单元优质护理质量检查、护理综合质量管理检查，科护士长每周实地检查，护士长每日夜查房等掌握护士人力资源使用现状，督查人力资源调配工作的落实情况，对存在的问题进行分析，并通过现场、OA系统反馈给科室进行整改。

A:【成效】

（1）人力资源动态调配工作落实到位，调配满足突发事件人力资源需求。

（2）监测指标：患者对护理工作满意度每年＞96%，护士年离职率＜3.5%。

5.2.4建立基于护理工作量、质量、患者满意度、护理难度及技术要求的绩效考核方案，绩效考核结果与护理人员的评优、晋升、薪酬分配相结合，实现优劳优得，多劳多得，调动护理人员积极性

5.2.4.1建立基于护理工作量、质量、患者满意度、护理难度及技术要求的绩效考核方案，绩效考核结果与评优、晋升、薪酬挂钩

P:【计划与规范】

（1）《绩效工资管理制度》《年度奖励性绩效工作分配管理制度》《加班、拖班补贴管理制度》《月综合奖励性绩效工作分配制度》《目标管理绩效考核制度》。

（2）《护理人员绩效考核方案》。

（3）《关于护理人员调整岗位及相关待遇的规定》。

D:【执行要点】

（1）修订、完善临床护理单元护理考核指标，签订护理单元护士长《年度工作目标责任书》。

（2）各护理单元有绩效考核方案，作为护理单元绩效考核的调节依据。

（3）每年修订《卫生高级专业技术职务任职资格评价定性定量考核表》和《卫生初、中级专业技术职务任职资格评价定性定量考核表》，晋级晋升向临床倾斜，分A类、B类、C类护理单元计算医疗业绩。

1）A类：是指参加护理部每季度护理质量评比并获奖的科室。

2）B类：是指参加护理部每季度护理质量评比但未获奖的科室及手术室、输液室、血液透析室、介入中心。

3）C类：是指不参加护理部每季度护理质量评比且无夜班的科室，包括门诊、消毒供应中心、体检中心、营养科、健康教育科、干部保健科。

（4）全院护士实行同工同酬、优劳优得、多劳多得。

1）每年评选护理明星、护理新秀、全年无差错护士，与晋升晋级挂钩。

2）病区总带教老师、责任组长、护理管理后备人才、专科护士等在绩效考核中有相应加分。

3）增加重症医学科、急诊医学科、神经外科、新生儿科等护理工作量大、重症患者多的护理单元护士的绩效奖励。

4）增加全院临床护理单元夜班补贴，并按四类不同级别发放。

5）开展新技术、新项目及高难度技术者给予奖励。

6）QCC、健康教育、金点子等比赛给予相应奖励。

7）设有半年及年度患者满意度达标奖。

8）各护理单元季度护理质量根据质控结果设奖。

9）杜绝不良事件给予奖励。

10）提任护士长助理从总带教、责任组长、护理管理后备人才队伍中优先考虑。

（5）每月发放临床护理津贴，按政策落实30年护士工龄100%退休工资、护龄达到5年以上的护士享受护龄津贴、增加薪级工资等待遇。

（6）院级绩效方案职工代表大会集体表决通过；护理单元绩效考核方案有变动时，科务会议讨论通过，人人知晓。

C:【检查与监管】

（1）护理部每季度通过行政查房、优质护理质控检查、综合护理质量检查对各护理单元绩效考核方案的落实情况进行督查、分析，存在的问题通过OA系统反馈给科室进行整改。

（2）绩效管理处每季度对各护理单元的绩效分配方案进行抽查，存在的问题书面反馈给科室进行整改。

A:【成效】

（1）实现优劳优得，多劳多得，护理人员积极性高。

（2）监测指标：患者对护理工作满意度、护士对护理工作满意度持续正向高值。

5.2.5 有护理人员在职继续教育计划，保障措施到位，并有实施记录

5.2.5.1 有护理人员在职继续教育培训和考评

P:【计划与规范】

（1）《护士在职教育培训管理制度》《护士分层进阶管理制度》《护士分层培训与考核制度》。

（2）《新入职护士培训大纲（试行）》。

（3）《护理教育持续改进工作方案》《全院护理人员分层培训计划》《新入职护士岗前培训计划》。

D:【执行要点】

（1）根据培训计划将落实情况登记在《全院护理人员业务学习实施情况表》，确保培训计划有序落实。

（2）护理部根据护理人员结构分析、医院及护理部规划及专业发展动向、护理质量检查结果及上一年年终护理教育评价，通过问卷调查、访谈、共识营讨论等形式，评估护理人员在职继续教育培训需求，按不同岗位（护理管理人员、专科护士、总带教老师、责任组长等）、不同专业（通科、专科）、不同层级（N0～N4）设置培训内容。每季末设置机动课程，根据护理质量检查突出问题，确定培训内容和参加对象，确保护理教育培训满足临床需求。

1）N0护士：新入职时进行理论、操作、服务礼仪、团队心理辅导等方面的集中岗前培训4周，培训后组织理论、操作和服务礼仪考核；入科后专科培训由护理单元负责落实，每个专科轮转结束进行出科考核；完成系统评估必修课程6次，分层必修课程6次，选修课程至少10次，操作考核8项，床边综合能力考核1次，轮转1年结束后进行定级理论考核。

2）N1护士：完成理论选修课程至少10次/年，必修课程6次/年，操作考核4项，床边综合能力考核1次/半年；轮转1年结束后进行定级理论考核，2年规培结束后进行规培终期考核。

3）N2护士：完成理论选修课程8次/年，必修课程4次/年，操作考核2项，床边综合能力考核1次/年。

4）N3护士：完成理论选修课程4次/年，必修课程4次/年，操作考核1项，床边综合能力考核1次/2年。

5）N4护士：完成理论选修课程4次/年，必修课程2次/年，操作考核1项，协助护士长床边综合能力考核。

6）护理管理人员、专科护士、总带教：除层级培训外，安排相应内容的专题培训。

（3）科片培训：分13个科片，每季度组织理论培训、案例讨论或模拟急救演练。

（4）护理单元培训按专科培训计划执行。

（5）护理部理论考核成绩≥60分、技能考核成绩≥85分（CPR≥90分）为合格。补考不合格者，按医院奖惩制度进行绩效考核。考核成绩纳入《护士成长档案》，不合格者将与转正、评优、进阶、晋升晋级挂钩。

C:【检查与监管】

（1）护理部每季度按《护理单元教学质量评价标准》进行护理单元教学质量检查，检查护理人员在职继续教育管理的落实情况，通过现场、每季度教学管理小组工作会议反馈检查情况和相关问题，督促护理单元进行问题整改。

（2）护理部每年进行护理教育工作总结，形成临床教学小组质量改进分析报告。

（3）护理部每年对护理人员在职继续教育学分的获得情况进行检查与监管，并于每年12月底公布当年学分未达标人员名单，与护士长年度目标考核挂钩。

A:【成效】

（1）培训计划得到落实，护理人员技术能力和水平不断提高。

（2）监测指标：理论及操作考核合格率、团队模拟急救考核合格率、护理教学质量检查达标率、护理继续教育学分达标率、新入职护士培训合格率持续正向高值。

（3）多发伤、胸痛等应急演练、护理查房、BLS等项目多次在各类学习班上展示，对基层医护人员进行演练指导并获得好评。

（4）获省卫生健康系统职工护理技能竞赛团队三等奖（第七名）、全国儿童安全输液护理技能大赛省赛区三等奖等荣誉。

（5）配合临床开展新技术、新项目10余项。

5.2.5.2 落实《专科护理领域护士培训大纲》的要求，培养专科护理人才

P:【计划与规范】

（1）《专科护士年度工作计划》《专科护士选拔方案》。

（2）《专科护士考评细则与专科护士选拔规程》。

D:【执行要点】

（1）按照省级《专科护士选拔方案》，对糖尿病、造口伤口、静脉治疗等省级专科护士进行选拔、培养和考核。

（2）根据院级《专科护士选拔方案》，选拔静脉治疗、造口伤口、糖尿病院内专科护士，分片指导专科护理工作。

（3）落实专科护士年度工作计划。

（4）护理管理委员会下设专科护理小组，组织护理学科前沿知识培训、科研论文撰写专题指导；每季度召开专科护理小组活动；每年开展造口伤口患者联谊会、下基层帮扶等活动。

（5）各专科护士负责全院相应专科领域的业务指导，解决专科疑难问题，定期开展讲座，并组织护士学习。

C:【检查与监管】

（1）护理部每季度运用《专科护士工作评价标准》对专科护士工作进行督查，对存在的问题进行分析并落实整改。

（2）护理部每年对专科护士进行年度考核，实现绩效考核，与晋升、评先等挂钩。

A:【成效】

（1）专科护士培训措施得到落实，专科护理人才得到合理使用。

（2）开设糖尿病健康教育门诊、造口伤口门诊、深静脉置管中心，院内会诊、年门诊量逐年上升。

三、临床护理质量管理与持续改进

5.3.1 依据《护士条例》等法规，规范护理工作，优质护理服务落实到位

5.3.1.1 优质护理服务落实到位

P:【计划与规范】

（1）《护理工作"十三五"专项规划》《推广优质护理服务工作方案》。

（2）《年度工作目标责任书》。

D:【执行要点】

（1）各护理单元制定具有专科特色的优质护理服务措施并落实。

（2）支持系统完善，多部门联动：药品、物品下收下送；主动巡视护理单元设备设施的运行情况；外科系统建立智慧库房；优化护理信息化建设；强化运送、保洁等外包服务工作，患者的检查、转运有专人陪同，检验标本专人运送；落实最多跑一次任务，提供床边出入院结算，成立入院准备中心并增设服务内容和优化服务流程，开展互联网＋护理服务等。

（3）定期组织医务处、设备处、总务处、药学部、信息中心等部门召开优质护理多部门工作协调会，会后落实任务清单。

（4）保障并提升护理待遇，护理单元月绩效奖金由院部直接下发，并进行护理单元内二次分配，护士长奖金由院部直接发放。

1）按政策落实30年护士工龄100%退休工资。

2）护龄达到5年以上的护士享受护龄津贴。

3）每月为临床一线护士发放临床护理津贴，增加薪级工资等待遇。

4）全院护士实行同工同酬、优劳优得、多劳多得，每年评选护理明星、护理新秀、全年无差错护士。

（5）开展减压放松工作坊、团队建设工作坊等系列心理辅导。

（6）职称晋升向临床一线倾斜，护理、医疗、医技同比例确定晋升名额。

C:【检查与监管】

（1）根据院长与护士长签订的《年度工作目标责任书》中的护理服务质量、患者满意度、护士服务礼仪等项目，医院每年进行结果考评，并与绩效挂钩。

（2）护理部联合医务处、药学部、总务处等多部门每季度对优质护理服务的落实工作进行督查，存在的问题在优质护理多部门工作协调会上反馈、分析，并落实整改。

（3）护理部每月通过以电子问卷的方式进行护理单元间交叉调查，评价患者对护理工作的满意度，每季度将满意度结果纳入优质护理质控评价内容，存在的问题通过OA系统反馈给科室进行整改。

（4）各护理单元每月通过工休座谈会、意见本等方式，收集患者对护理工作的反馈，针对存在的问题进行整改。

A:【成效】

（1）优质护理服务措施落实到位。

（2）监测指标：患者对护理工作的满意度、护士对护理工作的满意度持续正向高值。

5.3.2 实施责任制整体护理，为患者提供全面、全程、专业、人性化的护理服务

5.3.2.1 实施责任制整体护理，为患者提供全面、全程、专业、人性化的护理服务

P:【计划与规范】

《护理交接班制度》《护理排班制度》《分级护理管理制度》《护理查房制度》《患者评估制度》《疼痛评估及处理制度》《康复评估及干预制度》《营养评估及干预制度》《心理评估及干预制度》《出院病人随访管理制度》。

D:【执行要点】

（1）各护理单元运用护理程序实施整体护理，根据患者生理、心理、社会等因素，全面评估患者病情与需求，实施个性化、专业化、连续性的护理。

1）实施弹性排班。

2）各护理单元设置责任组长，实施责任组长负责制。

3）对患者落实各类护理评估与再评估，及时进行护理记录。

4）落实入院、转科、转院、出院护理，严格执行护理查对、交接班、分级护理等护理制度。优化流程，床边办理出入院手续。

5）根据患者需要落实基础护理、生活护理及心理护理。

6）实施专科护理，开展护理单元专科监控指标监测，正确执行医嘱及各项护理技术操作规程。

（2）加强医护联合，注重多学科合作，通过医护共同查房、会诊讨论等及时解决患者需求，落实护理措施。

（3）根据分层培训计划及专科特点分13个片区进行培训，提升护士护理服务水平。

C:【检查与监管】

（1）根据护理质控评价标准及年度质控安排表，护理单元对实施责任制整体护理的情况进行自查，存在的问题在科室护理质量与安全管理会议上分析并落实整改。

（2）护理部每季度对护理单元实施责任制整体护理的落实情况进行督查，存在的问题通过OA系统反馈给护理单元进行整改，并在护理质量与安全管理会议上反馈。检查结果及持续改进的情况在《医疗质量考评结果分析与持续改进》和《医院质量与安全报告》上通报，考核质量与年度绩效挂钩。

A:【成效】

（1）责任制整体护理落实到位。

（2）监测指标：患者对护理工作的满意度持续正向高值。

（3）监测指标：护理单元年度专科监控指标持续正向高值。

5.3.3 根据《护理分级（WS/T431-2013）》的原则和要求，实施护理措施

5.3.3.1 制定分级护理制度，实施护理措施

P:【计划与规范】

《分级护理管理制度》。

D:【执行要点】

（1）各护理单元制定符合专科实际的分级护理制度。

（2）分级护理制度列入新护士岗前培训内容并考核。

（3）护理部和护理单元每年组织分级护理制度理论的培训与考核。

（4）与医务处沟通，组织全院医师学习《分级护理管理制度》相关内容。

（5）根据患者的病情和生活自理能力，实施特级、一级、二级、三级的不同级别护理。

C:【检查与监管】

制定分级护理质量评价标准，落实各层级督查。

（1）护理部每季度、科护士长随机、总值班护士长每天抽查分级护理制度的落实情况，存在的问题通过OA系统反馈给护理单元进行整改，检查结果及整改情况在每季度护理质量与安全管理会议上反馈，并在《医疗质量考评结果分析与持续改进》和《医院质量与安全报告》上通报，考核质量与年度绩效挂钩。

（2）护理单元护士长每月对分级护理制度的落实情况进行督查，存在的问题在科室护理质量与安全管理会议上反馈并落实整改。

A:【成效】

（1）分级护理措施落实到位。

（2）监测指标：分级护理质控达标率持续正向高值。

5.3.4 有危重患者护理常规，护士具有危重患者护理的相关理论知识与操作技能，护理措施落实到位

5.3.4.1 护士具有危重患者护理的相关理论知识与操作技能

P:【计划与规范】

《护理指南》《护理技术规范与风险防范流程》。

D:【执行要点】

（1）根据指南、规范、护理常规，对患者进行病情评估与处理，落实紧急处置。

（2）根据护士层级不同，每年进行相应的危重症护理理论培训与临床技能考核。

1）理论知识培训：护理部每季度1次；科片每年3次，其中1次组织多学科危重患者疾病查房；护理单元每月1次。

2）应急情景模拟培训：每季度1次，第1～3季度由病区护士长组织实施，第4季度由科片组织。

3）床边个案指导：每周2次。

4）护理单元针对本科室危重疑难病例进行病例讨论或多学科讨论。

5）全院护士均通过CPR、除颤、呼吸皮囊、口咽通气管、气管切开吸痰等急救技能的培训与考核。

（3）护理部每季度组织多学科护理查房讨论危重疑难护理病例，护理单元每年至少10次进行危重症案例护理查房。

C:【检查与监管】

（1）各护理单元每季度通过《危重患者护理/专科护理质量评价标准》《护理单元教学管理质量评价标准》等质控单进行质控检查，存在的问题在科室护理质量与安全管理会议上分析、反馈并落实整改措施。

（2）科护士长不定期抽查护理单元危重症患者护理措施的落实情况，存在的问题在科片会议上分析并反馈给科室落实整改。

（3）护理部每季度对危重症患者护理质量、培训工作进行督查，存在的问题通过OA系统反馈给护理单元进行整改，并在护理质量与安全管理会议上反馈。检查结果及持续改进情况在《医疗质量考评结果分析与持续改进》和《医院质量与安全报告》上通报，考核质量与年度绩效挂钩。

A:【成效】

（1）护士掌握危重患者护理的理论知识和操作技能，监测指标：全院护士CPR、除颤、气管切开吸痰等生命支持操作考核通过率达到100%，危重症护理质控达标率达到100%。

（2）获省卫生健康系统职工护理技能竞赛团体三等奖（第七名）；近5年QCC项目获省级医院品管大赛金奖1项、银奖2项、铜奖4项、佳作奖2项。

5.3.4.2 有危重患者护理常规、技术规范、风险评估、应急预案和安全防范措施，并落实到位

P:【计划与规范】

《护理指南》《护理技术规范与风险防范流程》《应急预案合集》。

D:【执行要点】

（1）有危重症患者护理常规、技术规范、风险评估、应急预案和安全防范措施，定期开展应急预案演练，并进行总结、问题整改。

1）根据年度HVA评估，院部按计划开展前10项应急事件演练。

2）护理部定期组织（如过敏性休克、心搏骤停等）共性急危重症救护演练。

3）各护理单元对30项常见应急预案有计划地进行演练，并选择性地开展专科应急模拟演练。

（2）护理部运用分层学习、院内进修等方式，各护理单元运用晨间提问、个案指导、查房等方法进行危重症护理常规、技术规范及应急防范处理培训。

（3）配合开展危重症救治，如急性缺血性脑卒中血管内机械取栓术，重症呼吸衰竭静脉-静脉体外膜肺氧合（V-VECMO），体外膜肺氧合，消化道大出血救治等急危重症护理技术。

（4）安排夜间（节假日）护士长总值班，为夜间（节假日）危重症患者护理提供指导。

C:【检查与监管】

（1）护理单元每月对危重患者护理质量、应急预案演练进行专项质控检查，对存在的问题落实改进措施。

（2）护理部每季度、科护士长每周对各护理单元危重症患者护理措施的落实情况进行督查，存在的问题通过OA系统反馈护理单元进行整改，检查结果及整改情况每季度在护理质量与安全管理会议上反馈，并在《医疗质量考评结果分析与持续改进》和《医院质量与安全报告》上通报，考核质量与年度绩效挂钩。

A:【成效】

（1）危重患者护理质量不断提升。

（2）监测指标：危重症护理质控检查达标率达到100%；团队模拟急救考核合格率达到100%。

（3）各护理单元开展危重护理相关PDCA项目，如《吞咽功能障碍患者预防误吸措施落实率》《呼吸机相关性肺炎预防措施落实率》《急性心肌梗死患者入院3天内便秘发生率》等，均达到目标值并维持4个月以上。

5.3.5 遵照医嘱为患者提供符合规范的治疗、用药等护理服务

5.3.5.1 遵照医嘱提供规范的治疗、用药等护理服务，及时观察、了解患者治疗及用药反应

P:【计划与规范】

（1）《医嘱管理制度》《给药管理制度》《用药知识宣教制度》《护理查对制度》《药品不良反应报告和监测制度》。

（2）《医嘱查对和执行规程》。

D:【执行要点】

（1）根据制度规范医嘱的开立，护士正确执行治疗、用药等护理服务。

（2）合理用药软件提供用药知识查询。

（3）每年组织护士学习《过敏性休克的救护流程》《输血输液反应的救护流程》等药物治疗、输血反应相关救护流程。

（4）通过PDA等现代化信息工具保障治疗、用药等护理服务的准确性。

（5）及时观察、了解患者用药和治疗反应，发生药物不良反应时通过中国医院药物警戒系统进行上报，对不良事件进行分析、总结，鼓励主动上报给药护理不良事件。

（6）开展给药错误典型案例分享和情景再现，并组织护士学习。

C:【检查与监管】

（1）各护理单元每月完成自查，存在的问题在科室护理质量与安全管理会议上进行分析、反馈，并落实整改。

（2）护理管理委员会下设静脉输液小组、护理查对小组、药品管理小组，每季度对备用药管理、药物医嘱执行、患者对药物相关知识的知晓率等情况进行专项质控，存在的问题通过OA系统反馈给护理单元进行整改，在护理质量与安全管理会议上反馈，检查结果及整改情况每季度在护理质量与安全管理会议上反馈，并在《医疗质量考评结果分析与持续改进》和《医院质量与安全报告》上通报，考核质量与年度绩效挂钩。

（3）护理部每月监管各护理单元PDA扫描率、医嘱规范执行率，st医嘱执行及时率，检查结果定期反馈给科室，有异常指标的科室进行整改。

A:【成效】

（1）医嘱执行规范，用药和治疗不良反应处置规范，无重大护理差错事故及护理纠纷发生。

（2）监测指标：给药错误发生率逐年下降。

（3）开展PDCA项目《降低给药错误发生率》，达到目标值并维持4个月以上，获医院管理创新奖。

（4）监测指标：PDA扫描率、医嘱规范执行率持续正向高值。

5.3.6 按照《病历书写基本规范》书写护理文件，定期进行质量评价

5.3.6.1 按照《病历书写基本规范》书写护理文件，定期进行质量评价

P:【计划与规范】

（1）《护理文书书写管理制度》。

（2）《病历书写基本规范》。

D:【执行要点】

（1）护士客观、真实、准确、及时、完整书写护理文书。

（2）全院实施电子化护理文书书写。

（3）优化电子护理文书书写记录单及书写流程：提供结构式护理记录模块，增设住院患者健康问题表、《早期预警评分》《特殊人群评估》、电子护理交班记录单等多个记录模块；提供多种查询和筛查功能等。

（4）每年修订《护理文书书写管理制度》，组织专场护理文书书写难点现场问答解惑，通过集中培训、视频培训和现场培训等多种方式组织全院护士学习，并有考核。

（5）设立护理文书书写管理小组，每季度组织小组成员学习新知识，讨论存在问题的原因和整改措施，分享质控亮点并在全院推广；护理文书书写管理小组成员与护理单元实施结对培训和指导，重点护理单元由组长和科护士长现场指导。

C:【检查与监管】

（1）各护理单元每月对护理文书质量进行质控检查，存在的问题在科室护理质量与安全管理会议上分析、反馈，并落实整改。

（2）护理部每2个月通过交叉检查、重点督查等形式对全院护理文书质量进行抽查，存在的问题通过OA系统反馈给护理单元进行整改，检查结果及整改情况每季度在护理文书书写管理小组会议、护理质量与安全管理会议上反馈，并在《医疗质量考评结果分析与持续改进》和《医院质量与安全报告》上通报，考核质量与年度绩效挂钩。

（3）护理部定期通过查看监控和随机抽查等方式对护理记录时间点的真实性进行监管，部分重点或共性问题以案例形式进行回顾分析。

A:【成效】

（1）护理文书书写管理制度考试合格率达99.5%。

（2）监测指标：护理文书书写质控达标率达持续正向高值。

5.3.7 建立护理查房、护理会诊、护理病例讨论制度

5.3.7.1 定期进行护理查房、护理病例讨论，对疑难护理问题组织护理会诊

P:【计划与规范】

《护理查房制度》《护理病例讨论制度》《护理会诊制度》。

D:【执行要点】

（1）规范护理业务查房、护理教学查房、护理病例讨论等内容、形式和标准。明确护理部、护士长、护士、总带教老师、责任组长的相关职责，确定护理会诊专家的资质和护理会诊流程。

（2）护理部每季度组织护理查房1次，科片每季度组织病例讨论1次，各护理单元每年至少组织科内护理查房10次。

（3）实施ROUNDS、多学科联合查房、个体案例指导等，科护士长对各护理单元查房质量进行督查指导。

（4）各护理单元针对本科室疑难、重大抢救、新开展手术、特殊、罕见、死亡等病例，根据需要申请护理会诊和（或）护理病例讨论。

C:【检查与监管】

护理部每年对各护理单元进行团队综合能力考核；科护士长每月1次参与护理单元护理查房，对分管护理单元的护理查房、护理会诊、护理病例讨论情况进行督查；上述存在的问题均通过OA系统反馈给护理单元进行整改，检查结果及整改情况每季度在护理质量与安全管理会议上反馈，并在《医疗质量考评结果分析与持续改进》和《医院质量与安全报告》上通报，考核质量与年度绩效挂钩。

A:【成效】

（1）团队模拟急救考核合格率达到100%。

（2）监测指标：危重症护理质控检查达标率为100%。

5.3.8 保障仪器、设备和抢救物品的有效使用

5.3.8.1 保障仪器、设备和抢救物品的有效使用

P:【计划与规范】

《抢救车、转运箱、急救箱、除颤仪使用和管理制度》《护理单元设备仪器管理制度》。

D:【执行要点】

（1）全院抢救车、转运箱、急救箱和除颤仪统一规范管理。

（2）各护理单元设仪器设备管理员；每日专人对护理单元仪器、设备进行清点、保洁和维护，且规定仪器、设备保洁要点和方法。

（3）每台仪器、设备贴有二维码，扫二维码可进行仪器、设备报修及查看仪器说明书、操作规程。

（4）设备处对护理单元新进仪器、设备进行培训指导。

（5）护理部与各护理单元均制订年度仪器、设备培训与考核安排计划，护理部每年对全院共性仪器、设备（如心电监护仪、电动吸引器、除颤仪等）进行考核；各护理单元对新入科护士进行相应专科仪器、设备的培训，考核通过后方可独立操作，并在护士考核手册中记录。

C:【检查与监管】

（1）各护理单元每月对仪器设备的性能、护理人员的仪器设备操作能力进行自查，存在的问题在科室护理质量与安全管理会议上讨论、分析，并落实整改。

（2）护理部每季度对护理人员仪器、设备的培训和操作能力进行督查，存在的问题通过OA系统反馈给护理单元进行整改，检查结果及整改情况在护理质量与安全管理会议上反馈，并在《医疗质量考评结果分析与持续改进》和《医院质量与安全报告》上通报，考核质量与年度绩效挂钩。

A:【成效】

（1）监测指标：全院护士除颤仪、心电监护仪、心电图机等仪器操作考核通过率为100%，护理人员能规范使用仪器、设备。

（2）监测指标：抢救车、转运箱、急救箱、除颤仪管理达标率为100%。

四、护理安全管理

5.4.1 有临床护理技术操作常见并发症的预防与处理规范

5.4.1.1 执行临床护理技术操作常见并发症的预防及处理规范

P:【计划与规范】

《护理指南》《护理技术规范与风险防范流程》。

D:【执行要点】

（1）护理部制订年度培训计划，每年选择重点护理技术操作并发症预防及处理规范进行全员培训。

（2）护理单元对专科临床护理技术操作常见并发症预防及处理规范进行培训。

（3）制定常见并发症预防措施落实的评价标准并进行考核。

（4）护理部、护理单元通过理论考试、操作实践考核等方式对操作并发症的预防和处理流程进行考核。

C:【检查与监管】

（1）各护理单元每月对护理人员培训计划的落实情况和本专业常见技术操作的熟练程度进行自查，存

在的问题在科室护理质量与安全管理会议上讨论、分析，并落实整改。

（2）护理部每季度对常见并发症预防及处理的落实情况进行督查，存在的问题通过OA系统反馈给护理单元进行整改，检查结果及整改情况在护理质量与安全管理会议上反馈，并在《医疗质量考评结果分析与持续改进》和《医院质量与安全报告》上通报，考核质量与年度绩效挂钩。

（3）操作并发症通过不良事件报告系统进行上报，护理部对年度发生的操作并发症进行汇总分析、反馈，并落实整改。

A:【成效】

（1）护理人员临床护理技术操作规范。监测指标：常见操作并发症（如药物外渗、静脉炎等）的发生率持续低值。

（2）监测指标：操作考核合格率达标。

5.4.2有紧急意外情况的护理应急预案和处理流程，有培训与演练

5.4.2.1有重点环节应急管理制度，有紧急意外情况的护理应急预案及演练

P:【计划与规范】

（1）《围手术期管理制度》《静脉治疗管理制度》《给药管理制度》《临床用血管理制度》等。

（2）《药品不良事件处置应急预案》《特殊管理药品突发事件应急预案》《输血不良反应处理预案》《给药错误应急预案》《置管后断管应急预案》等32个。

（3）《护理技术规范与风险防范流程》。

D:【执行要点】

（1）各护理单元根据HVA评估制订护理单元年度应急演练计划，并落实。

（2）护理部对全院共性重点应急预案及专科应急预案进行分批演练培训，对存在的问题进行反馈、分析、整改。

1）护理部组织各护理单元总带教老师进行培训与考核。

2）总带教老师对科室护士进行培训与考核。

3）护理部对各护理单元护士进行抽考。

（3）护理部联合医务处、院感科、药学部、输血科等部门进行过敏性休克、溶血反应等应急预案演练，对存在的问题进行总结分析、反馈，并落实整改。

C:【检查与监管】

（1）护理单元每月进行应急处理专项质控自查；每次应急预案演练均有记录；对自查和演练存在的问题进行分析、反馈，并落实整改。

（2）护理部对护理单元新制定的应急预案进行审核。

（3）护理部每季度对护理单元应急处理专项质控的情况进行督查，每半年对重点环节应急演练进行考核，存在的问题通过OA系统反馈给护理单元进行整改，检查结果及整改情况在护理质量与安全管理会议上反馈，并在《医疗质量考评结果分析与持续改进》和《医院质量与安全报告》上通报，考核质量与年度绩效挂钩。

A:【成效】

（1）各护理单元重点环节应急演练考核通过率达到100%，护理人员对紧急意外情况的处置规范。

（2）获2018年全国急诊护理急救技能比赛（省级赛区）心肺复苏团队三等奖、个人优胜奖。

（3）团队模拟急救项目在国家级、省级、市级继续医学教育学习班上展示。

五、特殊护理单元质量管理与监测

5.5.1按照《医院手术部（室）管理规范》，手术部（室）有护理质量管理与监测的相关规定及措施，护理部有监测改进效果的记录

5.5.1.1手术室建筑布局合理，分区明确，标识清楚，符合功能流程合理和洁污区域分开的基本原则。

P:【计划与规范】

（1）《手术室人员出入管理制度》《手术室环境管理制度》《手术室医院感染管理制度》《手术患者交接

制度》《手术室更衣室管理制度》《手术室参观制度》《家属等候室管理制度》《手术室餐厅管理制度》。

（2）《医院手术部（室）管理规范》。

D：【执行要点】

（1）手术室布局合理，分区明确，设限制区、半限制区和非限制区；有工作人员通道、患者通道和物品通道，物品通道分无菌物品通道与污染物品通道。

（2）各区域标识规范、清晰，各工作区域功能与实际工作内容相符。

（3）完善物品、器械交接流程，优化手术患者接送流程，做到洁、污区域分开。

（4）定期组织手术相关医护人员、保洁运送人员学习各工作区域的功能及要求，并规范执行。

C：【检查与监管】

（1）手术室值班组长每日根据《手术间环境管理质量检查表》对每个手术间的环境管理质量进行检查；质控组长每月根据《手术室环境管理质量检查表》对手术室环境管理进行检查；护士长每季度对手术室环境管理进行检查；针对检查存在的问题在科室护理质量与安全管理会议上进行分析、反馈，并落实整改。

（2）护理部每季度对手术室环境质量及工作人员对布局分区的依从性进行督查，存在的问题通过OA系统反馈给护理单元进行整改，检查结果及整改情况在护理质量与安全管理会议上反馈，并在《医疗质量考评结果分析与持续改进》和《医院质量与安全报告》上通报，考核质量与年度绩效挂钩。

（3）院感科每季度对手术室环境管理及工作人员对布局分区的依从性进行督查，存在的问题通过管理软件平台反馈给科室进行整改。

A：【成效】

（1）手术室布局分区合理，环境整洁，各区域标识清晰，工作流程合理。

（2）手术室工作人员对布局分区按要求执行到位。

（3）监测指标：手术室环境管理符合率持续正向高值。

5.5.1.2 建立手术室各项规章制度、岗位职责及操作常规，有考核及记录，工作人员配备合理

P：【计划与规范】

（1）《手术室工作制度》《手术室风险管理制度》《手术安排制度》《术前准备室工作制度》《手术室安全管理制度》《手术患者交接制度》《手术物品清点制度》《手术室标本送检制度》《手术室外来医疗器械管理制度》《手术室物品、药品、器械管理制度》《手术室护士分层培训管理制度》等29个。

（2）《手术室护理实践指南》《医院手术部（室）管理规范》《新入职护士培训大纲（试行）》。

（3）《手术室质量评价标准》。

（4）《手术室岗位职责》。

D：【执行要点】

（1）根据《手术室护理实践指南》《医院手术部（室）管理规范》，修订完善手术室工作制度、岗位职责、操作常规。

（2）根据手术量及工作需求，手术室护士与手术床比达到3∶1，配备辅助工作人员和设备技术人员，各岗位人员资质及技术能力符合要求。

（3）根据手术室不同岗位、不同专业、不同层级制订培训计划，并按计划落实培训与考核。

1）在职护士：按分层培训计划进行理论知识与技能的培训、考核。

2）新入（转入）职工：入科6个月内，每月理论考试1次，完成18项护理操作技能考核。

3）规范化培训期护士：入科6个月内，每月理论考试1次，完成36项护理操作技能考核。

4）长假返岗员工：需进行职责、制度、应急预案、工作流程、相关操作等培训，考核合格后独立上岗。

5）通过集中授课、现场示范、实地演练、网络资源自学、外出参加会议、继续教育培训等方式进行培训，不断提升专科业务能力。

（4）每季度外科医师及相关护理单元的护士长对手术室工作的满意度进行测评。

C:【检查与监管】

（1）护理单元根据《手术室质量评价标准》《护理单元教学质量评价标准》每月对手术室制度、职责、操作常规的落实及护士培训质量进行检查，存在的问题在科室护理质量与安全管理会议上进行分析、反馈，并落实整改。

（2）护理部每季度对手术室工作制度、岗位职责、操作常规等的落实情况进行督查，存在的问题通过OA系统反馈给护理单元进行整改，检查结果及整改情况在护理质量与安全管理会议上反馈，并在《医疗质量考评结果分析与持续改进》和《医院质量与安全报告》上通报，考核质量与年度绩效挂钩。

A:【成效】

（1）护理工作制度与职责得到有效落实。

（2）监测指标：手术室质量管理符合率、手术室工作满意度持续正向高值。

（3）监测指标：各级人员理论、操作考核均达标。

（4）《手术室护理实践指南》授课比赛分别获省级、市级奖项。

5.5.1.3 有患者交接、安全核查、安全用药、手术物品清点、标本管理等安全制度，并严格执行

P:【计划与规范】

（1）《手术室安全管理制度》《手术室风险管理制度》《手术患者交接制度》《手术及有创操作安全核查管理制度》《手术室术中安全用药制度》《手术室物品、药品、器械管理制度》《手术室物品清点制度》《手术室标本送检制度》等。

（2）《术前接病人流程》《术前留置静脉前核对规范》《术后病人转运交接流程》《手术物品清点意外处理流程》《手术病理标本信息化处理流程》《胎盘处理流程》等。

（3）《手术室护理实践指南》。

D:【执行要点】

（1）修订完善手术患者安全管理相关制度与流程，并执行到位。

（2）落实手术患者交接制度。

1）择期手术：日间由手术室运送工人携带运送中心手术接送下派单至病房，与病房护士核对交接，接入手术室与术前准备室护士核对交接，确认无误后在手术患者评估与交接记录单上签字，入手术室前由巡回护士再次核对。

2）急诊手术：日间急诊手术由手术室工作人员接送，夜间、节假日急诊手术由事务中心运送工人接送，危重（特殊）患者由医护人员一同护送至手术室，与麻醉医师、手术室护士进行交接，并记录签名。

3）术后经PACU的患者符合出手术室指征时，由PACU护士、麻醉医师和运送工人一起护送至病房，与病房护士进行交接，并记录签名。

4）术后直接送ICU的患者，由手术医师、麻醉医师、手术室护士和运送工人一起护送至ICU，与ICU护士进行交接，并记录签名。

（3）严格执行手术及有创操作安全核查。手术医师、麻醉医师、手术护士分别在麻醉实施前、手术（操作）开始前和离开手术室（操作间）前按照手术安全核查表的内容及要求，进行逐项核查后签字确认。麻醉实施前由手术医师发起主持，手术开始前（time-out）由主刀医师发起主持，患者离开手术室前（sign-out）由巡回护士发起主持。

（4）遵医嘱为手术患者正确实施术前与术中预防性抗菌等用药和治疗服务。

1）术前准备室护士核对患者信息，进行刷码接收药剂科单剂量发放的药物，核对电子医嘱无误后准备药物。

2）抗菌药在手术划皮开始前0.5～1小时使用，因氟喹诺酮类、万古霉素输注时间较长，应在手术前1～2小时使用。

3）医护互相提醒术前术中预防性抗菌药物的正确实施，如手术时间超过3小时或超过所有药物半衰期的2倍以上，或成人出血量超过1500ml，术中追加抗菌药物一次。

（5）严格执行手术物品清点规定，遵循双人逐项清点、同步唱点、逐项即刻记录、原位清点的原则。

（6）手术患者病理标本信息化闭环管理，明确标本规范保存、登记、送检流程。

1）术前：手术医师通过HIS开出病理申请单。

2）术中：巡回护士打印电脑标本条码粘贴于标本袋上，医护核对无误后将标本装袋，常规病理标本送标本间，每件标本内加入10%的中性甲醛缓冲液固定保存，固定液的量不少于病理标本体积的3～5倍。

3）术毕：医生登录HIS刷条码逐一核对，确认无误后打印打包标签。

4）送检：护士再次核对标本件数，无误后由专人送出；病理科刷标本条码，逐一核对，确认接收。

C:【检查与监管】

（1）手术室护士长、质控员每月对手术患者交接、手术安全核查、手术物品清点、标本安全管理、压力性损伤管理、安全用药进行自查，存在的问题在科室护理质量与安全管理会议上进行分析、反馈，并落实整改。

（2）护理部每季度对手术室患者交接、安全核查、安全用药、手术物品清点、标本管理等进行检查与监管，存在的问题通过OA系统反馈给护理单元进行整改，检查结果及整改情况在护理质量与安全管理会议上反馈，并在《医疗质量考评结果分析与持续改进》和《医院质量与安全报告》上通报，考核质量与年度绩效挂钩。

（3）医务处每季度通过核心制度检查表对手术室手术安全核查工作进行督查，存在的问题通过管理软件平台反馈给科室进行整改。

A:【成效】

（1）监测指标：手术患者安全核查正确执行率、手术部位标识执行正确率、交接运送符合率、围手术期抗菌药物预防用药时机合格率持续正向高值；手术患者术中压力性损伤发生率持续低于目标值。

（2）开展PDCA项目《提高手术安全核查的正确执行率》，达到目标值并维持4个月以上。

（3）开展QCC项目《提高围手术期抗菌药物预防用药时机合格率》，达到目标值并维持4个月以上，并在医院QCC项目竞赛中获奖；QCC项目《优化手术病理标本信息化流程》获省级医院品管大赛铜奖。

5.5.1.4 建立手术室感染预防与控制管理制度及质量控制标准，并有培训、考核及监督

P:【计划与规范】

（1）《手术室医院感染管理制度》《手术室物品、药品、器械管理制度》《手术室一次性使用医疗用品管理制度》《洁净手术部日常管理制度》《手术室无菌物品存放管理制度》《手术室仪器设备管理制度》。

（2）《医疗机构消毒技术规范》。

D:【执行要点】

（1）修订完善手术室感染预防与控制相关制度，建立手术室工作区域清洁标准和连台手术间清洁规范。

（2）院感质控员按时参加院感科组织的会议和学习，并分批对科内各层级护士、进修护士、实习生、手术室工人进行培训与考核；院感相关制度纳入新进护士、新入职工人的岗前培训，并考核。

（3）每月对手术室空气、环境、物体表面、手卫生等进行监测，有记录。

（4）仪器设备定点定位放置，每天清洁，检查性能，有记录；手术器械送消毒供应中心集中清洗、灭菌。

（5）无菌物品分类、分架存放，物品存放架干净、干燥和无尘，距地面高度≥20cm，离墙≥5cm，距天花板≥50cm，库房温度为21～25℃，相对湿度为30%～60%，并按失效日期的先后顺序使用、放置，标识醒目，每天检查。

（6）手术室工作区域应根据不同环境污染的风险和卫生等级管理的要求，选择不同的清洁卫生方式和清洁频率，遵循先清洁再消毒的原则。连台手术应对手术台及周边至少1～1.5m范围的高频接触物表进行清洁与消毒。

C:【检查与监管】

（1）手术室每月对感染控制的落实情况、院感监控指标进行自查，存在的问题在科室护理质量与安全管理会议上进行分析、反馈，并落实整改。

（2）护理部每季度对手术室感染控制制度的落实情况进行督查，存在的问题通过OA系统反馈给护理单元进行整改，检查结果及整改情况在护理质量与安全管理会议上反馈，并在《医疗质量考评结果分析与持续改进》和《医院质量与安全报告》上通报，考核质量与年度绩效挂钩。

（3）院感科每季度对手术室感染控制制度的落实情况进行督查，存在的问题通过管理软件平台反馈给科室进行整改。

A:【成效】

（1）手术室消毒、手术室感染预防与控制管理制度落实到位。

（2）手术室空气、环境物表、手卫生等监测均合格。

（3）开展PDCA项目《提高术毕手术间整理完善率》，达到目标值并维持4个月以上，并在全院感染管理PDCA项目竞赛中获奖。

（4）监测指标：Ⅰ类手术切口感染率、手术室护士针刺伤发生率持续正向低值；手卫生依从性持续正向高值。

5.5.2 按照《医院消毒供应中心管理规范》，消毒供应中心（室）有护理质量管理与监测的相关规定及措施

5.5.2.1 消毒供应中心（室）建筑布局合理，设施、设备完善，符合相关规范要求，工作区域划分符合消毒隔离要求

P:【计划与规范】

（1）《消毒供应中心工作制度》《消毒供应中心感染管理制度》《消毒供应中心环境管理制度》。

（2）《医院消毒供应中心管理规范》。

（3）《消毒供应中心岗位职责》。

D:【执行要点】

（1）建筑布局合理，位置毗邻手术室、产房和临床护理单元，与手术室有直接洁梯和污梯。

（2）各区域布局合理，洁、污分区清晰，不交叉、不逆流，分为辅助区域和工作区域，辅助区域包括更衣室、办公室、卫生间等，工作区域包括去污区、检查包装区和无菌物品存放区等。

（3）各区域设施完备，配置清洗、消毒灭菌设备，缓冲间内设非手触式洗手设施，配有水处理设备，消防设施完善。

（4）按照《医院消毒供应中心管理规范》要求，根据工作岗位的不同需要，配备相应的个人防护用品，包括圆帽、口罩、防水衣、围裙、手套、专用鞋、护目镜、面罩等；去污区配置洗眼装置。

（5）每月组织全科人员进行制度、岗位职责等内容的培训，并考核。

C:【检查与监管】

（1）护理单元每月对环境布局、职责的落实情况进行检查，存在的问题在科室护理质量与安全管理会议上分析、反馈并落实整改。

（2）设备处每月对仪器、设备进行巡检，存在问题通过OA系统反馈给护理单元进行整改。

（3）护理部每季度对环境管理、员工对各区域管理规范的依从性进行督查，存在的问题通过OA系统反馈给护理单元进行整改，检查结果及整改情况在护理质量与安全管理会议上反馈，并在《医疗质量考评结果分析与持续改进》和《医院质量与安全报告》上通报，考核质量与年度绩效挂钩。

（4）院感科每季度对环境管理、员工对各区域管理规范的依从性进行督查，存在的问题通过管理软件平台反馈给科室进行整改。

A:【成效】

（1）消毒供应中心分区合理，员工知晓并遵守工作区域要求。

（2）监测指标：消毒供应中心消毒隔离达标率、安全管理达标率持续正向高值。

5.5.2.2 实施集中管理，合理配备工作人员，符合《医院消毒供应中心管理规范》的要求

P:【计划与规范】

（1）《贵重器械消毒管理制度》《仪器设备管理制度》《复用器械、器具和物品清洗消毒管理制度》《灭

菌器管理与维护制度》《外来器械与植入物管理制度》《医院中层干部选拔任用管理制度》。

（2）《停电应急预案》《停水应急预案》《泛水应急预案》《压力蒸汽灭菌器故障应急预案》《低温等离子灭菌器故障应急预案》《环氧乙烷灭菌器故障应急预案》《清洗机故障应急预案》等。

（3）《医院消毒供应中心清洗消毒及灭菌技术操作规范》。

D:【执行要点】

（1）根据医院规模和工作量，设有专职护士长负责管理工作，配置足够的护士及清洗、消毒、包装等人员，其中消毒员有特种设备作业证、消毒员上岗证。

（2）全院可重复使用的诊疗器械、器具和物品回收至消毒供应中心，集中进行清洗、消毒、灭菌、发放。

（3）手术中使用的植入物统一送采购中心验收。

（4）手术中使用的置入物、外来医疗器械密闭送消毒供应中心统一进行清洗、消毒、包装及灭菌处理。使用后的外来医疗器械，由消毒供应中心清洗消毒后方可交器械供应商。

（5）总务处、采购中心保障水、电、压缩空气和物资的供给。

（6）设备处定期对所有仪器设备、各类数字仪表（如压力表、安全阀等）进行校验，校验后有合格标志。

C:【检查与监管】

（1）设备处每月对消毒供应中心的设备管理情况进行检查，存在的问题以书面形式反馈给科室进行整改。

（2）总务处每季度对消毒供应中心的特种设备、水电供应设施进行巡查，对存在的问题采取整改措施。

（3）护理部每季度对消毒供应诊疗器械、器具的集中管理的情况进行督查，存在的问题通过OA系统反馈给护理单元进行整改，检查结果及整改情况在护理质量与安全管理会议上反馈，并在《医疗质量考评结果分析与持续改进》和医院质量与安全报告上通报，考核质量与年度绩效挂钩。

（4）院感科每季度对消毒供应诊疗器械、器具的集中管理情况进行督查，存在的问题通过管理软件平台反馈给科室进行整改。

A:【成效】

（1）消毒供应管理规范，全院所有物品（包括口腔中心和内镜器械）集中清洗、消毒、灭菌、发放。

（2）监测指标：消毒供应中心消毒隔离达标率、安全管理达标率、物资管理达标率持续正向高值。

5.5.2.3 规章制度、工作职责、工作流程健全，建立与相关科室的联系制度，根据需要及时改进工作

P:【计划与规范】

（1）《消毒供应中心与相关科室沟通联系制度》《感染管理制度》《贵重器械消毒管理制度》《清洗消毒灭菌监测管理制度》《职业安全防护管理制度》《质量管理追溯制度》《无菌物品召回制度》《灭菌器管理与维护制度》《外来器械与植入物管理制度》等23个。

（2）《环氧乙烷气体泄漏应急预案》《火灾应急预案》《压力蒸汽灭菌器故障应急预案》《低温等离子灭菌器故障应急预案》《环氧乙烷灭菌器故障应急预案》《清洗机故障应急预案》等14个。

（3）《复用手术器械清洗流程》《全自动清洗机操作流程》《压力蒸汽灭菌器操作流程》等19个。

（4）《医院消毒供应中心管理规范》。

（5）《消毒供应中心岗位职责》。

D:【执行要点】

（1）根据《医院消毒供应中心管理规范》，修订完善科室制度、工作流程、应急预案及岗位职责并落实。

（2）每月组织全科人员进行制度、流程的培训与考核。

（3）按应急预案演练培训计划，组织全员进行演练，有记录、分析、整改。

（4）每季度召开相关部门座谈会，征求意见、建议，并持续改进。

（5）每季度临床护理单元对消毒供应中心进行工作满意度调查。

C:【检查与监管】

（1）科室每月对制度、工作职责、流程的落实情况进行自查，存在的问题在科室护理质量与安全管理会议上分析、反馈，提出改进措施，并落实整改。

（2）护理部每季度对科室制度、工作职责、流程的落实和管理情况进行督查，存在的问题通过OA系统反馈给护理单元进行整改，检查结果及整改情况在护理质量与安全管理会议上反馈，并在《医疗质量考评结果分析与持续改进》和《医院质量与安全报告》上通报，考核质量与年度绩效挂钩。

（3）院感科每季度对科室制度、流程的落实和管理进行督查，存在的问题通过管理软件平台反馈给科室进行整改。

A:【成效】

（1）制度、工作职责、流程落实到位。

（2）应急演练按计划完成，考核合格，员工应急处置能力不断提升。

（3）监测指标：临床护理单元对消毒供应中心工作的满意度持续正向高值。

5.5.2.4 建立清洗、消毒、灭菌效果监测制度，加强质量管理

P:【计划与规范】

（1）《清洗、消毒、灭菌监测管理制度》《质量管理追溯制度》《消毒供应中心消毒隔离制度》。

（2）《医院消毒供应中心管理规范》《医院消毒供应中心清洗消毒及灭菌效果监测标准》。

D:【执行要点】

（1）专人负责器械清洗、消毒、灭菌质量监测工作。

（2）清洗消毒器每批次有物理参数及运行情况签字确认，并每年进行性能检测。

（3）每周使用器械清洗效果检测卡、每月使用蛋白测试卡检测器械清洗质量，并有相应记录。

（4）按说明书的要求配制清洗液；每日监测消毒剂的浓度并记录。

（5）按要求做好压力蒸汽灭菌、过氧化氢离子灭菌、环氧乙烷灭菌的物理、化学、生物监测。

（6）监测记录清晰并具有可追溯性，灭菌质量监测资料和记录保留期≥3年，清洗消毒监测资料和记录保留期≥6个月。

（7）医用封口机每日使用前有参数的准确性和闭合的完整性的监测。

（8）每月对物体表面、护士手指表面、高水平消毒物品、灭菌物品进行细菌培养；每季度对纯化水、消毒液、空气进行培养。

C:【检查与监管】

（1）护理单元每月检查器械清洗、消毒、灭菌质量及监测结果，存在的问题在科室护理质量与安全管理会议上进行分析、反馈，并落实整改。

（2）设备处每月检查仪器设备的运行情况，及时排除故障。

（3）护理部每季度检查清洗、消毒、灭菌质量，存在的问题通过OA系统反馈给护理单元进行整改，检查结果及整改情况在护理质量与安全管理会议上反馈，并在《医疗质量考评结果分析与持续改进》和《医院质量与安全报告》上通报，考核质量与年度绩效挂钩。

（4）院感科每季度对清洗、消毒、灭菌质量进行督查，存在的问题通过管理软件平台反馈给科室进行整改。

A:【成效】

（1）清洗、消毒、灭菌效果符合要求，未发生灭菌失败召回事件。

（2）质量控制过程实现闭环管理，可追溯。

（3）监测指标：消毒供应中心消毒隔离达标率、清洗消毒灭菌质量管理达标率持续正向高值。

5.5.2.5 建立工作人员的在职继续教育制度，根据专业进展，开展培训，更新知识

P:【计划与规范】

（1）《护士在职继续教育培训管理制度》。

（2）《护士分层培训计划》《新入职护士岗前培训计划》《消毒员岗位培训计划》《技术工人岗位培训计

划》《进修生培训计划》。

D:【执行要点】

（1）根据科室不同岗位、不同层级的人员制订培训计划并落实。

1）在职护士：按分层培训计划进行理论知识与技能的培训、考核。

2）新入（转入）职工：前3个月每月进行专科技能、理论知识的培训与考核。

3）规范化培训期护士：入科6个月内，每月理论考试1次，完成36项护理操作技能考核。

4）消毒员：每年进行2项以上操作考核，每半年理论考试1次。定期参加省内消毒员继续教育培训班学习。

5）技术工人：每季度1项操作考核，每半年理论考试1次。

6）长假返岗员工：进行职责、制度、应急预案、工作流程、相关操作等培训，考核合格后独立上岗。

（2）通过集中授课、现场示范、实地演练、网络资源自学、外出参加会议、继续教育培训等方式进行培训，不断提升专科业务能力。

C:【检查与监管】

（1）科室对岗位培训计划的落实情况进行自查，对存在的问题进行分析、改进。

（2）护理部每季度通过《护理单元教学管理质量评价标准》对培训计划的落实情况进行督查，存在的问题通过OA系统反馈给科室进行整改。

A:【成效】

（1）科室培训计划落实到位，各类人员理论及操作考核通过率为100%，专科和应急处置能力不断提升。

（2）护士继续教育学分达标率为100%。

（3）监测指标：护理单元教学管理质量符合率达标。

5.5.3 按照《新生儿病室建设与管理指南（试行）》和《医疗机构新生儿安全管理制度（试行）》，新生儿病室护理质量管理与监测的相关规定及措施，护理部有监测改进效果的记录

5.5.3.1 新生儿病室符合规范

P:【计划与规范】

（1）《新生儿科医院感染管理制度》。

（2）《医疗机构新生儿安全管理制度（试行）》《新生儿病室建设与管理指南（试行）》。

D:【执行要点】

（1）建筑布局符合院感要求，洁、污分开，功能流程合理。

（2）床位数满足患儿医疗救治需要，配备呼吸道隔离间、消化道隔离间及早产儿保护性隔离间，有独立的配奶间和沐浴间。

（3）配备呼吸机、保温箱、蓝光治疗箱、中心监护仪等设备，并符合科室需求，每日专人清点、清洁、检查，确保性能良好。

（4）按仪器设备培训考核计划进行培训、考核，护理人员能够正确操作。

C:【检查与监管】

（1）护理单元每月对仪器设备、环境管理进行检查，存在的问题在科室护理质量与安全管理会议上进行分析、反馈，并落实整改。

（2）设备处工程师每月对仪器设备进行巡检，均有记录。

（3）护理部每季度对环境管理、仪器设备的使用进行督查，存在的问题通过OA系统反馈给护理单元进行整改，检查结果及整改情况在护理质量与安全管理会议上反馈，并在《医疗质量考评结果分析与持续改进》和《医院质量与安全报告》上通报，考核质量与年度绩效挂钩。

（4）院感科每季度对环境管理进行督查，存在的问题通过管理软件平台反馈给科室进行整改。

A:【成效】

（1）全科护理人员知晓各仪器设备操作流程并能够正确操作，考核通过率达到100%。

（2）监测指标：仪器设备完好率达到100%、仪器设备质控达标率达到100%。

（3）床位数满足医疗救治需要，符合规范。

5.5.3.2 新生儿病室有护理管理制度、规范、岗位职责、工作流程、护理常规，有突发事件的应急预案或流程

P:【计划与规范】

（1）《新生儿、婴儿安全管理制度》《新生儿、婴儿腕带使用管理制度》《新生儿监护病房转入和转出管理制度》《危重新生儿抢救制度》《新生儿科院感管理制度》《高危儿、疑似传染病患儿、传染病患儿消毒隔离制度》《新生儿重症监护病房管理制度》《新生儿重症监护病房配奶制度》《新生儿科暖箱、奶瓶、奶嘴清洁消毒制度》《新生儿科分级护理管理制度》《新生儿科护理人力资源调配》《新生儿科护士绩效考核补充制度》等15个。

（2）《呼吸机突发断电应急预案》《中心供氧故障应急预案》《停电应急预案》《火灾应急预案》等18个。

（3）《新生儿疾病护理常规》《专科护理技术规范》。

（4）《新生儿科岗位职责》。

D:【执行要点】

（1）按计划完成科室应急预案的演练，定期与护理部、医务处、院感科、保卫处等部门联合开展突发事件应急预案演练并记录，同时进行持续改进。

（2）护理单元按层级培训要求对各层级护士进行理论和操作考核。

（3）通过集中培训、现场培训、软件平台等方式对应急预案、护理常规、技术规范等内容进行培训，护理查房每年至少10次、业务学习每月至少1次、晨间提问每周2次。

C:【检查与监管】

（1）护理单元每季度按《护理单元教学管理质量评价标准》、每月按《危重患者护理/专科护理质量评价标准》等质控检查单要求进行专项检查，存在的问题在科室护理质量与安全管理会议上分析、反馈并落实整改。

（2）护理部、医务处、院感科、保卫处等部门针对突发事件的应急演练进行评价、分析，存在的问题通过OA系统反馈给科室持续改进。

（3）护理部每季度对新生儿护理管理工作进行督查，存在的问题通过OA系统反馈护理单元进行整改，检查结果及整改情况在护理质量与安全管理会议上反馈，并在《医疗质量考评结果分析与持续改进》和《医院质量与安全报告》上通报，考核质量与年度绩效挂钩。

（4）院感科每季度对新生儿科消毒隔离管理的情况进行督查，存在的问题通过管理软件平台反馈给科室进行整改。

A:【成效】

（1）制度规范落实到位，新生儿的护理质量不断提高。

（2）监测指标：护士理论和操作考核通过率达到100%。

（3）监测指标：新生儿科护理质控达标率达到100%。

5.5.3.3 新生儿病室护理人力资源合理配备，实施责任制整体护理

P:【计划与规范】

（1）《新生儿科护理人力资源调配制度》《医院中层干部选拔任用管理制度》。

（2）《护理人员分层培训计划》。

D:【执行要点】

（1）人力资源配备符合要求，1名护理人员负责≤6名普通患儿或≤3名重症患儿，根据住院患者人数实行弹性排班。

（2）由具备主管护师以上专业技术职务任职资格且有2年以上新生儿护理工作经验的护士担任护理负责人。

（3）实行责任制整体护理。

1）新生儿监护室属无陪区域，所有治疗护理由护理人员完成，运用不同形式（探视、微信群、视频等）提供给家长患儿住院期间的信息。

2）开展以家庭为中心的护理服务，如帮助家长参与患儿的护理，侵入性操作家长陪伴。

（4）制订护理人员分层培训计划，每年按计划完成培训与考核。

C:【检查与监管】

（1）护理单元每月按《优质护理质量评价标准》《危重患者护理/专科护理质量评价标准》等进行专项检查，存在的问题在科室护理质量与安全管理会议上分析、反馈并整改。

（2）护理部每季度通过护理行政查房及《优质护理质量评价标准》《危重患者护理/专科护理质量评价标准》等质控单对新生儿病室护理人力资源合理配备、责任制整体护理的实施情况进行检查，存在问题通过OA系统反馈给护理单元进行整改，检查结果及整改情况在护理质量与安全管理会议上反馈，并在《医疗质量考评结果分析与持续改进》和《医院质量与安全报告》上通报，考核质量与年度绩效挂钩。

A:【成效】

（1）责任制整体护理落实到位。

（2）监测指标：优质护理质量符合率、危重患者护理（专科护理）质量符合率、患者满意度持续正向高值。

5.5.3.4 有新生儿护理专项质量管理标准、安全管理制度，并落实到位

P:【计划与规范】

（1）《新生儿、婴儿安全管理制度》《新生儿、婴儿腕带使用管理制度》《危重新生儿抢救制度》《新生儿重症监护病房管理制度》等。

（2）《重症新生儿护理规范》《新生儿护理质量专项考核标准》。

D:【执行要点】

（1）通过集中授课、分组情景模拟训练、案例分析讨论、现场示范或DVD演示、网络资源自学等方式，按分层护士培训计划要求对《新生儿护理质量专项考核标准》《重症新生儿护理规范》《新生儿、婴儿安全管理制度》等进行专项培训与考核，有记录。

（2）按能级对应，分层管理，实施责任制整体护理。

（3）严格执行专项质量管理标准、安全管理制度。

C:【检查与监管】

（1）护理单元每月通过《新生儿护理质量专项考核标准》对质量管理、安全制度的落实情况进行自查，对存在的问题在科室护理质量与安全管理会议上进行分析、反馈并整改。

（2）护理部每季度对新生儿护理质量管理的落实情况进行督查，存在的问题通过OA系统反馈给护理单元进行整改，检查结果及整改情况在护理质量与安全管理会议上反馈，并在《医疗质量考评结果分析与持续改进》和《医院质量与安全报告》上通报，考核质量与年度绩效挂钩。

A:【成效】

（1）监测指标：新生儿科护理质量专项考核达标率为100%。

（2）开展QCC项目《提高NICU母乳喂养率》、PDCA项目《提高床边危急值登记准确率》，达到目标值并维持4个月以上。

5.5.3.5 加强新生儿病室消毒隔离管理，防范院内感染；新生儿暖箱、奶瓶、奶嘴消毒规范；传染病患儿有隔离护理措施

P:【计划与规范】

（1）《新生儿科院感管理制度》《高危儿、疑似传染病患儿、传染病患儿消毒隔离制度》《新生儿重症监护病房配奶制度》《新生儿科暖箱、奶瓶、奶嘴清洁消毒制度》《感染性疾病隔离管理制度》等。

（2）《医疗机构环境表面清洁与消毒管理规范》。

D:【执行要点】

（1）新生儿病室地面每天湿式清洁2次，病室安装循环动态空气消毒器，每日每班定时开启消毒。

（2）每个病室配有洗手设备，每张床配有速干手消毒液，按要求进行手卫生。

（3）暖箱每天清洁，每周或出院时终末消毒处理。

（4）使用一次性奶瓶和奶嘴。

（5）高危新生儿、疑似传染病、传染病按要求分区或单间隔离，标识明确，做好消毒隔离工作。

（6）按院感要求落实导尿管相关性尿路感染、血导管相关性血流感染、呼吸机相关性肺炎感染预防措施。

C:【检查与监管】

（1）护理单元每月对新生儿消毒隔离管理的落实情况进行自查，存在的问题在科室护理质量与安全管理会议上分析、反馈，提出整改措施并落实。

（2）院感科每月抽检暖箱、奶瓶、奶嘴细菌培养，对导尿管相关性尿路感染、导管相关性血流感染、呼吸机相关性肺炎感染情况进行汇总分析；每季度检查新生儿科消毒隔离工作的落实情况；上述存在的问题通过OA系统、管理软件平台反馈给科室进行整改。

（3）护理部每季度、科护士长不定期对新生儿病室消毒隔离管理的情况进行督查，存在的问题通过OA系统反馈给护理单元进行整改，检查结果及整改情况在护理质量与安全管理会议上反馈，并在《医疗质量考评结果分析与持续改进》和《医院质量与安全报告》上通报，考核质量与年度绩效挂钩。

A:【成效】

（1）新生儿病室消毒隔离和防范措施到位。

（2）未发生新生儿院内感染暴发事件。

（3）监测指标：导尿管相关性尿路感染、导管相关性血流感染、呼吸机相关性肺炎感染的发生率持续处于低值，手卫生依从性持续正向高值。

（4）监测指标：消毒隔离质控检查达标率为100%，每月空气培养符合要求。

（5）开展PDCA项目《提高奶液细菌培养零菌落数符合率》，达到目标值并维持4个月以上。

第六章

医院管理

一、依法执业

6.1.1依法取得医疗机构执业许可证，按照卫生健康行政部门核定的诊疗科目执业，医院及科室命名规范

6.1.1.1医院符合卫生健康行政部门规定相应建设级别设置标准，在国家医疗卫生法律、法规、规章、诊疗规范、护理规范的框架内开展诊疗活动，按照卫生健康行政部门规定按时完成医疗机构校验，发布的医疗信息真实可靠

P:【计划与规范】

（1）《医疗机构基本标准》《医疗机构管理条例》《医疗机构管理条例实施细则》《医院官微、官网医疗广告发布管理制度》《新媒体管理制度》《信息发布、新闻报道保密审查制度》《医院网站管理制度》《医院新闻发布管理制度》等。

（2）医疗信息发布和医疗广告发布流程、医院新闻宣传工作流程、医院网站后台的二审流程。

D:【执行要点】

（1）医院有执业许可证正本、副本，按卫健委规定的相应建设级别设置标准，获得批准正式执业3年以上。

（2）医院按规定每三年校验一次执业许可证，在医院变更名称、法定代表人或者主要负责人、所有制形式、服务对象、服务方式、注册资金、诊疗科目、床位时，及时向登记机关申请办理并完成变更登记。

（3）医院及科室命名规范，提供的诊疗科目目录与执业许可证上核准的诊疗科目全部相符。

（4）严格按执业许可证范围开展诊疗活动，无卫健委超范围诊疗行政处罚记录。

（5）医院的名称不对外出借，执业许可证不转让、不出借。

（6）医院医疗信息发布和医疗广告的管理符合法规要求，有相关广告监测机制，每年通过软件平台开展《医疗广告管理办法》的培训；医疗专家介绍及医疗技术开展的宣传符合管理要求。

（7）无卫健委查实的医疗机构不良行为记录，未发生一级主责以上医疗事故，未发生群体性、组织性违规违纪事件。

C:【检查与监管】

（1）宣传统战处每季度对医院医疗信息和广告发布的内容和流程进行检查，存在的问题现场反馈给科室进行整改。

（2）党办、院办（党政综合办）每年对科室命名进行督查，存在的问题落实整改。

A:【成效】

医院校验符合要求，无超范围诊疗行为，医疗信息发布符合法规要求。

6.1.2医院开展法律、法规教育

6.1.2.1医院开展法律、法规教育，并有教育评价

P:【计划和规范】

《法律法规教育年度计划》。

D:【执行要点】

（1）通过集中培训、软件平台、自学等方式组织医务人员进行法律、法规、规章的培训，并进行考核。各职能部门对自己职责范围内的法律、法规负责教育任务。

（2）每年开展法律、法规全员教育。

（3）法制办组织职工参加全市学法用法建档考试。

（4）新员工每年开展岗前教育工作，进行综合知识的考核，合格后方可进行轮转安排。

C:【检查与监管】

法制办每季度通过《专项检查表》对科室是否按照法律、法规、规章开展诊疗活动，是否超范围诊疗，有无违规发布医疗信息和医疗广告等情况进行督查，通过现场或以书面形式反馈给科室持续改进。

A:【成效】

（1）员工均知晓与岗位有关的法律、法规知识。

（2）监测指标：学法用法建档考试合格率达到100%。

6.1.3 由具备资质的卫生专业技术人员为患者提供诊疗服务，不超范围执业

6.1.3.1 在医院执业的卫生技术人员全部具有执业资格，注册执业地点在本院或符合卫生健康行政部门相关规定（如多点执业、对口支援等），具有执业资格的研究生、进修人员在上级医师（含护理、医技）的指导下执业

P:【计划与规范】

《卫生技术人员执业资格审核与执业准入管理制度》《护士执业管理制度》《进修医师管理制度》《实习生管理制度》《住培医师病历书写要求及电子病历权限制度》《医师授权管理制度》。

D:【执行要点】

（1）医院各级各类卫生技术人员均取得执业资格，注册地点在本院或符合卫健委相关规定（如多点执业或对口支援或"双下沉，两提升"等），按照本人执业范围开展诊疗活动。

（2）有全院卫生技术人员执业资格、执业范围、注册地点、注册时间一览表。

（3）具有执业资格的研究生、进修人员经过医院授权在上级医师（含护理、医技）的指导下执业。

（4）医务处对从事临床诊疗工作的医师、住培医师、进修医师进行动态授权管理。

1）住培医师通过医院住培办牵头组织的独立值班考核后可单独执业，同时医务处给予医疗技术资格授权。

2）单独执业的临床医师每三年或个人晋升职称时由个人申请，科室通过后提交医务处初审，由医院医师资格授权管理小组终审重新进行资格授权。

3）根据非计划再次手术及手术严重并发症情况对当事临床医师资格授权进行动态管理。

（5）医务处、护理部分别指定专人负责相关人员的执业注册、变更、延续等资格审核工作和执业档案管理，执业证书及授权信息及时录入OA系统。

（6）教育培训处专人负责研究生、进修生、实习生的档案管理。

（7）卫生技术人员的违规执业列入员工年度考核指标，每年考核。

C:【检查与监管】

（1）质管处每月对运行病历和归档病案（包括病历书写规范及医生签名）进行检查和监管，存在的问题通过OA系统、院长函反馈给科室进行整改，每季度在病案管理委员会会议上反馈，检查结果及整改情况在《病案质量检查结果分析与持续改进》《医疗质量考评结果分析与持续改进》上通报，落实奖惩措施。

（2）医务处每季度通过《医务处专项督查表》对医师的执业情况（重点查知情同意书、各类检查单、手术记录等是否有违规执业或超范围执业情况）进行检查，存在的问题通过管理软件平台反馈给科室进行整改，在《医疗质量考评结果分析与持续改进》上通报。

（3）护理部每季度通过护理行政查房对护士的执业情况进行检查，存在的问题通过OA系统反馈给科室进行整改。

（4）行风监督小组每季度对卫生技术人员违规执业、超范围执业及非卫生技术人员从事诊疗活动的情况进行抽查，发现的问题以书面形式反馈给科室进行整改。

A:【成效】

无卫生技术人员违规执业、超范围执业及非卫生技术人员从事诊疗活动。

6.1.4 对外委托服务项目质量与安全实施监督管理

6.1.4.1 制定对外委托服务项目管理制度

P:【计划与规范】

《医院合同管理制度》《外包服务项目管理制度》《保洁外包管理制度》《保安外包管理制度》《陪护外包管理制度》《停车外包管理制度》《运送外包管理制度》《洗涤外包管理制度》《文印设备与耗材外包管理制度》等。

D:【执行要点】

（1）党办、院办（党政综合办）专人负责医院合同的集中审核、签发、印章、归档等，对对外委托服务进行项目管理，制定项目的遴选、管理等相关制度和办法，有项目评估和监督考核机制。

（2）业务主管部门负责审核对外委托服务项目合同的完整性、合同规定的双方的权利和义务及服务的内容和标准，不完整的重新签订合同或签订补充协议。

（3）医院对外委托服务项目的采购符合制度规定，有相应的审批和招标文件。

（4）业务主管部门每月根据考评细则对所负责的对外委托服务项目进行质量安全与服务的评估并考核，形成质控结果，将此作为对外包单位进行相应奖惩的依据，并将该质控结果反馈给医院质量与安全管理委员会。

（5）外包合同到期前，业务主管部门须对外包服务项目的服务质量、合同的履行情况、科室评价意见等进行全面评估，形成质量考核结果提交医院质量与安全管理委员会，将其作为下一步续签合同或招标评估的参考依据。

C:【检查与监管】

党办、院办（党政综合办）每月对外包服务项目考核的完成情况进行检查、分析，通过OA系统反馈给科室持续改进。

A:【成效】

（1）所有对外委托服务项目管理符合要求。

（2）开展PDCA项目《提高外包服务合同考核完成率》，达到目标值并持续4个月以上。

6.1.5 根据法律、法规、规范以及相关标准，结合医院实际，制定各项规章制度和岗位职责，并及时修订完善。定期对员工进行培训与教育，提高职工认真履行本岗位职责及执行相关规章制度的自觉性

6.1.5.1 根据法律、法规、规范以及相关标准，结合医院实际，制定各项规章制度和岗位职责，并及时修订完善。定期对员工进行培训与教育，提高员工认真履行本岗位职责及执行相关规章制度的自觉性

P:【计划与规范】

（1）《医院文件标准与编码管理制度》《医院外部文件管理制度》《岗位说明书管理制度》。

（2）《医院岗位职责汇编》。

D:【执行要点】

（1）成立医院管理制度和医院岗位职责编委会，各项制度有统一的格式，必备8大模块：目的、范围、定义、职责、标准、流程、表单及相关文件。

（2）制度的制定、审核、批准、发布、修订、作废等按统一的管理规定和程序执行。

（3）医院的规章制度符合法律、法规、规范、相关标准及医院实际情况，有参照的法律、法规、规范和标准的目录。

（4）医院制度实行动态管理，根据法律法规和国家、省、市政策或标准的变化及时增加或修订；制度原则上至少每三年修订一次。

（5）制定医院各级各类员工的岗位说明书，包括医德医风的要求。

（6）通过信息化软件，可实时查阅制度的修订时间、修订内容等。

（7）通过新职工培训、现场集体培训、中层干部例会、软件信息平台、下发文件等方式对全院职工培训相关的规章制度、岗位职责和行为规范。

C:【检查与监管】

党办、院办（党政综合办）定期对制度建设进行自查和分析，检查结果纳入年度医院责任目标考核。

A:【成效】

（1）制度修订和更新及时。

（2）监测指标：各部门和员工对相关规章制度和岗位职责的知晓率持续正向高值。

（3）《医院管理制度汇编》持续修订并更新及时；《现代医院内部管理制度》出版发行。

（4）《现代医院精益管理制度》获"亚洲医院管理奖——年度行政总裁"。

二、明确管理职责与决策执行要点机制，实行管理问责制

6.2.1建立医院内部决策执行要点机制，实施党委领导下的院长负责制，重大决策、重要干部任免、重大项目投资、大额资金使用事项须经医院领导班子集体讨论并经医院党组织会议研究讨论同意，按管理权限和规定程序报批、执行

6.2.1.1 实行党委领导下的院长负责制，院级领导应把主要精力用于医院管理工作，职责范围明确，认真履职

P:【计划与规范】

（1）《医院章程》《党委会制度》《院长办公会制度》《信息沟通制度》《党委书记与院长定期沟通制度》《分管例会制度》《院领导和职能科中层干部保证行政管理时间制度》《行政查房制度》《值周领导例会制度》《年度院科约谈制度》《医院会议制度》《质量与服务品质建议案奖励制度》等。

（2）医院领导班子分工，院领导上、下半年重点工作，领导班子任务清单，医院行政查房工作方案。

D:【执行要点】

（1）实行党委领导下的院长负责制，院领导和职能部门职责明确，通过党委会、院长办公会、院领导分管例会、院科约谈、各委员会会议、领导小组会议、院长信箱等方式共同参与研究、讨论、决策医院的发展问题。

（2）成立以院长为组长、其他院领导为成员的行政查房领导小组，以院领导为责任领导、相关职能科室负责人为组长的分片检查小组（共12组），每月开展一次行政查房。

（3）院领导班子每年提交个人年度述职报告，党委书记向上级党组织述职并接受党员评议。

（4）召开职工大会，将医院的工作报告及重大事件传达到每位职工。

（5）每年召开职工代表大会，审议和听取职工代表对医院工作报告及重大事项的意见和建议，通报上年度各类提案的落实情况，提交本次会议提案。

（6）通过职工代表大会提案、建议案、院长信箱、意见箱、行政查房等途径收集职工的意见和建议，鼓励全体职工参与医院管理。

C:【检查与监管】

党办、院办（党政综合办）每半年对各类提案的落实情况进行督办，存在的问题通过OA系统反馈给科室进行整改。

A:【成效】

（1）职工参与医院管理得到体现。

（2）监测指标：行政查房问题解决率、院领导年度重点工作完成率、院科约谈问题解决率等行政管理指标持续正向高值。

（3）医院2项精细化管理项目分别获得"亚洲医院管理奖——年度行政总裁和临床服务项目"。

（4）行政查房入选现代医院管理典型案例；获浙江省品管圈大赛奖项；浙江省医学会软科学课题立项1项、丽水市科协课题1项；在《卫生经济研究》《医院院长论坛》发表论文2篇。

6.2.1.2 健全医院决策机制，有重大决策、重要干部任免、重大项目投资、大额资金使用（"三重一大"）事项决策制度，并实行管理问责制

P:【计划与规范】

《医院章程》《"三重一大"监督管理制度》《"三重一大"监督问责制度》《党委会议事规则》《党委书记与院长定期沟通制度》。

D:【执行要点】

（1）贯彻落实党委领导下的院长负责制，按规定调整医院的机构设置，健全领导班子议事和工作规则，建立党委会议事规则、党委书记与院长定期沟通制度、院长办公会议事规则，明确责任分工，完善决策权、执行权、监督权相互制约又相互协调的权利结构和运行机制。

（2）对医院改革发展、财务预决算、"三重一大"、内部组织机构设置等重大事项，以及涉及医务人员权益保障的重要问题及重要制度的修订等，均以书面形式先征求医院班子成员的意见和建议，再汇总提交院长办公会、党委会等集体研究决策，并实行管理问责制。

（3）经党委会集体决议后，需落实的重大事项于会后2个工作日内将医院重大事项申请讨论及决议执行单书面通知执行部门，由执行部门在15个工作日后，将落实事项进度填写在医院重大事项申请讨论及决议执行单内反馈给党办、院办（党政综合办），分管领导负责指导和督办。

（4）对事关职工切身利益的重要事项，实施前按制度提交职工代表大会审议通过，并在决议中有记载。

（5）论证专业性、技术性较强的重大事项时，注重发挥各专业管理委员会（领导小组、工作小组）的作用，遵守议事规则，严格按管理权限和规定报批。

（6）推行院务公开，通过职工代表大会、院务公开栏、网站、OA系统、电子显示屏、通报会、微信平台等形式，对重大事项进行公示。

（7）党委议定的重大事项向市纪委、市监委、派驻市卫健委纪检监察组报告。

C:【检查与监管】

（1）党委每半个月对经党委会集体决议后需落实的重大事项的执行情况进行检查，存在的问题通过书面反馈并追踪整改。

（2）纪检监察室每季度对重大事项的执行情况随机抽查跟踪，填写《"三重一大"事项监督反馈表》，并书面送达执行部门，执行部门于5个工作日内将整改情况反馈给纪检监察室。

（3）纪委领导出席党委会议，对重大事项的集体研究决策实行全程指导和监督。

A:【成效】

全体员工均知晓医院"三重一大"事项。

6.2.2 医院管理组织机构设置合理，部门职能划分明确，各级管理人员认真履行职责

6.2.2.1 医院管理组织机构设置合理，部门职能划分明确，各级管理人员认真履行职责

P:【计划与规范】

《医院章程》《信息沟通制度》《医院会议制度》《部门服务计划制度》《岗位说明书制度》。

D:【执行要点】

（1）有医院组织架构图、科室设置的文件，医院运行情况与组织架构相符，并能依据职能调整及时更新。

（2）组织架构及科室职能在每年《年度工作报告》上公示并传达到全院职工。

（3）部门职能划分明确，通过党委会、院长办公会、院领导分管例会、总值班例会、中层干部例会、跨部门协调会等方式进行各部门之间的沟通协调。

（4）各职能部门制定部门服务计划和科室职责分工，通过中层干部例会、软件信息平台、下发文件等方式对各级管理人员的岗位职责进行培训。

（5）每年编印《行政职能部门职责分工汇总表》，明确科室人员的职责和A、B岗分工。

C:【检查与监管】

分管院领导每季度通过分管例会、专题会议等形式对所管部门的工作执行情况进行监管，通过OA系统反馈给科室持续改进。

A:【成效】

（1）按照管理需要，医院及时调整组织架构和部门职能。

（2）监测指标：院领导分管例会、院科约谈问题解决率持续正向高值。

6.2.2.2加强医院各科室（部门）效能建设，实行目标管理责任制

P:【计划与规范】

（1）《目标管理绩效考核制度》。

（2）《年度工作目标责任书》《目标管理责任制实施方案》。

D:【执行要点】

（1）每年修订目标管理责任制的实施方案。

（2）每年年初院长与各科室负责人签订《年度工作目标责任书》。

（3）通过中层干部例会、院科约谈等方式向科室负责人传达本部门、科室管理责任目标，并得到落实。

（4）由绩效管理处、质管处、党办院办、医务处、组织人事处、科研处、教育培训处、总务处等部门分别对科室的绩效运行、人力资源、医疗质量、行政管理、教学、科研、节能等效能建设实施进行考核。

（5）年终对20个职能部门的考核情况进行汇总，分析、排名，与科室绩效挂钩。

（6）各职能部门根据上年度考核结果及新的工作要求制定下一年度的工作目标责任书。

C:【检查与监管】

（1）主管部门每年对各科室年度工作目标责任的考核情况进行检查与监管，存在的问题通过OA系统反馈给科室进行整改。

（2）市卫健委每年对医院进行综合目标考核，存在的问题通过书面文件反馈给医院持续改进。

A:【成效】

（1）持续改进有成效，实现责任目标。

（2）监测指标：各部门、科室负责人管理责任目标知晓率持续正向高值。

（3）医院综合目标考核持续为市级"优胜单位"。

6.2.3建立科室（部门）间沟通与协调机制，履行协调职能

6.2.3.1建立沟通协调机制，履行协调职能，提高工作效率

P:【计划与规范】

《信息沟通制度》《医院会议制度》。

D:【执行要点】

（1）医院建立信息沟通协调机制，保证各部门、科室沟通顺畅。

（2）定期召开分管例会、总值班例会、院科约谈、多部门专题会议（如职能部门间，院、科间，临床、护理间，临床、医技间等）、各委员会会议、医院办公会等各类会议，会议记录完整。

（3）各类会议由牵头部门组织发起，有明确的会议议题，牵头部门负责对会议讨论的问题督办落实。

（4）会议重要决定通过《院办通报》《专题会议纪要》传达到相关部门和职工。

C:【检查与监管】

（1）牵头部门对会议决议或相关工作任务的执行情况进行检查、追踪、评价，通过书面或OA系统反馈给相关科室持续改进。

（2）质管处每季度督查各分支委员会工作的完成情况，存在的问题反馈给各分支委员会整改。

A:【成效】

（1）科室（部门）对相关工作任务落实到位。

（2）监测指标：院领导分管例会、院科约谈问题解决率持续正向高值。

6.2.4医院与科室领导定期参加管理培训，掌握现行的有关法律、法规、部门规章，并能够运用质量管理工具，提高管理水平

6.2.4.1医院与科室领导定期参加管理培训，掌握现行的有关法律、法规、部门规章，并能够运用质量管理工具，提高管理水平

P:【计划与规范】

《医院干部职工培训计划》。

D:【执行要点】

（1）医院每年按《医院干部职工培训计划》组织各级管理人员参加法律、法规、管理知识及相关技能的培训。

（2）通过现场集中、软件平台等形式分片、分系统地进行干部全员轮训；每年举办省、市级医院精细化管理、文化管理等高峰论坛、继教班等；管理干部出国进修后汇报培训体会。

（3）教育培训处负责落实医护管理人员的专业知识培训，并做好每学年培训学时的汇总。

（4）院领导及中层干部均接受管理的相关培训，每人每年培训时数≥12个学时，党办、院办（党政综合办）每年进行培训时数统计，干部职工培训总结。

（5）质管处定期组织全院医疗管理人员运用管理工具（PDCA、RCA、QCC、FMEA、HVA等）的培训。

（6）护理部每年举办护理管理技能专项培训班。

（7）党办、院办（党政综合办）每年通过软件平台对管理人员进行质量管理工具运用的专题培训并测试，分析评估培训成效。

（8）开展全院PDCA竞赛，全面分析系统、部门运用管理工具能力的差异，分层进行针对性辅导、培训，持续性改进。

C:【检查与监管】

（1）质管处每半年对全院各科室管理工具的使用情况进行检查，存在的问题通过OA系统反馈给科室进行整改。

（2）品质改善小组每年以书面或实地检查的形式对各护理单元的管理工具项目的落实情况进行督查，通过OA系统反馈给科室持续改进。

A:【成效】

（1）全体管理人员均能够运用管理工具分析和解决管理问题，有效提升管理品质。

（2）全院（临床、医技、护理、行政后勤）全年开展PDCA项目141个，其中行政后勤部门开展62个，并举行全院PDCA项目大赛；开展院级、部门级优先改进PDCA项目并结案共82项；FMEA改进项目多项。

（3）2019年度管理项目获亚洲医院管理奖2项；中国现代医院管理典型案例评审7项；评审周期内获省医院品管大赛金、银、铜、佳作奖9项。

6.2.5 建立医院运行基本统计指标数据库，保障信息准确、可追溯

6.2.5.1 建立医院运行与医疗业务指标体系，定期进行分析、检查、改进管理工作

P:【计划与规范】

（1）《医院质量监控指标管理制度》《质量数据收集与验证制度》。

（2）《三级公立医院绩效考核指标》《浙江省医疗质量核心指标》《国家医疗质量核心指标》《浙江省绩效考核指标》。

（3）《医院全面质量与安全管理实施方案》。

D:【执行要点】

（1）建立医院运行与医疗业务的医疗质量指标数据库，建立指标管理小组，各相关职能部门负责收集、上传数据，质管处统一管理。

（2）各相关职能部门每月监管医院的运行与医疗质量指标，异常指标分析原因并汇报分管院领导，每季度在各分支委员会会议上通报，核心指标监管每季度在医院质量与安全管理委员会会议上通报，两者均在《医院质量与安全报告》上通报。

（3）医院品质改善小组根据需要指导相关科室使用管理工具。

（4）各科室每年至少设立1项优先改进指标。

C:【检查与监管】

各职能部门运用PDCA、QCC、5S、临床路径、单病种、DRG、RCA、FMEA等管理工具对医院运行与医疗质量指标进行分析、改进，存在的问题通过现场反馈、OA系统、中层干部例会、院长函、医疗

质量指标数据库等反馈给科室进行整改，检查结果和整改情况通过《医疗质量考评结果分析与持续改进》《医院质量与安全报告》《病案质量检查结果分析与持续改进》《院感简讯》等反馈给各科室。

A:【成效】

（1）基于数据的医院管理决策能力和水平不断提升。

（2）本年度全院（含行政后勤部门）开展PDCA项目141个，其中行政后勤部门开展62个，并举行全院PDCA项目大赛；开展院级、部门级优先改进PDCA项目并结案共82项；FMEA改进项目多项。

（3）医院管理项目获亚洲医院管理奖2项、中国现代医院管理典型案例奖7项，近5年QCC项目获省级医院品管大赛金奖1项、银奖2项、铜奖4项、佳作奖2项。

（4）核心指标处于全省中位数以上。

三、人力资源管理

6.3.1 建立健全以聘用制度和岗位管理制度为主要内容的人力资源管理制度

6.3.1.1 设置人力资源管理部门，人力资源管理制度健全

P:【计划与规范】

（1）《人员编制制度》《岗位说明书管理制度》《人员招聘与录用制度》《员工档案管理制度》《员工教育与培训制度》《专业技术职务聘任制度》《人员资质审核制度》《员工考核评估管理制度》《证件收集与审核制度》《职务代理制度》《员工请休假及相关待遇制度》《同工同酬管理制度》《退休人员返聘管理制度》《员工年休假管理制度》《员工月考勤制度》《专业技术人员延长退休年龄制度》《转正定级、定科考核鉴定制度》《副高专业技术五、六级岗位聘任制度》《岗位设置管理制度》《岗位职责评价及岗位聘期考核管理制度》《人力资源管理制度》《全员聘用制度》《人力资源配置制度》《卫生专业技术人员高级职称自主评聘制度》《工伤或视同工伤人员治疗期间工资福利待遇制度》《高层次人才管理制度》《员工电子考勤管理制度》《组织人事处服务计划》。

（2）《组织人事处岗位职责》。

D:【执行要点】

（1）设置组织人事处为专职人力资源管理部门，有明确的工作范围与重点，有相应人员配备、资质及岗位职责。

（2）根据上级主管部门要求及《人事管理条例》等制度，制定或更新医院《人力资源管理制度》，并通过OA系统公告、院部文件下发等多种渠道公布，方便职工查询。

（3）医院制定《岗位设置实施方案》并不断完善补充，与上级政策、医院发展需求同步实施。

（4）根据医疗卫生机构专业技术岗位结构比例管理规定及市机构编制委员会批复我院事业编制报备员额、管理职数等文件，制定全院岗位设置一览表和岗位配置表。

（5）建立党办、院办（党政综合办）、组织人事处、纪检监察室、医务处、护理部、质管处、科研处、教育培训处等职能科室联审制度，对晋升人员的职业道德、医疗业绩、教学、科研、资质等进行全面审核评价。

（6）"三重一大"人力资源管理相关事项提交党委会、院长办公会审议。

（7）组织人事处每季度对人力资源管理工作进行整理汇总。

C:【检查与监管】

（1）组织人事处每年对签订（续签、终止）劳动（聘用）合同、岗位设置及全员岗位聘用、试用期考核等实施情况进行全面自查，持续整改，并做好归档工作。

（2）纪检监察室对招聘面试、职称评聘进行现场监督。

（3）纪检监察室每季度对"三重一大"事项的执行情况实行随机抽查和跟踪督查，以书面形式反馈给执行部门进行整改。

A:【成效】

（1）人力资源聘任和管理规范。

（2）2017年医院考评体系及评聘模式成为全省试点成功案例。2019年卫生高级职称自主评聘工作在中

国现代医院管理人力资源管理项目评选中获得一等奖。全国共有100多家医疗相关单位300余人来院学习。

6.3.1.2 医院有人力资源发展规划、人才梯队建设计划和人力资源配置方案，各类人员配置及其结构适应医院任务需求

P：【计划与规范】

（1）《人力资源配置制度》《人员编制制度》。

（2）《医院发展"十三五"规划》《人才培养"十三五"专项规划》《人力资源发展规划》《人才梯队建设计划》。

D：【执行要点】

（1）制定人力资源配置方案和全院各科室人力资源配置表。

（2）医院根据国家综合三级甲等医院人员配备的标准和医院实际发展的需要，结合医院编制数、工作量、科室人员需求计划、人员结构、人员素质等情况，进行人力资源配置调整。

（3）组织人事处、医务处、护理部每年对全院人员结构、职称情况进行分析，根据科室业务量的变化或者学科发展的需要，指导各科室制订年度人员需求计划。

（4）组织人事处每年对全院各科室的人力资源配置及人才梯队建设情况进行统计，根据床位数、床位使用率、业务水平及各类管理指标的完成情况进行分析，提交党委会及院长办公会讨论，确定每一年的用人申报计划。

（5）每年院科约谈后，收集各科室负责人对人力资源配置的需求，结合医院学科发展的要求，组织人事处落实招聘工作。

（6）医院制定"引才、识才、育才、留才、用才"的人才方针，把人才梯队建设工作的重心放在现有人才的挖掘和培养上。

（7）落实人力资源发展规划的具体措施。

1）提供政策支持：对人才的科研工作、课题研究给予政策和经费的支持；对课题研究成果和发表的论文、新技术、新项目和专利等给予奖励。

2）设立临床科秘书，搭建后备人才成长发展平台。

3）制定《年轻医师培养目标及综合考核方法》，培养和淘汰双制并存。

4）每年选送医护人员到国内外进行长期和短期学习；根据学科发展的需要，选送外语水平高的后备人才到欧美等发达国家进行专业学习。

C：【检查与监管】

（1）组织人事处每年根据医院发展和部门（科室）人员的需求情况审核人员编制计划，对计划与实际的人员数量及岗位进行监控，存在的问题以书面形式反馈给科室进行整改。

（2）人才工作领导小组每季度组织会议，对人才梯队建设、人才培养、人才选拔、人才招聘及使用等人才工作选拔标准及奖励措施进行讨论、改进。

（3）医院每年督查各科室人力资源发展和人才梯队建设中具体措施的落实情况，并持续改进。

A：【成效】

（1）人才梯队建设、人力资源配置符合相关要求，满足医院发展与医疗工作的需求。

（2）《"人才兴院、科研强院、技术立院"三个维度齐发力高质量发展谱新篇》在《健康报》上发表。

6.3.1.3 专业技术人员具备相应岗位的任职资格

P：【计划与规范】

《卫生技术人员执业资格审核与执业准入管理制度》《护士执业管理制度》《人员资质审核制度》《证件收集与审核制度》《员工档案管理制度》《专业技术职务聘任制度》《卫生专业技术人员高级职称自主评聘制度》《员工档案管理制度》《岗位职责评价及岗位聘期考核管理制度》。

D：【执行要点】

（1）在院执业的卫生技术人员具备相应岗位的任职资格；医师多点执业，符合政府主管部门有关规定。

（2）组织人事处联合党办、院办（党政综合办）、医务处、护理部、教育培训处、科研处指定负责人

分别对员工各类资格（执业、学历、职称等）进行审核、查证、归档、维护更新。

（3）新员工入职报到时，组织人事处指定专人负责对所有资质证明（教育经历、无违法犯罪记录等）进行审核，建立员工纸质档案及OA系统员工档案。

（4）专业技术人员按照卫健委的执业规定实施资格准入管理。

（5）医务处、护理部分别指定专人负责相关人员的执业注册、变更、延续等资格审核工作，将最新的执业信息更新至OA系统，供员工、职能部门查询、维护、使用。

（6）改进人事档案信息化管理的流程，将人事和专业技术档案整合管理，搭建OA人事系统平台，合理设计各模块功能，按不同职能部门分配权限，优化关联表单流程，存档条目清晰。

（7）医院档案室负责对各职能部门移交的人事档案进行归档。

C:【检查与监管】

（1）组织人事处每季度联合医务处、护理部、教育培训处等职能部门督查专业技术人员的资质，结果以书面形式反馈给科室持续改进。

（2）医院档案室每年督查人事档案的及时性、完整性，并持续改进。

A:【成效】

（1）无超范围执业现象。

（2）人事档案管理规范性持续提高。

6.3.1.4 有人员紧急替代机制，以保证诊疗活动的连贯性

P:【计划与规范】

《紧急事件管理计划》《人力资源配置制度》《临床医技科室人员紧急调配制度》《护理人力资源动态调配制度》《紧急护理人力资源调配制度》《职务代理制度》。

D:【执行要点】

（1）有专人负责全院人员通讯录维护（移动集团彩云），可随时查看全员联系方式。

（2）OA系统可查询员工紧急联络人联系方式。

（3）组织人事处对院、科两级的《人员紧急替代制度》通过现场集中培训、OA系统或软件平台等形式进行全院培训。

（4）医务处负责临床医技科室人员的紧急替代调配工作；根据事件情况，及时调动突发重大事件医疗应急小组。

（5）护理部组建和调配机动库护士，以满足不同科室护理人力资源的临时需求和人员紧缺的调配；成立夜间应急小组、突发重大事件护理应急小组，护理部根据事件情况及时调动。

（6）医院发生突发事件时行政后勤人员由党办、院办（党政综合办）负责调配。

（7）替代原则

1）行政职务代理：同部门（科室）正副负责人可互为职务代理人。部门（科室）负责人从在岗员工中指定临时代理人。临时负责人的指定对象依次为科室副职或助理、（班）组长，高年资或较高职称人员。

2）业务工作代理：按执业范围及诊疗权限，或按职称高低排序。行政后勤人员按A、B岗替代，无A、B岗的按相同或相近岗位职责排序。

C:【检查与监管】

组织人事处每季度抽查各级各类人员对紧急替代知晓情况，结果以书面形式反馈给科室持续改进。

A:【成效】

（1）替代人员在紧急情况下及时到位，保障医疗工作的正常运行。

（2）监测指标：人员紧急替代制度职工知晓率达到100%。

6.3.2 有卫生专业技术人员资质的认定、聘用、考核、评价管理体系，建立专业技术档案

6.3.2.1 卫生专业技术人员资质的认定与聘用

P:【计划与规范】

《人员资质审核制度》《证件收集与审核制度》《全员聘用制度》《员工考核评估管理制度》《岗位职责

评价及岗位聘期考核管理制度》《奖惩制度》《医德考评制度》《科主任综合目标考核制度》《医师定期考核管理制度、流程》《医务人员负面积分管理制度》《医师定期考核》《医院职工负面行为积分管理制度》《专业技术职务聘任制度》《卫生专业技术人员高级职称自主评聘制度》《员工档案管理制度》。

D:【执行要点】

（1）根据制度和流程，对卫生专业技术人员进行资质认定、聘用、考核、评价管理。

（2）资质认定包括对执业注册证、文凭、学位、教育和培训等资料的审核，对经审核过的复印件进行存档，建立专业技术考评档案。各相关主管部门指定负责人分别对员工各类资格（执业、学历、职称等）进行审核、查证、归档、维护更新。

（3）制订新员工岗前培训、医院全员培训、医务人员培训、护理人员分层培训等年度培训计划，并按计划开展培训及考核工作。

（4）对卫生专业技术人员实行岗前培训考核、试用期考核、医德考核、年度考核。对三年内住院医师、三年以上住院医师、三年内主治医师实行年轻医师综合目标考核；对护士实行N0、N1、N2、N3、N4、护士长各层次的考核。

（5）实行全员聘用制，对卫生专业技术人员的职称聘用主要分卫生高级职称自主评聘、初中级专业技术职称聘任及中高级职称岗位内等级晋升三类；组织人事处联合相关职能部门制定标准并进行联审，按规定条件及流程聘任专业技术人员。

（6）医务处对手术（有创操作）、麻醉、介入、内镜等高风险、特殊岗位人员进行分类授权，并进行操作时镇静统一培训。每三年或个人晋升职称时由个人申请，科室通过后提交医务处初审，由医院医师资格授权管理小组终审重新进行资格授权。根据非计划再次手术及手术严重并发症的情况对当事临床医师资格授权进行动态管理。

（7）对职工人事档案按电子档案（OA系统）和纸质档案两类进行管理，纸质档案每年年底统一移交医院档案室归档。

C:【检查与监管】

（1）组织人事处每季度对人员管理和资质认定进行检查与监督，结果以书面形式反馈给科室持续改进。

（2）医务处每季度通过《医务处专项督查表》对医师授权管理进行督查，存在的问题通过管理软件平台反馈给科室进行整改，并在《医疗质量考评结果分析与持续改进》上通报。

A:【成效】

（1）技术人员评聘程序规范、制度落实、档案资料完整。

（2）2017年医院考评体系及评聘模式成为全省试点成功案例。2019年医院卫生高级职称自主评聘工作在中国现代医院管理人力资源管理项目评选中获得一等奖。全国共有100多家医疗相关单位300余人来院取经学习。

6.3.2.2 外来（国内外、境内外等）工作人员的技术资质管理

P:【计划与规范】

《会诊制度》。

D:【执行要点】

（1）外请专家来院会诊或手术前，需事先征得患者同意并签署《外院专家会诊意向书》。

（2）建立外请专家会诊档案，包括外请专家基本信息、会诊内容、四证（身份证、医师资格证、医师执业证、医师专业技术资格证）等。

C:【检查与监管】

医务处每季度通过《专项检查表》对外来技术人员来医院从事临床各种有创诊疗的资质进行检查，有总结和分析，存在问题通过管理软件平台反馈给科室进行整改，并在医疗质量与安全管理委员会会议上通报，每季度检查结果及整改情况在《医疗质量考评结果分析与持续改进》上通报。

A:【成效】

（1）无外来工作人员违规执业情况。

（2）监测指标：外请专家四证完备率达到100%。

6.3.3有卫生专业技术人员岗前培训、住院医师规范化培训、继续教育和梯队建设制度，并组织实施

6.3.3.1开展卫生专业技术人员继续医学教育工作

P:【计划与规范】

（1）《继续医学教育项目管理制度》《医务人员继续医学教育制度》《学术（继教项目）会议经费管理制度》。

（2）《继续医学教育规划》。

D:【执行要点】

（1）医学教育管理委员会下设医学继续教育管理小组，由教育培训处负责日常管理，制定年度继续教育实施方案；医院有会议室、教室、手术转播室等培训场地，有国家级、省级、市级专项经费。

（2）卫生专业技术人员通过浙江省继续医学教育网的学分管理系统建立继续医学教育学分管理档案，每人单独账号，并实现院—科—学员逐级学分管理。

（3）卫生专业技术人员自取得中、高级卫生专业技术职务年度起，每年参加继续医学教育活动，所获得的学分符合要求。

（4）将继续医学教育学分符合要求作为医院卫生高级专业技术职务任职资格聘任、晋升的准入条件。

C:【检查与监管】

（1）教育培训处每年对继教项目进行检查、分析，通过《继续医学教育项目执行情况问题检查反馈表》反馈给责任人或部门进行整改。

（2）教育培训处每年按照学分管理规定，完成年度学分个人达标审核。

（3）医学教育管理委员会每季度对医院继续医学教育项目的运行情况进行审核，对达不到监测指标的项目讨论解决改进措施。

A:【成效】

（1）员工继续教育工作得到落实。

（2）全院中、高级卫生专业技术人员年度继续教育学分达标率达到目标值。

（3）继续医学教育与卫生专业技术人员聘任、晋升100%挂钩。

6.3.3.2加强学科建设和人才培养，有学科带头人选拔与激励机制

P:【计划与规范】

（1）《青年人才培养制度》《青年人才导师结对帮扶管理办法》《院级青年科研基金项目》《专职科研人员管理办法》《印发出国进（研）修管理办法》《高层次人才专项奖励办法》《博士后科研工作站管理办法》《重点学科建设管理制度》《学科带头人选拔与管理办法》《浙中地区区域专病中心学科建设管理办法》《科研（建设）团队建设指导意见》《科研经费、学科建设经费管理办法》《学科发展顾问管理办法》《人力资源配置制度》《人员编制制度》。

（2）《医院发展"十三五"规划》《人才培养"十三五"专项规划》《学科建设与科学研究"十三五"专项规划》《人力资源发展规划》《人才梯队建设计划》。

D:【执行要点】

（1）各重点学科制订《重点学科年度工作计划》，与浙江大学对接学科制订《对接学科年度工作计划》，医院各科室制订年度工作计划和学科再发展规划。

（2）每年进行院科约谈，构建学科建设和人才培养内容。

（3）召开学科再发展工作会议，对学科现状进行分析，对今后发展方向进行指导。

（4）对区域专病中心、对接学科、重点学科等学科进行经费配套，并优先招收专职科研人员等人才。

（5）设立院级科研（建设）团队，对各团队分别予以15万元经费支持。

（6）设立院级青年基金项目，为有科研潜力的人员提供经费支持，为医院科研发展提供储备力量。

（7）人才梯队建设、人力资源配置符合相关要求，满足医院发展与医疗工作需求。人才激励机制：加大人才招聘力度；搭建人才成长发展平台；加大科研经费投入和绩效引导等。

C:【检查与监管】

（1）科研处对重点学科在中期、验收后的建设情况进行集中分析，并通过书面和会议等形式反馈至各学科。

（2）医院每年召开学科对接工作会议，集中对所有对接学科建设情况予以分析、反馈。

（3）每年有重点学科工作总结、对接学科工作总结、医院人力资源发展和人才梯队建设工作总结。

（4）医院每年督查相关职能科室人力资源发展和人才梯队建设中的具体措施落实情况并持续改进。

A:【成效】

（1）学科建设规划得到有效落实。

（2）医院有浙江省地市级医院第一家省级重点实验室；肿瘤中心、心血管内科等6个区域专病中心；心血管内科、肝胆外科省级2个重点（扶植）学科；心血管内科、心胸外科、血液内科3个温州医科大学重点学科；妇产科、药剂学、骨科等市级医学重点学科37个。

（3）医院在建的眼科学、脊柱外科学、肿瘤护理学等17个市级医学重点学科全部通过验收；每年和浙江大学医学院及其附属医院对接的18个学科中均有5个对接学科被评为优秀对接学科。

6.3.4 贯彻与执行《中华人民共和国劳动法》等国家法律、法规的要求，建立与完善职业安全防护与伤害的措施、应急预案、处理与改进的制度，上岗前有职业安全防护教育

6.3.4.1 贯彻与执行《中华人民共和国劳动法》等国家法律、法规的要求，建立与完善职业安全防护与伤害的措施、应急预案、处理与改进的制度，上岗前有职业安全防护教育

P:【计划与规范】

（1）《职业暴露管理制度》《个人防护用品使用管理制度》《安全注射管理制度》《利器盒使用管理制度》《医用口罩使用管理制度》《放射防护用品管理制度》《辐射防护管理制度》。

（2）《艾滋病职业暴露应急预案》《辐射事件应急处理预案》《化疗药物接触暴露应急预案》。

D:【执行要点】

（1）医院具有分级防护的规定，配备职业防护设施、设备和用品，如警示标识、门灯、防护门、观察窗、铅衣、安全联锁等装置。

（2）院感科通过集中培训、现场培训、软件平台等方式对医务人员进行职业安全及个人防护用品使用的培训；对总务后勤人员、工勤人员、医疗器械商、义工志愿者、外包公司人员每年进行职业暴露防护的现场培训。

（3）放射人员持证上岗，每2年参加浙江省卫生监督所的在线培训，每4年进行复训。

（4）OA系统和管理软件平台上有职业暴露管理制度，职工可随时查看；OA系统设有职业暴露登记处理流程，门诊系统有暴露者的就诊记录。

（5）全院职工每年参加健康体检，个人健康档案完整。

（6）放射人员每季度有个人剂量检测，全院防护用品统一管理，每半年进行1次检测。

（7）每年制订职业暴露应急演练计划，根据应急预案和处置流程开展演练，有分析、总结和改进措施。

（8）不良事件上报系统有职业暴露事件摘要、报告、处理、分析、追踪等完整的过程资料。

C:【检查与监管】

（1）科室对职业暴露登记、处置、随访、案例或阶段分析等资料进行自查，对存在的问题落实整改。

（2）公共卫生科每季度对各科室职业暴露和职业防护进行检查、分析，并在医院感染管理委员会会议上汇报。

A:【成效】

职业暴露处理规范，职业防护管理到位。

四、临床医学教育管理

6.4.1 师资、设施与设备符合医学院校教学要求，独立承担临床医学教育任务

6.4.1.1 师资、设施与设备符合医学院校教学要求，独立承担本科临床医学教育任务

P:【计划与规范】

（1）《教研室工作制度》《教师资格认定制度》《集体备课制度》《临床课程理论授课制度》《理论授课教案编写制度》《临床见习带教制度》《毕业实习带教制度》《实习生管理制度》《教学资金保障制度》《教师资格认定制度》《新开课教师认定制度》《教学培训奖惩制度》《留学生实习管理制度》《教学楼教室管理制度》《学生宿舍管理制度》《教学资金保障制度》。

（2）《教研室主任岗位职责》《教学秘书岗位职责》《教师岗位职责》。

（3）《医院发展"十三五"规划》《医学教育"十三五"专项规划》。

D:【执行要点】

（1）医学院校教学师资、设施与设备符合教育部对教学医院的规定要求，有临床教学基地兼职教师，具备专用教室、临床技能培训场所与设施、电子阅览室、食宿条件、文体活动场所等。

（2）医院设有教学副院长，教育培训处负责教学管理，有专职教学管理人员；设内、外、妇、儿等17个专业教研组；科室设教学秘书。

（3）教学规划纳入医院规划，每学年召开教学工作会议。

（4）按时完成本科临床教学与实习任务，教学资料完整，含临床医学实习手册、医学生教学工作登记本、小讲课病例讨论教学查房登记本等。

（5）每年开展集体备课、青年教师培养性讲课等教学活动。

（6）实行带教老师教学工作量化考核，与职称晋升挂钩。

C:【检查与监管】

（1）教育培训处每季度督导临床教学工作和教学质量，存在的问题通过OA系统反馈给科室进行整改。

（2）教育培训处每季度对内、外、妇、儿等主干教研室教学进行检查、分析，存在的问题及整改情况在主干教研室教学会议上通报。

（3）医学教育管理委员会每季对临床医学教育的运行情况进行审核、讨论，并在会上通报。

（4）教育培训处每学年对教研室和科室开展教学督查，存在的问题通过OA系统反馈给教研室和科室进行整改，召开学年本科教育教学会议，通报督导情况。

A:【成效】

（1）设备与设施、资金投入到位，教学管理规范。

（2）监测指标：见习生对教师理论授课满意度持续高值。

（3）医院各教研室集体或教师个人在各类比赛（如教师技能竞赛、外语授课比赛、医务人员英语学术比赛等）中获奖；教师获得学年优秀带教老师等荣誉。

6.4.2 开展住院医师规范化培训工作

6.4.2.1 开展住院医师规范化培训工作

P:【计划与规范】

（1）《住院医师规范化培训内容与标准（试行）》《住院医师规范化培训管理办法》《住院医师规范化培训考核实施办法》《住院医师规范化培训基地学员招收管理办法》。

（2）《医学教育管理委员会工作职责》《住院医师规范化培训教学督导制度》《住院医师规范化培训管理制度》《住院医师规范化培训考核制度》《住培医师权限管理制度》《住培医师待遇管理规定》《住培医师奖惩制度》《住院医师规范化培训师资管理办法》《住院医师规范化培训带教老师资格认定制度》《住院医师规范化培训联合体基地管理办法》《全科师资培训制度》《住院医师规范化培训全科基层实践基地管理办法》等27个制度。

D:【执行要点】

（1）有住院医师规范化培训基地资质，是第一批国家级住院医师规范化培训基地，医院成立住院医师规范化培训管理办公室，有专职人员负责培训工作，每百名住培医师配备1名专职管理人员。

（2）医院规范使用国家专项经费、配套经费，为住院医师规范化培训提供所需的师资、设备与设施等资源保障。

（3）内科、外科、妇产科、儿科、全科、急诊等16个专业基地执行分层分级的培养模式，开展规范的教学活动，有完整的各专业住培学员培训方案、课程设计、培训内容、考核等并符合相关要求，严格执行出科考核、年度考核。

（4）每年度各专业基地组织师资全员考核，作为师资聘任的必备条件。教育培训处组织院级师资抽考。

（5）利用360评估系统进行住培管理评估，分析各类数据，进行及时反馈和修正。

（6）除日常出科考核以外，每月执行住培医师一次理论月考，执行执业医师考试和结业考核前强化培训。

（7）有住院医师规范化培训档案（如学科、数量）等相关资料，住培医师个人信息档案由浙江省住院医师规范化培训信息系统统一采集，培训等相关原始资料由住培办保管存档。

（8）院级师资年度培训率达到100%，高级师资参培率至少要达到70%。全科医学科临床基地师资≥3名，实践基地≥5名，专科带教师资各轮转科室必配1名，均有省级培训合格证书。

（9）接收县级医院（联合体单位）的学员参加规范化培训，对联合体基地骨干师资进行培训，年度组织联合体基地督查。

C:【检查与监管】

（1）住培教学专职督导员每月对各专业基地教学查房、技能带教等各类教学活动进行日常质量督查，存在的问题现场反馈给各专业基地进行整改，在中层干部例会上通报。

（2）住培办每季度开展各专业教学管理和质量督查，结合质量督查进行问题总结，上报医学教育管理委员会，督查结果和排名在中层干部例会上通报，检查结果与专业基地教学绩效挂钩。

（3）医学教育管理委员会每年对专业基地的住培医师执业医师考核通过率、结业考核通过率、年度考核通过率、住培医师国家业务水平省内排名、住培医师满意度等关键管理指标进行考核，考核结果与专业基地绩效及评优挂钩。

A:【成效】

（1）住院医师规范化培训结业考核率达到相关规定要求。

（2）监测指标：住院医师规范化培训结业考核通过率持续正向高值。

（3）2019年度住培医师国家业务水平测试排名进入前100名，浙江省住培医师临床技能抽检进入前10名。

五、科研管理

6.5.1 有鼓励医务人员参与科研工作的制度和办法，并提供适当的经费、条件与设施

6.5.1.1 有鼓励医务人员参与科研工作的制度和办法，并提供适当的经费、条件与设施

P:【计划与规范】

（1）《科研业绩奖励办法》《科研项目管理办法》《科研诚信管理办法》《专职科研人员管理办法》《科研经费、学科建设经费管理办法》《科研间接经费管理办法》《科研（建设）团队建设指导意见》《院级青年基金管理办法》《市级自筹类公益性技术应用研究计划申报和管理办法》《伦理委员会制度》等。

（2）《科研工作年度计划》《科研处职责分工及服务计划》。

D:【执行要点】

（1）按照《科研业绩奖励办法》，对科技成果、科研立项、论文、专著、专利、完成科研项目、成果

转化、科研平台等进行奖励。

（2）根据《科研业绩奖励办法》，对各类纵向科研项目进行经费配套，设立中心实验室，成立院级科研团队，设立院级青年科研基金项目等。

（3）医院成立科研处，专门对全院科研工作进行管理，各临床科室设立科研秘书，全院医务人员为科研工作服务。

（4）科研处每年提前对到期项目进行整理，指导项目组按期完成验收（结题）工作。

（5）发布《科研诚信管理办法》，制定中心实验室管理制度，成立医院伦理委员会、学术委员会，有效开展工作，未发生重大事件。

C:【检查与监管】

（1）科研处对各个科研项目进行中期检查，要求每个项目提交《年度进展报告》，存在的问题及时反馈并提出改进建议。

（2）医院每年总结上一年度学科与科研工作，由院长在全院性科研工作会议上进行分析、反馈。

A:【成效】

（1）医院科研项目、学科、人才和基地的数量、科研支持经费与医院同步发展增加。

（2）开展PDCA项目《提高省医药卫生科技计划项目申报数量的增长率》，达到目标值。

6.5.2 开展药物临床试验应依法取得相关资质，并按《药物临床试验质量管理规范》要求开展临床试验

6.5.2.1 开展药物临床试验应符合《药物临床试验质量管理规范》

P:【计划与规范】

《临床试验运行管理制度》《临床试验用药品管理制度》《临床试验人员培训制度》《临床试验工作文件管理制度》《临床试验项目资料档案管理制度》《临床试验合同管理制度》《临床试验经费管理制度》《临床试验质量管理制度》《不良事件与严重不良事件处理及报告管理制度》《临床试验保密制度》《临床试验中违规行为处理管理制度》《临床试验药物专用储藏设备管理制度》《临床试验用医疗器械管理制度》《临床试验风险评估管理制度》《临床研究中防范与处理受试者损害管理制度》。

D:【执行要点】

（1）开展药物临床试验需具备国家药物临床试验机构资质，有国家食品药品监督管理总局（CFDA）批准的药物临床试验机构资格认定证书。

（2）制定15个药物临床试验管理制度与27个流程，开展临床试验项目严格执行管理制度与流程。

（3）临床试验项目合同、受试者知情同意书等文件中有研究者、受试者的监督和保障措施，可查询的安全记录，并保证受试者在试验期间出现不良事件时得到适当的治疗。

（4）受试者在试验期间出现不良事件，有应急预案，严重不良事件及时上报，且伦理委员会跟踪审核。受试者因临床试验引起的严重不良事件得到及时的治疗。

（5）试验用药品的供给、使用、储藏及剩余药物的处理过程有记录。

（6）研究者能将数据真实、准确、完整、及时、合法地载入病历和病例报告表，一般在1周内完成。

C:【检查与监管】

（1）省药品监督管理局与申办方稽查所发现的问题机构办有改进，有记录。

（2）专业组质控员对每个项目病例数实行100%一级质控，机构办质控员对专业组每个项目抽查30%病例数实行二级质控，专业组对机构办质控所发现的问题有原因分析并整改。

（3）临床药物试验机构办公室定期对专业组开展的药物临床试验项目进行督查，存在的问题通过质控表单的书面形式反馈给各专业组进行整改。

A:【成效】

（1）临床药物试验项目质量管理规范，资料完整。

（2）14个专业获批CFDA药物临床试验机构资格认定证书。

6.5.2.2有临床科研项目中使用医疗技术的管理制度与审批程序，充分尊重患者的知情权和选择权

P:【计划与规范】

《医疗技术临床应用管理制度》《医疗技术风险预警管理制度》《临床试验风险评估管理制度》《新技术、新项目准入制度》《医院伦理委员会制度》《人体研究保密和利益冲突管理制度》《人体研究管理制度》《受试者招募指导原则》《临床试验知情同意管理制度》《受试者权益保护制度》《受试者抱怨标准操作规程》《人体研究受试者保护体系规定》《科研项目验收、结题事项补充规定》《科研项目管理办法》《临床受试者保护管理办法》《受试者保护管理办法》《研诚信管理办法》《科研经费间接费用支出管理办法》《市级自筹类公益性技术应用研究计划申报和管理办法》。

D:【执行要点】

（1）临床科研项目在申报前需提供项目可行性报告，由科研伦理小组进行快速审批。

（2）临床科研项目立项后，需提供可行性报告、患者知情同意书模板和风险处置预案模板，通过科研伦理会议评审、论证，充分保证患者安全。

（3）已发表的临床研究论文均有伦理审批件。

（4）在研临床科研项目所有入组病例均需签署知情同意书或申请免除知情同意，尊重患者的自愿选择权。

（5）对临床医师及护士具备开展临床科研项目的人员，通过软件平台培训，有详细的培训记录及培训人员名单。

（6）对所有进行培训的人员进行临床科研项目管理制度的开展与审批流程知晓情况的问卷调查，随机抽查，得出知晓率。

（7）临床科研项目在验收（结题）前，需提交科研伦理结题报告，作为项目验收（结题）的必备条件。

C:【检查与监管】

（1）科研伦理小组每年底对在研临床科研项目进行检查，均需提供年度《伦理跟踪审核报告》。

（2）科研处每季度对具有临床科研资格的人员进行临床科研项目的培训及抽查知晓情况，存在的问题现场反馈给相关人员整改。

A:【成效】

临床科研项目全程管理规范、档案资料完整。

六、信息与图书管理

6.6.1建立以院长为核心的医院信息化建设领导小组，有负责信息管理的专职机构，建立各部门间的组织协调机制，制定信息化发展规划，有与信息化建设配套的相关管理制度

6.6.1.1建立医院信息化建设领导小组和专职信息管理机构，建立各部门间的组织协调机制，制定信息化发展规划，有与信息化建设配套的相关管理制度

P:【计划与规范】

（1）《信息安全制度》《信息类设备资产管理制度》《软件需求管理制度》《医院信息用户权限管理制度》《机房管理制度》《信息中心技术人员培训制度》《信息中心值班制度》《信息系统变更及发布管理制度》《信息中心工作质量奖惩制度》《信息中心档案管理制度》《信息中心环境管理制度》《信息类设备巡检工作制度》《信息中心权限审批、岗位交接制度》《医院信息资源共享制度》《计算机及信息类设备维修管理制度》《信息安全应急演练制度》《信息安全保密制度》《信息系统安全保护制度》《信息安全等级保护制度》等。

（2）《医院发展"十三五"规划》《信息化建设"十三五"专项规划》。

D:【执行要点】

（1）成立医院信息化管理委员会、医院网站信息安全管理领导小组和信息化推进工作小组。

（2）建立信息使用与信息管理部门沟通机制。

1）科室通过OA系统上传软件需求申请单、数据操作申请表、数据统计申请表、计算机报废申请单、账号操作申请单、职工岗位变动申请表、OA表单制作或修改申请表、PDA维修申请表等各类信息申请表单，满足科室信息使用需求。

2）信息软件组每2周与临床科室召开软件需求讨论分析会，征求意见。

3）每季度开展科室对信息化工作实施情况的满意度调查。

（3）制订《信息化建设"十三五"专项规划》和年度工作计划，主要包含信息化建设目标、建设内容、保障措施、实施方法、实施步骤。

（4）每年10月份上报下一年度信息化建设及运行维护的年度预算。

（5）信息中心每季度制订工作计划并进行工作总结。

C:【检查与监管】

（1）信息中心每月对年度计划的执行情况进行检查、追踪、评价，并在科务会议上反馈，采取措施落实整改。

（2）信息化管理委员会每季度对本季要执行的内容进行督查，并对计划的执行情况进行连续追踪评价，提出改进建议，落实整改。

A:【成效】

（1）年度计划的执行落实和调整符合中长期规划目标。

（2）开展PDCA项目《提高信息化项目计划执行率》，达到目标值并持续4个月以上。

6.6.1.2 信息系统专职技术人员配置合理，并有专业培训

P:【计划与规范】

《信息中心技术人员培训制度》《信息中心权限审批、岗位交接制度》《信息中心工作制度》《软件开发组工作制度》《数据库管理组工作制度》《网络安全组工作制度》《硬件维护组工作制度》。

D:【执行要点】

（1）信息中心分设软件开发组、硬件维护组、数据库管理组、网络安全组，其中软件开发组、硬件维护组进行A、B角色搭配分工，软件组按系统分工，硬件组按区域分工，数据库管理组、网络安全组都专人负责。

（2）建立科室人员专业技术资格证书等相关档案，并动态管理。

1）有员工信息表、岗位说明书、技术等级证书、学历学位证书，手卫生、消防、心肺复苏三证等专业技术档案。

2）科室内部培训及外出学习培训的教育培训档案。

3）保垒机账号申请表、软件账号申请表等授权审批档案。

4）《信息中心岗位交接登记记录表》等值班人员岗位交接登记档案。

C:【检查与监管】

（1）组织人事处每季度对信息人员岗位职责、岗位变动、操作权限进行督查，以书面形式反馈给信息中心持续改进。

（2）主管部门每季度对信息中心人员的变动、岗位交接、人员培训等执行情况进行督查，存在的问题通过OA系统进行反馈，提出改进建议并追踪整改情况。

A:【成效】

人员配置和专业技能满足医院发展需求。

6.6.2 医院信息系统能够系统、连续、准确地采集、存储、传递、处理相关的信息，为医院管理、临床医疗和服务提供包括决策支持类的信息技术支撑

6.6.2.1 医院信息系统为医院管理、临床医疗和服务提供包括决策支持类的信息技术支撑

P:【计划与规范】

《基于电子病历的医院信息平台建设技术解决方案》《电子病历系统应用水平分级评价标准（试行）》。

D:【执行要点】

（1）有医院资源管理信息系统（HRP）：OA办公系统、人事管理系统、供应-加工-配送（SPD）物流系统、固定资产系统、财务系统、成本核算系统等、自助结算系统、自助取片取报告系统。

（2）有医院信息系统（HIS）：预约系统、排队叫号系统、门诊医生站、药房系统、药库系统、医技系统、住院护士站、住院医生站、门诊收费系统、住院收费系统。

（3）医院建立了住院电子病历系统、门诊电子病历系统，每年进行电子病历系统应用水平分级评级，有《电子病历系统数据质量评估表》《电子病历系统应用水平评级调查表》。

（4）有临床信息系统（CIS）：PACS系统、检验系统、手术麻醉系统、心电图系统、病理系统、输血管理系统、体检系统等。

（5）临床路径管理系统、单病种管理系统等医院信息系统满足临床诊疗需求。

（6）医院建有信息集成平台与数据中心。

C:【检查与监管】

（1）信息中心每月有《临床需求调查表》对临床相关需求进行收集，并对问题进行分析、及时改进。

（2）主管部门每季度对信息系统满足临床需求的情况进行督查、分析，存在的问题通过OA系统反馈，提出改进建议并追踪整改情况。

A:【成效】

医院逐步建立决策支持系统（DSS），如合理用药系统、智能审方系统、人工智能（AI）辅诊系统等。

6.6.2.2 根据国家相关规定，实现信息互联互通、交互共享

P:【计划与规范】

《医院信息互联互通标准化成熟度测评方案》。

D:【执行要点】

（1）医院信息系统具备信息集成与交互共享功能，如门诊医生站、住院医生站、电子病历系统可查询检查、检验、心电图、病理等报告信息。

（2）有与市卫健委人口健康信息平台实现医疗服务业务、双向转诊、检查检验、慢病传染病报告卡、用血直报等信息交换。

（3）通过电子健康档案浏览器可调阅市域范围内患者在其他医院的就诊信息、处方信息、病历信息、检查报告、检验报告、体检情况等信息。

（4）可以实现省内医保住院异地结算，市域范围各县市区医保门诊、住院结算。

C:【检查与监管】

（1）信息中心每月与医疗保障系统、市卫健委人口健康信息平台的信息交换有检查与监管，存在的问题落实整改。

（2）信息管理委员会每季度对系统间信息交换进行督查、分析，存在的问题通过OA系统反馈并提出改进建议，落实整改。

（3）市医保局每年年终督查信息中心信息交换的执行情况，以书面形式反馈给医院持续改进。

（4）市卫健委每月对各家医院接口改造情况进行检查，以书面形式反馈并通报，医院采取措施进行改进。

A:【成效】

实现院内各个系统相关信息共享与互联互通，通过市人口健康平台实现市域医疗信息共享和交换（电子数据上报、医疗机构间的临床数据共享）。

6.6.2.3 建立医疗质量与安全管理信息相关的数据库，为质量与安全管理决策和持续改进提供依据

P:【计划与规范】

《质量与安全数据提取管理制度》《数据管理提取制度》。

D:【执行要点】

（1）有医疗质量与安全管理信息相关数据库，如医疗质量与安全管理信息通过医疗质量指标数据库

（FTP系统）建立相关医疗信息数据库、不良事件上报系统等。

（2）PACS、LIS、EMR系统各自有相应的质控管理模块及相关数据。

（3）医院对各科室提取数据已建立相关制度，并有相应的OA审批流程，通过填写《信息数据统计申请表》获取相关信息。

（4）信息中心根据职能部门与临床科室需要提供质量与安全管理的有关数据。

（5）信息中心负责收集和处理相关信息，数据实行集中归口管理；医疗质量与安全管理信息通过医疗质量指标数据库（FTP系统）建立相关医疗信息数据库，供质管处、护理部、医务处等相关职能部门调阅；各科室能运用各个系统的数据统计功能进行质量管理分析。

（6）各科室通过医疗质量指标数据库（FTP系统）上报相关管理数据。

（7）建立支持医院管理和运行的数据库；其内容包括：①药品和耗材管理（抗菌药物、其他药品和耗材使用情况等）；②血液和血制品管理（血液和血制品使用等）；③质量管理（手术分级、病历质量、各类手术、医院感染、临床路径、单或特定病种等）；④医技科室管理（检验质量、医学影像质量、病理质量等）；⑤医疗安全管理（医疗安全不良事件管理等）。

（8）质管处、医务处、护理部等主管部门和科室能够运用数据库开展质量与安全管理活动。

C:【检查与监管】

主管部门每季度对提取数据管理的执行情况进行督查、分析，存在的问题通过OA系统进行反馈，提出改进建议并落实整改。

A:【成效】

能够根据质量与安全管理相关需求自动生成统计报表，为质量与安全管理决策提供支持。

6.6.3实施国家信息安全等级保护制度，实行医院信息系统操作权限分级管理，保障网络信息安全，保护患者隐私；推动系统运行维护的规范化管理，落实突发事件响应机制，保证业务的连续性

6.6.3.1加强医院信息系统的安全保障和患者隐私保护

P:【计划与规范】

（1）《信息安全技术网络安全等级保护基本要求》（GB/T22239-2019）、《信息安全管理制度》《网络安全组工作制度》《信息安全应急演练制度》《数据安全备份工作制度》《信息安全保密制度》《信息系统安全保护制度》《信息安全等级保护制度》《计算机网络安全管理制度》《信息安全培训制度》《患者个人信息保护制度》。

（2）《信息系统应急预案》。

D:【执行要点】

（1）医院信息系统运行稳定、安全，有机房环境监控系统、机房集中监控系统、趋势杀毒系统、趋势服务器深度防护系统、绿盟入侵防护系统、防灾备份系统、安全感知平台、数据中心防火墙、边界防火墙、综合日志审计平台、网闸、运维审计和风险控制系统、数据脱敏系统、入网规范管理和终端安全管理系统，实行网络运行监控，有防病毒与防入侵措施和应急处理预案。

（2）实行医院信息系统操作权限分级管理，外来人员通过《堡垒机账户申请表》进行相应的权限管理，本院员工通过《软件账号申请表》进行申请相关系统权限，医院工作人员申请统计数据须填写《信息数据统计申请表》，并利用数据脱敏系统对敏感信息进行脱敏，保障网络信息安全和保护患者隐私。

（3）外来人员进入机房需填写《外来人员进入机房登记表》，信息中心人员同意后方可进入。

C:【检查与监管】

（1）硬件维护组人员每日对主机房进行巡检，每周对灾备机房进行巡检，如有预警及时处理并记录。

（2）硬件维护组人员每月对弱电进行巡视、监管，对存在的问题采取整改措施。

（3）数据库管理员每个工作日对数据的备份情况进行检查，发现异常进行及时处置。

（4）网络安全管理员每周对日志审计系统、数据库审计系统进行检查，发现异常进行及时处置。

（5）纪检监察室每月对防统方系统进行查看、分析，发现异常及时反馈给科室进行整改。

A:【成效】

（1）信息系统安全保护等级完全符合等级保护要求。

（2）医院信息系统安全保护等级达到二级的有内部办公系统、门户网站系统，三级的有基础支撑系统、面向患者服务系统。

（3）开展PDCA项目《提高电脑桌面屏保合格率》，达到目标值并持续4个月以上。

6.6.3.2 加强医院信息系统运行维护

P:【计划与规范】

（1）《信息系统变更及发布管理制度》《信息中心值班制度》《信息安全应急演练制度》。

（2）《信息系统应急预案》。

D:【执行要点】

（1）有完整的信息网络运行、设备管理记录，如《信息网络运行、设备管理记录表》；有维护、技术文档管理记录，如《AnyBack备份存储柜6.0使用手册》《机房改造及等保安全项目验收报告》《OracleRAC数据库系统实施报告》等。

（2）信息系统更新前，需进行系统及相关数据的备份工作，如新系统有问题可及时恢复。维护或更新后，安排技术人员进行运行情况跟踪，记录运行情况，并留档。

（3）信息中心实施周值班制度，软件组、硬件组每周各安排1人进行值班。负责日常事务安排、调度、故障处理，监测机房各类设备的运行情况，巡查机房服务器、存储、空调、UPS等设备运行是否正常，值班记录完整，并填写《信息中心值班人员登记记录表》。

（4）建立了交接班日常规范，人员交接班时填写《信息中心岗位交接登记记录表》。

（5）有信息系统应急预案（如计划性宕机、非计划性宕机），定期组织全院分片区（门诊、住院）进行信息系统故障应急演练，并对演练进行总结、分析、反馈，有相应的改进措施。

（6）有异地灾备机房，把主机房的核心业务系统通过DBRA系统实时备份到异地灾备机房。

C:【检查与监管】

（1）硬件组值班人员每日对中心机房进行检查、分析，现场反馈并落实整改。

（2）硬件组值班人员每周对灾备机房、汇聚机房进行检查，现场反馈并落实整改。

（3）信息中心每季度对各科室信息故障应急工作进行监督，对完成情况进行讨论、分析，并持续改进。

A:【成效】

（1）保证全院信息系统正常运行，并能有效应对突发事件。

（2）开展FMEA项目《信息系统故障下门诊患者就诊流程应急演练分析》。

6.6.4 根据《中华人民共和国统计法》与卫生健康行政部门规定，完成医院基本运行状况、医疗技术、诊疗信息和临床用药监测信息等相关数据报送工作，数据真实可靠

6.6.4.1 根据《中华人民共和国统计法》与卫生健康行政部门规定，完成医院基本运行状况、医疗技术、诊疗信息和临床用药监测信息等相关数据报送工作，数据真实可靠

P:【计划与规范】

（1）《医院信息报送制度》《质量数据收集与验证制度》。

（2）《三级公立医院绩效考核指标》《国家医疗质量核心指标》《浙江省医疗质量核心指标》《浙江省绩效考核指标》。

D:【执行要点】

（1）数据收集以信息化为主，落实信息收集验证规定。

（2）建立医疗质量指标数据库，全院数据收集统一口径。

（3）数据审核流程：数据上报前经上报科室负责人、分管院领导、院长审核签字后上报上级卫生行政部门。

C:【检查与监管】

（1）责任科室对每次信息报送均进行审核，异常数据进行分析与验证。

（2）指标管理小组每季度对全院核心指标数据进行审查，对异常指标进行分析，存在问题反馈给相关部门进行整改。

（3）指标管理小组根据国家医院质量监测系统（HQMS）年度报告及省平台每季度《浙江省三级医院DRG质量绩效分析报告》反馈的存在问题进行分析并落实整改。

A:【成效】

（1）所有报送信息均真实、可靠、完整，上报信息无统计数据错误。

（2）数据上报符合上级行政主管部门的要求。

6.6.5根据临床、教学、科研和管理的需要，有计划、有重点地收集国内外各种医学及相关学科的文献，开展多层次多种方式的读者服务工作，提高信息资源的利用率

6.6.5.1图书馆基本设置和藏书数量能满足临床科研教学需求，支持网上图书预约、催还、续借和馆际互借，并能提供网络版医学文献数据库检索服务

P:【计划与规范】

《图书馆管理制度》《图书馆流通书库管理制度》《图书馆阅览室管理制度》《图书馆电子阅览室管理制度》《图书馆借阅、赔偿管理制度》《图书馆环境管理制度》《图书馆消防安全管理制度》《图书馆五常法实施细则》《图书馆信息服务制度》。

D:【执行要点】

（1）有医学图书馆工作制度和信息服务制度，可通过网络图书馆、云图书馆、学科服务群进行文献查询。

（2）图书馆由专人管理，基本设置有工具书书库、流通书库、阅览室、电子阅览室、采编室。藏书有中外文医学图书、中外文医学期刊等，能满足临床科研教学需求。

（3）提供网络版医学文献数据库，有中国期刊全文数据库、万方数据库、外文电子期刊平台、外文医学信息资源检索平台。

（4）可以通过院内网和OA系统进行网上图书预约、催还、续借和馆际互借。

（5）图书馆依托浙江大学图书馆、温州医科大学图书馆、浙江省医学情报研究所和中国科学院上海科技查新咨询中心，开展文章查收查引、定题检索、课题查新等服务。

A:【成效】

可自行或依托图书馆开展定题检索、课题查新、信息编译和分析研究及最新文献报道等信息服务工作，满足临床、教学、科研、管理和员工的文献信息需求。

七、财务与价格管理

6.7.1执行《中华人民共和国会计法》《中华人民共和国预算法》《中华人民共和国审计法》《政府会计制度》和《医院财务制度》等相关法律、法规，财务机构设置合理、人员配置到位，财务管理体制合理、经济核算规范，财务制度健全，财务管理部门集中统一管理经济活动

6.7.1.1执行相关法律、法规，财务管理制度健全，财务管理体制和机构设置合理

P:【计划与规范】

《医院预算管理制度》《医院财务收支管理制度》《医院资金支出审批制度》《医院成本管理制度》《医院财产物资管理制度》《医院货币资金管理制度》《固定资产管理制度》《医院债权、债务管理制度》《医院财务监督管理制度》《医院原始凭证传递程序制度》《医院会计原始记录管理制度》《医院账务处理程序制度》《医院收款票据管理制度》《基本建设财务管理制度》《医院财务报告制度》《医院会计信息管理制度》《医院会计管理制度》。

D:【执行要点】

（1）建立财务内控风险防范机制，根据法律、法规变动及等级医院评审、大型医院巡查等要求及时更

新完善财务管理制度。

（2）设立财务处为医院专门的财务管理部门，集中管理医院财务活动。

（3）严格根据《现金管理条例》等相关文件规定办理现金收支业务，并按照货币资金管理制度严格管理医院所有银行账户。

（4）医院每半年组织开展"小金库"专项检查治理工作。

（5）遵照《医院财务制度》《政府会计制度》设置和使用会计科目，按照规定的程序办理会计事项，进行会计核算，编制月度、半年度、年度财务报告及时、准确、完整。

（6）年度财务报告按规定经过注册会计师审计。

（7）财务处定期制订财务制度培训计划，组织全体财务人员对制定、修订和更新后的制度进行现场集中培训并考核，有完整的记录。

C:【检查与监管】

（1）年初制定预算，相应委员会提出预算建议，财务根据下达的预算，实行事前监督。

（2）财务处每月对各项日常业务工作完成的及时性和准确性（月收入核对、日常支出、往来款、资产、物资等）进行督查，存在的问题以书面形式反馈并落实整改。

（3）财务处每半年对票据的使用、销号、整理及归档等工作进行督查并持续改进。

（4）财务处定期对收入核对、患者退费、患者预交款、收款票据等收入风险防控重点环节进行检查，存在的问题以书面形式反馈并落实整改。

（5）基建管理工作监督小组定期对建设项目的预算、决算及全程进行规范和监管，财务处根据合同对工程价款的支付和结算进行全程监督。

（6）纪检监察室每年开展院内"小金库"专项检查2次，形成分析整改报告，以书面形式反馈并持续改进。

A:【成效】

（1）财务分析报告满足决策需求。

（2）医院无违法违规案件。

（3）监测指标：财务制度更新培训率达到100%。

（4）《内部会计控制制度》被市财政部门评为首批内控制度示范建设"一等奖"，同时被授予"组织奖"。

（5）医院风险防控管理经验多次在省内外多家医院来院参观学习的培训会上作专题讲座，普及推广。

6.7.1.2 财务管理人员配置合理，岗位职责明确

P:【计划与规范】

《凭证制单岗位职责》《凭证审核岗位职责》《稽核岗位职责》《总账报表岗位职责》《收支核算岗位职责》《成本核算岗位职责》《医保结算岗位职责》《薪资发放岗位职责》《出纳岗位职责》《收费处人员岗位职责》《资产岗位职责》等。

D:【执行要点】

（1）会计人员分工明确，职称结构合理，会计人员具备从事会计工作所需要的专业能力。

（2）财务部门负责人有会计师以上专业技术职务资格或至少从事会计工作5年以上经历。

（3）重点岗位实行轮换制度，设立A、B岗，并在轮岗前进行新岗位上岗带教培训，对岗位分工调整有交接和培训记录。

C:【检查与监管】

财务处每年按照不相容岗位相分离的原则，对财务岗位的配置和轮岗情况进行检查与监管，对发现的问题及时进行整改。

A:【成效】

（1）财务部门各级人员管理完全符合相关要求。

（2）医院财务人员轮岗管理相关文章在核心期刊上发表。

6.7.1.3 三级医院实行总会计师（财务总监）制

P:【计划与规范】

《医院总会计师（财务总监）制度》。

D:【执行要点】

（1）医院执行财政委派财务总监制，履行财务总监的职责和权利，对公立医院财务管理、经营决策等方面提出重大合理化建议。

（2）财务总监每年向市财政局报告工作。

（3）财政部门对财务总监履行职责有保障机制、每年进行综合考评。

C:【检查与监管】

（1）财务总监参加医院相关会议，审阅文件，进行日常监管。

（2）财务总监对医院管理进行监督，存在的问题通过《监管建议书》反馈给医院，医院积极进行整改。

A:【成效】

财务总监对医院财务监督发挥作用。

6.7.1.4 建立与完善医院内部控制，实施内部和外部审计制度，有工作制度与计划，对医院经济运行进行定期评价与监控，审计结果对院长负责

P:【计划与规范】

（1）《内部审计制度》《审计科工作制度》《审计档案管理制度》。

（2）《审计科岗位职责》。

D:【执行要点】

（1）设有独立的审计科，配有专职审计人员。

（2）医院实行内部审计和外部审计相结合的审计模式。

1）重点经济业务的内控执行审计：医院食堂的财务收支审计，基建项目的预算执行审计，医疗设备的政府采购执行审计，物资的政府采购执行审计，专项科研经费审计，各类协会及学会的经济活动执行情况审计，重要费用支出审计，重要、复杂的医院招标文件、经济合同审计等。

2）根据医院的需要和上级的有关规定选择实施外部审计。

（3）每年年初制订年度审计计划，实施各项审计业务，出具专业审计建议、审计记录、审计报告等审计结论，提出审计意见，审计结果对院长负责，对审计事项中发现的问题有详细的审计记录并形成台账，及时归档。

（4）实行分管院长参加的审计业务反馈会制度，每个专项审计结束后召开，报告审计发现，讨论解决审计发现的问题。

（5）实行审计质量内部交叉检查，案例分析、审计效果分享例会每季度一次。

（6）每年职工代表大会报告上列有审计相关的工作内容，由院长汇报。

C:【检查与监管】

（1）审计科对各类审计中发现的问题，提出审计意见及建议反馈。以进度表的形式记录审计问题整改的全过程，事项持续追踪，督促审计发现的问题得到完全落实。

（2）医院基建管理工作监督小组每季度对基建的审计情况进行监督和检查，存在的问题通过OA反馈给科室进行整改。

（3）内部控制领导小组每半年对内控工作进行监督和检查，在内控工作专题会议上反馈并落实整改。

（4）清廉医院建设巡查组、上级审计机关、财政部门不定期监督和检查医院汇报审计整改的工作情况。

A:【成效】

（1）财务管理规范、审计中各类问题得到落实。

（2）监测指标：审计意见及建议采纳率、审计整改率都持续正向高值。

（3）审计工作为医院节约了大量的支出，防范了风险，确保资金使用的安全和效果。

6.7.2按照《中华人民共和国预算法》和财政部门及主管部门关于预算管理的有关规定，科学合理编制预算，严格执行预算，加强预算管理、监督和绩效考评

6.7.2.1按照预算管理制度，编制医院年度预算

P:【计划与规范】

《医院预算管理制度》。

D:【执行要点】

（1）建立健全预算管理制度，包括预算编制、审批、执行要点、调整、决算、分析和考核等规定。

（2）医院的各项收支均纳入预算内管理，实行全面预算管理，包括财务预算、业务预算和专门决策预算。

（3）根据财政部门要求，每年9～10月份上报次年医院财务预算，实行"两上两下"的预算编制制度。

（4）每年年初编制医院各部门财务预算，提交预算管理领导小组讨论。

（5）医院预算经职工代表大会审议通过执行。

（6）根据执行情况做好预算的调整。

（7）每季度完成预算分析，每年对预算的执行情况进行考核。

C:【检查与监管】

预算管理领导小组每年对预算的编制工作、预算的执行情况及考核进行督查，以书面形式反馈并持续改进。

A:【成效】

（1）预算管理水平不断提高。

（2）监测指标：预算执行率持续正向高值。

6.7.2.2严格执行预算，加强预决算管理和监督

P:【计划与规范】

《医院预算管理制度》。

D:【执行要点】

（1）医院执行财政部门批复的部门预算，做到无预算不支出。预算落实到责任科室和责任人，具体负责预算项目的落实完成。

（2）定期对科室的预算执行情况进行分析和考核，考核结果与绩效挂钩。

（3）每年度财务预决算经职工代表大会审议通过。

（4）财务处每年按照上级主管部门及财政部门的规定和要求，及时编制年度决算，并报财政部门审核通过。

（5）财务处每年根据财政部门对部门决算的批复意见，及时调整有关数据。

C:【检查与监管】

财政部门每年对预决算工作进行检查、评估，以书面形式反馈给医院管理部门持续改进。

A:【成效】

（1）预算执行情况良好。

（2）监测指标：预算符合率持续正向高值。

6.7.3实行成本核算，降低运行成本。控制医院债务规模，降低财务风险，加强资产管理，提高资产使用效益

6.7.3.1实现成本核算，降低运行成本

P:【计划与规范】

（1）《医院成本管理制度》。

（2）《成本核算员岗位职责》。

D:【执行要点】

（1）医院全成本核算体系完整规范，有实施方案和工作流程。

（2）控制成本费用的有效措施如下。

1）实行成本定额管理，设置支出控制要点，控制成本费用支出。

2）规范各项工作流程。

3）规范进行各项支出的审批、审核管理。

4）建立规范的经济活动决策机制和程序，重大项目集体讨论后按规定程序报批。

（3）财务处设置专职成本核算员负责成本核算工作，医院设立科室成本核算员。

（4）开展全成本核算、医疗服务项目成本核算、病种成本核算。

（5）财务处按月编报成本核算报表，有季度、半年度和年度的成本分析报表。从业务角度在成本核算各项数据中查找异常点，发现医院成本管控工作中存在的问题，判断产生偏差的原因，提出改进措施。

C:【检查与监管】

（1）成本核算领导小组每半年召开会议，通过对成本核算工作的总结分析，针对成本管理中存在的问题提出管控建议。

（2）成本核算领导小组定期对成本控制未达到预定目标的科室进行督查，提出建议并落实整改。

A:【成效】

（1）成本费用得到控制，成本效益不断提升。

（2）门诊及住院均次费用的增长率＜5%并呈逐年下降趋势。

（3）医疗收入成本率≤100%。

（4）药品比例控制在政府规定的范围内。

（5）医疗服务收入占医疗收入比例逐年提高，达到政府要求。

6.7.3.2 控制医院债务规模，加强资产管理，提高国有资产使用效益

P:【计划与规范】

《对外投资管理制度》《固定资产管理制度》《医院财产物资管理制度》《医院货币资金管理制度》《债权、债务管理制度》。

D:【执行要点】

（1）对外投资经过充分论证并获同级财政部门批准。

（2）财务处每月核对固定资产总账与明细账，监管固定资产出入库、报废及折旧情况，确保账证、账账相符。

（3）财务处每月对各项往来款实行清理核销，每半年开展往来款专项清理，与业务部门沟通分析往来款超期未清理的原因，提出清理建议。

（4）资产处置、资产收入收缴、投资收回均严格按财务制度及财政部门的规定程序办理，资产处置有申请及处置批复，处置收入上缴财政国库。

C:【检查与监管】

（1）固定资产管理部门对资产动态管理进行监督，定期对固定资产进行清查，并对资产盘点清查过程中存在的问题进行分析并提出处理建议。

（2）财务处每年对资产管理的各项工作进行督查，对医院资产的管理情况进行分析、评价并持续改进。

A:【成效】

资产负债率、流动比率、速动比率等指标控制在合理范围内，国有资产安全完整，有效使用，经营性资产保值增值。

6.7.4全面落实价格公示制度，提高收费透明度；完善医药收费复核制度；确保医药价格管理系统的信息准确

6.7.4.1全面落实价格公示制度，提高收费透明度；完善收费复核制度；确保医药价格管理系统的信息准确

P:【计划与规范】

（1）《医药价格管理制度》《新增医疗项目价格申报制度》《特需医疗服务项目价格管理制度》《医疗服务价格管理责任追究制度》《医疗服务价格自查和复核制度》《医疗服务价格公示制度》《医疗服务费用清单通报制度》《医疗服务费用查询制度》《医疗服务价格投诉管理制度》《医疗服务价格信息化管理制度》《医疗服务收费管理奖惩制度》《兼职物价管理员工作制度》《物价科工作制度》《医疗服务价格档案管理制度》《物价科服务计划》。

（2）《物价科岗位职责》《兼职物价管理员岗位职责》。

D:【执行要点】

（1）成立医药价格管理领导小组，单独设立物价科，配备专职人员，临床科室配备兼职物价管理员。

（2）在医院网站、电子滚动屏公示基本医疗服务项目、特需医疗服务项目、药品、医用耗材的单价、医保比例；在门诊急诊收费处、住院收费处、彩超室、检验科、分子影像诊断中心、病理科、碎石中心、输液室等相应科室设公示牌，公示主要的医疗服务项目、单价、医保比例。

（3）门诊发票列示医疗服务项目明细、单价、数量、医保比例；每日向住院患者发住院费用日清单、向出院患者发放出院患者医疗费用明细汇总清单。

（4）在门诊各诊区、各病区设多功能自助结算终端，可查询所有医疗服务收费项目、药品、医用耗材的单价、医保比例。患者通过关注医院公众号，绑定医保卡，可自助查询住院费用等信息。

（5）物价科根据省、市医保局等有关部门文件设置医疗服务项目收费的相关信息；根据采购中心通过OA系统的新增（调价）医用耗材通知执行单设置医用耗材收费相关信息；新增特需医疗服务项目价格由科室提出申请、经部门负责人和分管领导审批，物价科公示并报市医保局、卫健委备查，再设置收费相关信息；药品价格由药品会计根据文件或规定进行设置。所有收费项目设置均实行双人复核。

（6）科室对日常收费进行核对，对出院患者费用进行复核，未经费用复核不能办理出院结账手续。

C:【检查与监管】

（1）物价科每月对科室医疗收费的执行情况进行检查，存在的问题书面反馈给相关科室并跟踪整改情况。

（2）物价科每季度对重点科室的收费情况进行抽查，存在的问题发整改通知书，对收费中存在的问题进行分析，提交医药价格管理领导小组讨论并落实整改。

（3）物价科每季度对违规收费按《医疗服务收费管理奖惩制度》的相关规定进行处罚，并纳入年度工作目标责任书的考核指标进行绩效考核。

A:【成效】

开展PDCA项目《提高收费准确率》，达到目标值并维持4个月以上。

6.7.5执行《中华人民共和国政府采购法》《中华人民共和国招标投标法》及政府采购相关规定，对药品、耗材、大宗物品、设备、基建等实施规范采购或招标

6.7.5.1按照相关规定，建立药品、耗材和大宗物品等采购制度和流程，并有严格管理和审批程序

P:【计划与规范】

《医院基本用药供应目录管理制度》《临时药品采购制度》《中西药品采购管理制度》《高值医用耗材采购制度》《大宗物品采购制度》《采购招标管理制度》《新增及特殊医疗耗材申购制度》《医用耗材遴选制度》《医疗器械采购制度》。

D:【执行要点】

（1）药事管理与药物治疗学委员会负责决定《医院基本用药供应目录》，药学部根据全院药品的使用

情况和库存量编制药品采购计划，按计划采购。

（2）对临时采购药品，药事管理与药物治疗学委员会定期组织专家讨论，进行评审，决定是否纳入《医院基本用药供应目录》。纳入的药品按常规药品采购程序采购，未纳入的药品若临床需用仍按临时采购药品申购程序申购。

（3）医用耗材管理委员会在浙江省招标目录中讨论确定医用耗材采购目录，并在浙江省药械采购平台采购。

（4）浙江省未组织招标的医用耗材，由医院自行组织招标采购。

（5）新增医用耗材由使用科室填写申购单，经使用科室负责人同意、采购中心审核、购置论证小组审批、分管院领导审批、医用耗材管理委员会投票表决。未通过评审的不予采购；通过评审的由采购中心进行询价洽谈后采购。

（6）大宗物品采购由科室负责人签字，采购中心审核，分管院领导审批后，提交院长办公会议研究、医院党委会议决定，再由采购中心根据预算采购金额组织采购。

（7）列入政府集中采购目录的物资，报财政审批后按政府采购程序组织采购。

（8）单项采购金额30万元以上的分散采购物资，报财政审批，批准自行组织分散采购的，可委托有资质的中介招标代理机构招标，也可医院自行组织招标采购，进行竞争性谈判、竞争性磋商，或采用政府规定的其他采购形式。

C:【检查与监管】

（1）纪检监察室全程参与医用耗材洽谈及招标监督，存在的问题现场反馈并落实整改。

（2）纪检监察室每季度对药品、高值耗材的采购情况进行监督，存在的问题以书面形式反馈给科室进行整改。

（3）审计科每年对大宗物品采购的执行情况进行审计，通过书面报告反馈给采购中心持续改进。

（4）药事管理与药物治疗学委员会考核小组每半年对医院药品流通的各环节进行督查，存在的问题以书面形式反馈给科室并落实整改。

A:【成效】

采购管理规范，无违规事件。

6.7.5.2 按照相关规定，药品、耗材统一在省药械采购平台上采购，及时支付货款，管理规范

P:【计划与规范】

《临时药品采购制度》《中西药品采购管理制度》《新增及特殊医疗耗材申购制度》《医用耗材遴选制度》《物资采购制度》《采购中心工作制度》《采购招标管理制度》《介入诊疗器械购入使用登记制度》《高值医用耗材采购制度》《医疗器械采购制度》。

D:【执行要点】

（1）药品、耗材严格按照浙江省卫健委规定的采购流程、中标价格、中标供应商，统一在浙江省药械采购平台线上采购。

（2）浙江省药械采购平台能查看统计订单采购信息。

（3）采购中心每月及时按采购员确认发票在浙江省药械采购平台上核对入账。

（4）财务处及时支付采购药品、耗材等货款。

C:【检查与监管】

（1）药学部每半年对药品采购情况进行检查，对存在的问题采取整改措施。

（2）采购中心每季度对上网采购情况进行自查，对存在的问题落实整改。

（3）纪检监察室每季度对药品、耗材的采购情况进行监督，以书面形式反馈给科室持续改进。

A:【成效】

采购管理规范，无违规事件。

6.7.5.3按照相关规定，建立设备和基建招标制度和流程，有严格管理和审批程序

P:【计划与规范】

《基建项目招投标管理制度》《医疗设备采购计划与论证审批制度》《医疗设备采购管理制度》《医学装备管理委员会制度》。

D:【执行要点】

（1）经批准立项的基本建设项目及工程建设服务，按照据《中华人民共和国招标投标法》《市工程建设项目招标投标综合管理办法》及有关制度，委托招标的代理机构，实行公开招投标。

（2）基建项目严格按照"三重一大"制度申报，经院长办公会议研究后，提交党委会决定，基建科组织实施。

（3）每年9～10月份，各科室提出次年医疗设备采购申请，设备处收集汇总，由医院医学装备管理委员会讨论论证后，提交党委会讨论通过，作为年度计划上报市卫健委、市财政局。设备处按照政府采购规定逐项实施。

（4）在纪检监督下，随机从市招投标中心专家库或医院专家库中临时抽取专家组成评标专家小组，参与评标、谈判、定标工作，纪检监察人员全过程参与监督。

C:【检查与监管】

（1）纪检监察室对基建和设备招标过程，进行全程监督，现场反馈并落实整改。

（2）纪检监察室每季度对设备处和基建科的招标审批程序进行督查，存在的问题以书面形式反馈给科室进行整改。

（3）基建监督管理小组每季度对基建招标制度、流程、审批程序的执行情况等进行监督检查，存在的问题以书面形式反馈给科室进行整改。

A:【成效】

招标管理规范，无违规事件。

6.7.6医院实行同工同酬和绩效工资管理，以综合绩效考核为依据，突出服务质量、数量，明确规定个人收入不得与业务收入直接挂钩

6.7.6.1医院实行绩效工资管理，明确规定个人收入不得与业务收入直接挂钩

P:【计划与规范】

《绩效工资管理制度》《目标管理绩效考核制度》《绩效考核与分配方案》《同工同酬管理制度》《医院奖惩制度》。

D:【执行要点】

（1）医院成立绩效工资管理领导小组，负责确定和完善绩效工资内部分配原则和分配体系。

（2）《绩效工资管理制度》中明确规定医务人员绩效工资不与药品、卫生材料和医技检查检验等收入直接挂钩。

（3）根据国家有关绩效考核及公立医院薪酬制度、上级管理部门的要求、医院的发展及各科室业务运行情况的变化，适时调整绩效工资分配方案。科室负责人或绩效工资管理领导小组成员提出分配方案调整理由，提交院部讨论，由院部提出调整指导意见，绩效管理处编制测算方案，经院部讨论领导审批后执行。

（4）每年修订《年度工作目标责任书》及《奖金分配方案实施细则》（含管控指标目标数）。

（5）绩效管理处对各科室的收入支出构成、工作数量和质量、各项考核指标及奖励性绩效工资分配的执行过程情况进行分析，指导业务科室实施收入总额控制和结构调整。

（6）相关职能部门每月根据制度规定对其管理的绩效指标内容进行考核，考核结果与科室月综合奖励绩效工资挂钩。

（7）每年年终，各相关职能部门对其分管的《年度工作目标责任书》中绩效指标的执行情况进行检查与考核，考核结果及年度绩效工资挂钩。

（8）在年初的院科约谈上，对各科室年度绩效运行指标（含年度科室管理指标、质量指标、科研指

标）的执行情况进行分析反馈。

（9）综合绩效考核体现科室医德医风、患者满意度、医疗质量安全、技术水平、目标考核、工作量、成本核算、医疗费用控制、危重患者及岗位风险等因素。

（10）绩效考核与分配方案经过职工代表大会讨论通过。

C:【检查与监管】

（1）绩效管理处每月对各科室目标管控指标、工作数量指标、成本核算指标等内容的执行情况进行检查与监管。

（2）绩效管理处每月对科室的运行指标进行分析，通过OA系统反馈至科主任；不定期对医院各类指标情况进行分析，在中层干部例会等院级会议上通报。

（3）护理部每季度对护理单元的绩效分配情况进行检查，对存在的问题落实整改。

（4）绩效管理处每季度对各科室的绩效分配方案进行抽查，存在的问题以书面形式反馈给科室进行整改。

（5）绩效工资管理小组每季度对各职能部门对科室的绩效考核指标的考核情况进行督查，存在的问题以书面形式反馈给科室进行整改。

A:【成效】

（1）同工同酬和绩效考核方案得到有效落实。

（2）在国内率先将目标管理、成本管理与绩效管理有机融合，相关经验总结发表论文获国家财政部管理会计论文二等奖；2016年《平衡计分卡法在浙江省丽水市中心医院奖励性绩效工资管理体系中的应用》实践案例由省财政厅推送到财政部。

（3）医院绩效管理获市厅级课题立项3项；在国家级医院管理类核心期刊上发表20余篇，获浙东地区医院管理论坛论文一等奖1篇，获市级社会科学优秀成果三等奖2篇。

（4）多方兼顾的奖励性绩效工资分配体系吸引了省内、外100多家医院来我院学习与交流，同时院长受邀到省内、外多家医疗机构进行讲演。

八、行风管理

6.8.1 执行《关于建立医务人员医德考评制度的指导意见（试行）》，有行风管理的组织体系，尊重、关爱患者，文明行医，严禁推诿、拒诊患者

6.8.1.1 医院有负责行风建设与管理的组织体系，有明确的职能主管部门负责行风监管与考核。建立相关制度、奖惩措施，并确保落实

P:【计划与规范】

《反腐倡廉建设和作风建设领导责任制度》《行风督查制度》《职业道德教育制度》《医务人员医德考评工作制度》《医院行风建设领导小组工作制度》《医院行政查房制度》《医院真情问卷满意度调查制度》《医院奖惩制度》《院领导分管例会制度》。

D:【执行要点】

（1）成立行风建设领导小组和行风监督检查小组，有专（兼）职人员负责管理和考评与其他职能部门的协调机制。

（2）制定行风监督检查工作方案和量化标准，有落实措施。

1）负面行为积分管理小组对职工负面行为进行考核。

2）纪委委员、纪检监察干部参加医院各种招标监督。

3）各部门实时上报职工拒收"红包""回扣"、接收感谢信、锦旗等情况。

4）院领导在每季度召开的分管例会上开展行风廉政教育。

（3）党办、院办（党政综合办）每年开展医务人员医德考评、行政后勤人员职业道德考评，考评结果与职工的晋职晋级、岗位聘用、评先评优、绩效工资等直接挂钩。

（4）建立全院职工行风考评档案，由党办、院办（党政综合办）、医务处、护理部及相关科室共同参与考评，并建立考评结果共享机制。

（5）国家、市卫健委委托第三方机构对医院进行满意度测评，医院通过第三方（义工）每月发放真情反馈问卷调查表，对医德医风进行调查。

C:【检查与监管】

（1）每月行政查房对患者及其家属开展访谈式的行风调查，存在的问题通过OA系统反馈给科室进行整改。

（2）质管处、药学部对医疗质量及合理用药进行专项检查，对不合理用药的医师通过处方点评并作处罚，对检查结果进行分析并在中层干部例会上通报，同时在OA系统上进行公示。

（3）医院网格监督员每月开展监督检查，并填写月报表，通过OA系统报送纪检监察室。

（4）行风监督检查小组每季度进行行风督查检查、分析，存在的问题通过OA系统反馈给科室进行整改。

A:【成效】

（1）改进措施落实到位。

（2）监测指标：全院真情问卷满意度达标科室占比维持正向高值。

6.8.1.2 文明行医，严禁推诿、拒诊患者

P:【计划与规范】

（1）《首诊负责制》《首问负责制》《医院职工负面行为积分管理制度》。

（2）《医疗行业行为规范》《医务人员医德规范》。

D:【执行要点】

（1）制定并印发医务人员、护理人员、行政后勤人员的文明从医规范，汇编《医院职工文明行医指南》，规范职工文明行医标准，并得到落实。

（2）定期开展全院职工文明行医培训；分系统开展职工礼仪、人文讲座、廉洁行医宣誓、承诺等培训，院领导为全员开展职业人文素养培训。

（3）组织职工开展廉洁行医"行风建设九不准"承诺，每年组织新职工廉洁行医承诺和宣誓。

（4）每年签订院科行风责任书。

（5）医务人员行业行为规范公开在院区醒目处，接收群众监督。

（6）将首问负责制纳入医院行政查房工作中，每月开展检查。

C:【检查与监管】

（1）每月行政查房对行风建设和文明院区的巩固进行检查，存在的问题通过OA系统反馈给科室进行整改。

（2）行风监督检查小组每季度进行行风督查检查、分析，存在问题通过OA系统反馈给科室持续改进。

A:【成效】

（1）改进措施落实到位。

（2）每年医务人员拒收红包达100多人次，收到患者表扬信、感谢信、锦旗（匾）200多人次。

（3）监测指标：患者问卷平均综合满意度持续正向高值。

（4）医院被授予"全国文明单位"荣誉称号；获"2013～2017年度全国创建'平安医院'活动表现突出集体"称号。

6.8.2 医院员工不得利用职务便利谋取不正当利益，医院有相关监管制度与约束措施

6.8.2.1 有制度与相关措施监管和约束医院员工，落实"行风建设九不准"要求

P:【计划与规范】

（1）《反腐倡廉建设和作风建设领导责任制度》《行风督查制度》《医务人员医德考评工作制度》《医院职工负面行为积分管理制度》《重点部门和关键岗位定期轮岗交流制度》《医药代表接待备案制度》《阳光洽谈室接待制度》。

（2）《医疗行业行为规范》《医务人员医德规范》《廉洁自律工作规范》。

D:【执行要点】

（1）医院每年召开党风廉政、行风廉洁部署会，召开行风警示教育暨清廉医院建设推进会，对全院职工进行廉政教育。

（2）医院每年对基建科、设备处、药学部、采购中心、组织人事处、信息中心等重点部门及重点岗位人员进行廉洁自律警示教育。

（3）纪委每逢节假日进行廉政提醒和正风肃纪检查。

（4）每年院领导和班子成员，班子成员与分管科室负责人，层层签订党风廉政责任书；院长与科室负责人签订行风建设责任书。

（5）院领导及中层干部每年进行廉政风险防控自查，并将自查报告上交纪检监察室。

（6）医院每年对新职工进行廉政教育，集体廉政宣誓，并进行风险防控评估。

（7）重点岗位和重点人员定期进行轮岗交流。

（8）医院安装防统方软件，纪检监察室对非正常统方情况进行日常监控。

（9）医院与全院干部职工签订"行风建设九不准"承诺书，医院与新职工签订廉洁行医"行风建设九不准"承诺书。

（10）每年开展"行风建设九不准"专项整治行动自查自纠和整治整改工作。

（11）实行网格化监督管理，设立网格化监督员，对所管辖范围内有公权力人员进行日常监督。

（12）医院纪委每年对医药、器械、耗材供应商作廉政谈话。

C:【检查与监管】

（1）每月行政查房进行行风监管与考核，存在的问题通过OA系统反馈给科室进行整改。

（2）行风监督检查小组每季度对全院各科室进行行风监督检查，存在的问题通过OA系统反馈给科室整改。

（3）定期开展"行风建设九不准"专项整治行动自查自纠，存在的问题以书面反馈并落实整改。

（4）院外行风监督员不定期对医院行风工作进行监督，现场反馈并持续改进。

A:【成效】

无违法违规违纪案例。

6.8.3 开展医院行风文化建设

6.8.3.1 逐步建立起"以患者为中心"、根植于医院服务理念的特色价值趋向和行为标准

P:【计划与规范】

《医院发展"十三五"规划》《医院文化建设五年规划》。

D:【执行要点】

（1）每年开展医院文化建设调查，形成建设计划和方案。

（2）开展"无红包"医院创建活动。

（3）在患者告知书上明确拒收红包的条目。

（4）纪检监察室负责经常性开展行风文化调研，在调研中发现问题、解决问题，形成工作经验材料。

（5）实行网格化监督管理，把医院整体作为一级网格监督单位，将各党支部所辖片区各科室作为二级网格监督单位，建立65个网格，聘请网格监督（专）员73人。发挥网格监督员担当"五员"的使命。

（6）聘请外单位人员担任医院行风监督员，对医院行风廉洁及医德医风进行监督。

（7）每季度编印《人文修养》下发各科室学习。

（8）每月下发相关党风廉政、为人处世、人生感悟等内容供各党支部、各科室学习。

（9）每周末定时向中层干部发送修养哲语短信。

（10）每年开展全院职工医德医风及职业道德考评。

C:【检查与监管】

（1）每月行政查房进行行风监管与考核，存在的问题通过OA系统反馈给科室进行整改。

（2）行风监督检查小组每季度进行行风督查检查、分析，存在的问题通过OA系统反馈给科室进行整改。

（3）院外行风监督员不定期对医院行风工作进行监督，现场反馈并持续改进。

A:【成效】

（1）医院行风文化氛围和员工行为能够体现医院文化特色。

（2）医院拒收红包成为新常态，营造风清气正的环境。

九、后勤保障管理

6.9.1有后勤保障管理组织、规章制度与人员岗位职责。后勤保障服务能够坚持"以患者为中心"，满足医疗服务流程需要

6.9.1.1后勤保障管理组织机构健全，规章制度完善，人员岗位职责明确。后勤保障服务坚持"以患者为中心"，满足医疗服务流程需要

P:【计划与规范】

（1）《医疗设备管理计划》《医学装备管理委员会制度》《医疗设备采购计划与论证审批制度》《医疗设备操作培训和考核制度》《信息中心服务计划》《信息安全管理制度》《信息类设备资产管理制度》《软件需求管理制度》《总务处工作制度》《总务处服务计划》《后勤人员上岗管理制度》《生活垃圾分类管理工作制度》《供气管理制度》《供水管理制度》《供电管理制度》《特种设备安全管理制度》《采购中心服务计划》《采购中心工作制度》《物资采购制度》《膳食科工作制度》《食品安全管理制度》《基建科服务计划》《基建科工作制度》《外包公司管理制度》等。

（2）《维修电工岗位职责》《钳工岗位职责》《水管工岗位职责》《空调工岗位职责》《电梯安全管理员岗位职责》《电梯司机岗位职责》《医疗废物回收人员岗位职责》《总务仓库保管员岗位职责》《被服库管理员岗位职责》《食品安全管理员岗位职责》《膳食科会计岗位职责》《膳食科出纳岗位职责》《外包人员岗位职责》等。

D:【执行要点】

（1）有后勤保障管理组织架构图，各科室有人员配置表。

（2）后勤各科室通过现场集中培训和软件平台对科内人员进行制度及岗位职责的培训、考核。

（3）为患者、员工提供后勤保障服务，如配送餐饮服务、24小时供电服务、24小时报修服务、物资配送服务、被服洗涤服务、轮椅租用、电瓶车自助充电等。

C:【检查与监管】

（1）主管部门每月对后勤保障服务的执行情况进行检查，以书面形式反馈给科室持续改进。

（2）主管部门每月对服务满意度进行调查跟踪，对存在不足的地方提出改进措施并进行整改。

（3）组织人事处每季度对后勤保障服务部门的人员培训、岗位职责和紧急替代制度知晓率进行督查，存在的问题通过OA系统反馈给科室进行整改。

A:【成效】

患者和员工对后勤服务的满意度不断提高。

6.9.2后勤相关人员持证上岗，按技术操作规程工作

6.9.2.1遵守国家法律、法规，相关岗位操作人员应具有上岗证、操作证，且操作人员应掌握技术操作规程

P:【计划与规范】

《后勤人员上岗管理制度》《信息中心技术人员培训制度》《电梯安全管理制度》《消防安全教育、培训制度》《食品安全管理制度》《膳食科员工考核制度》《总务处维修工作制度》《医疗设备操作培训和考核制度》。

D:【执行要点】

（1）后勤人员有岗位分布目录并公示。

（2）电工、电梯工、压力容器管理和操作员、电焊工、餐饮从业人员等相关人员持有上岗证、操作证、培训合格证，按要求上墙，各类证件由科室统一管理，确保证件都在有效期内。

（3）非专业特殊工种（空调工、钳工、水管工、电梯工等）经主管科室现场培训、考核后方能上岗。

（4）新上岗或转岗人员必须经相关科室培训，培训合格后方可上岗。

C:【检查与监管】

（1）主管部门每月检查相关岗位操作人员是否持证上岗，检查上岗证是否到期，及时反馈并落实更新。

（2）主管部门每年对相关岗位人员进行技术操作规程的培训、考核，结果与绩效挂钩。

A:【成效】

（1）后勤岗位人员的管理要求能落实到位。

（2）后勤相关人员培训考核合格率达到100%，持证上岗率达到100%。

6.9.3水、电、气、电梯、物资供应等后勤保障满足医院运行需要，严格控制与降低能源消耗，有具体可行的措施与控制指标

6.9.3.1水、电、气、电梯等后勤保障满足医院运行需要，严格控制与降低能源消耗，并有具体可行的措施与控制指标

P:【计划与规范】

（1）《公共设施管理计划》《总务处服务计划》《总务处工作制度》《总务处维修巡查制度》《总务处维修工作制度》《供电管理制度》《供水管理制度》《供气管理制度》《电梯安全管理制度》《节约用电制度》《节约用水制度》《动力监控中心工作制度》《动力监控中心交接班制度》《中央空调系统管理制度》《空调机房管理制度》《发电机房管理制度》《配电房管理制度》《水泵房管理制度》《水源管理制度》《液氧站管理制度》《负压吸引、压缩空气机房管理制度》《电梯机房管理制度》《特种设备安全管理制度》《液氧充装管理制度》《瓶装气体管理制度》《能源消耗统计分析制度》。

（2）《停电应急预案》《停气应急预案》《停水应急预案》《电梯事故应急预案》《污水处理应急预案》。

（3）《维修电工岗位职责》《动力监控值班人员岗位职责》《动力监控巡视人员岗位职责》《钳工岗位职责》《水管工岗位职责》《空调工岗位职责》《电梯安全管理员岗位职责》《电梯司机岗位职责》《氧站、吸引空压机房管理岗位职责》《气瓶管理员岗位职责》《污水处理工人岗位职责》《发电机维护人员岗位职责》。

（4）《发电机组运行操作规程》《液氧站操作规范》《电梯司机安全操作规范》《空气压缩机操作规范》《水管工安全操作规范》《维修电工安全操作规范》《高压配电操作规程》《中央空调机组运行操作》。

D:【执行要点】

（1）机房内设备关键部位有醒目的警示标识，张贴和悬挂设备设施的原理图和操作规范，机房外标有区域管理人员的相关信息。

（2）动力监控中心实行双人双岗24小时值班制，有详细的二线值班和节假日值班表。

（3）配电房、发电机组、水泵房、负压吸引机房、空调机房、电梯机房等有日常运行检查记录。

（4）发电机组、液氧站、负压吸引设备、空调主机等设备每月维护，有保养记录。电梯保养由专业电梯维修公司每半个月进行维护保养，做好记录。

（5）特种设备按规定定期检测，现场张贴检测标签。

（6）水、电、气、电梯等发生故障时，可通过电话、微信、电脑保修软件等途径进行故障报修，维修科24小时接收报修信息，按照处理流程及时处理故障。

（7）有停水、停氧、停电、电梯困人的应急预案，每年组织相应应急演练至少一次，有总结，有改进措施。

（8）日常监控水、电、气等能耗指标，每年制订节能降耗的改造计划或方案，并进行实施。

C:【检查与监管】

（1）主管部门对后勤保障工作的实施情况进行检查，对存在的问题制定改进措施，整改情况有记录。

（2）应急办每年对后勤保障应急演练进行检查、评估，通过OA系统反馈给各科室持续改进。

A:【成效】

（1）后勤保障工作满足医院的工作需要。

（2）监测指标：维修服务满意度维持正向高值。

6.9.3.2 有完善的物流供应系统，物资供应满足医院需要

P:【计划与规范】

《采购中心工作制度》《采购、总务、信息部门服务计划》《新增及特殊医用耗材申购制度》《物资采购制度》《大宗物品采购制度》《医疗器械采购制度》《高值医用耗材采购制度》《检验试剂及耗材采购制度》《医疗器械入库验收制度》《医疗器械仓库管理制度》《采购招标管理制度》《二级库房管理制度》。

D:【执行要点】

（1）采购中心负责物资采购，物流供应系统建设能满足医院的需求。

（2）成立医用耗材管理委员会，讨论通过各类物资基本目录。

（3）采购中心每年根据各科室提出的业务需求和意见编制预算，制订年度物资采购计划。

（4）采购中心根据临床科室的每日使用情况定期提交日常采购计划，按采购计划单进行采购。

（5）新增医用耗材由使用科室填写申购单，通过使用科室负责人、采购中心审核，购置论证小组成员、分管院领导审批，最后由医用耗材管理委员会投票表决。未通过评审的不予采购，通过评审的由采购中心进行询价洽谈后采购。

（6）非常规、专科使用、临时使用的物资由使用科室填写申购单，通过科室负责人审核后提交至采购中心，由相关职能科负责人及分管院领导审批后采购。

（7）医疗器械入库验收记录永久保存，根据记录内容应能追查到每批医疗器械的进货来源，确保信息可追溯。

（8）医疗器械仓库逐步推进全院智慧型医用耗材供应-加工-配送（SPD）管理模式。根据科室对各类耗材的使用需求，经与科室负责人沟通协商，制定科室常规备货量及补货点，系统自动生成补货单，仓库依据补货单发放耗材并配送至科室。

（9）仓库对各科室紧急物品随叫随送，确保科室的使用需要。

（10）库房管理员每月检查产品有效期，对近效期产品在库房挂牌上墙提示，并在产品外包装上粘贴黄色标签提醒临床科室。

（11）采购中心每月末对在库物资品种、数量、效期、包装等进行重点抽查盘点，每季末对所有库存器械进行彻底的盘点，做到账物相符。

（12）临床科室对申领的物资在使用过程中如有意见或建议，在OA系统表单中填写《采购及使用意见建议表》，采购中心收集建议并及时处理。

C:【检查与监管】

（1）采购中心每月对库房物资到货是否及时、备货是否合理、工人送货是否精准及时等有检查记录，对存在的问题采取改进措施。

（2）采购中心每季度对物资服务满意度进行调查，收集问题进行分析并落实整改。

（3）设施管理委员会每季度对采购计划及执行要点情况进行检查，形成书面《物流供应检查反馈整改跟踪表》进行反馈，采购中心对反馈的情况进行整改。

（4）医用耗材管理委员会每季度对采购中心医用耗材追溯管理信息进行检查，存在的问题通过现场反馈给采购中心整改。

（5）市场监督管理局每年不定期来院检查库存账务是否相符、在用产品信息是否正确、采购渠道是否规范等，有书面反馈并追踪整改情况。

A:【成效】

（1）临床科室和职能部门对物资供应的满意度不断提高。

（2）开展PDCA项目《提高医用耗材到货≤3天及时率》，达到目标值并维持4个月以上，在医院PDCA项目竞赛中获奖。

（3）智慧型医用耗材供应-加工-配送（SPD）管理模式已初见成效。我院是全省第一家实现医用耗材定数管理、智能补货、主动推送、扫码消耗的精细化管理模式的医院。

6.9.4 为员工提供良好膳食服务，为患者提供营养膳食指导，提供营养配餐和治疗饮食，满足患者治疗需要，保障饮食卫生安全

6.9.4.1 有专职部门或专人负责医院膳食服务，并建立健全各项食品卫生安全管理制度和岗位责任

P：【计划与规范】

（1）《膳食科工作制度》《食品安全管理制度》《膳食科环境管理制度》《食材质量管理制度》《从业人员健康及卫生管理制度》《从业人员食品安全知识培训制度》《膳食科财务核算管理制度》《售卡处管理制度》《食品及食品原料进货查验和记录制度》《食品贮存运输管理制度》《专间卫生管理制度》《外送餐管理制度》《餐饮服务关键环节食品加工操作规程》。

（2）《膳食科工作人员岗位职责》。

D：【执行要点】

（1）医院食堂有食品经营许可证，膳食从业人员经培训考核合格后取得健康证，健康证按要求上墙，每年及时更新。

（2）年初制订年度培训计划，在食品药品监督管理部门指导下，每月以现场集中授课与自学相结合的方式组织管理人员、膳食从业人员进行食品安全知识、职业道德和法制教育及食品加工操作技能的培训，每半年考核。

（3）膳食科有规范的采购流程，要求供应商具有相应的资质（工商营业执照、食品生产许可证、食品经营许可证等），对供应商的经营场所进行实地考察，确认供应商生产、运输的条件符合食品安全卫生的要求，产品有相关部门出具合格的检测报告。

（4）有配送餐饮服务的措施。

1）配餐间符合专间卫生管理，有专用房间、专人制作、专用工具容器、专用冷藏设施、专用洗手设施。

2）配送食品在配餐间进行打包，配餐人员须穿戴卫生防护用品，配送食品包装材料必须通过政府相关部门的检验检测，符合环保、卫生要求。

3）外送食品须放在有保温功能的配餐车上运送，配餐车在运送前加热保温，防止外送过程中食品冷却。

4）外送食品根据订餐数量及套餐类型进行配餐，按照配送时间要求及时送出，适应患者、职工个性化需求。

C：【检查与监管】

（1）膳食科每日对膳食从业人员进行工作前健康检查，有问题的人员调离直接接触食品的岗位。

（2）膳食科每月对食堂食品安全操作规范、厨房设备的使用情况、原材料采购流程、菜品质量、配餐服务和环境卫生等进行检查、分析、整改；每月对患者和员工进行满意度问卷调查，召开专项分析会议，讨论得出整改措施，检查措施是否执行到位。

（3）院感科每月对食堂进行医院感染管理质控检查，通过 OA 系统进行反馈，膳食科及时逐条整改。

（4）膳食科每季度对原材料供应商的相关资料进行抽查和现场卫生抽查，对超出期限的资料进行更新，对不符合食品安全的问题现场督促整改。

A：【成效】

（1）患者和员工对膳食服务满意度不断提高。

（2）开展 PDCA 项目《提高职工对膳食服务的满意率》，达到目标值并维持 4 个月以上。

6.9.4.2 能为员工提供良好膳食服务，特别是满足夜班或拖班员工的膳食需求

P：【计划与规范】

《食材质量管理制度》《烹调加工管理制度》《外送餐管理制度》。

D：【执行要点】

（1）膳食科每周更新菜谱，组织厨师进行膳食搭配和烹饪技术方面的学习。

（2）开放美食城，丰富职工选择菜品的需求。

（3）膳食科每日严把食材质量关、数量关，确保食材的新鲜度；在厨房烹调加工过程中进行实时监督，对不符合要求的行为及时改正。

（4）有订餐送餐热线，为夜班或拖班员工提供配送餐服务，按时送出。

（5）膳食科每月到各科室了解送餐需求并记录，针对提出的送餐的菜色搭配、分量、口味、时间等要求，讨论制定改进措施。

C:【检查与监管】

膳食科每月对配餐服务进行满意度问卷调查，召开分析会议，落实改进措施。

A:【成效】

（1）患者和员工对膳食服务满意度不断提高。

（2）开展PDCA项目《提高职工对膳食服务的满意率》，达到目标值并维持4个月以上。

6.9.4.3 食品原料采购、仓储和食品加工规范，符合卫生管理要求

P:【计划与规范】

《食材质量管理制度》《食品及食品原料进货查验和记录制度》《食品贮存运输管理制度》《粗加工管理制度》《烹调加工管理制度》《餐饮服务关键环节食品加工操作规程》《食堂食品留样管理制度》。

D:【执行要点】

（1）食堂原材料按照食材质量管理制度进行采购，供应商具有相应的资质，产品具有相关部门出具的合格检测报告，符合管理要求。

（2）进货查验时，如实记录食材名称、规格、数量、生产日期或者生产批号、保质期、进货日期及供货者姓名、地址、联系方式等内容。

（3）原材料仓储按照《食品贮存运输管理制度》的要求执行，原材料的储存和库房环境符合卫生管理要求。对膳食科仓库进行定位贴标签，标签上注明食品的有效期和入库时间。

（4）食品清洗、切配、烹调等加工过程，按照烹调加工管理制度和餐饮服务关键环节食品加工操作规程执行。

（5）食品留样制度按规定上墙，每餐次留样由专人负责，有专用的留样容器、留样冰箱和留样记录本，记录完整。

（6）膳食科每月与营养科进行膳食方面搭配的交流，共同讨论改进方法，提高膳食服务质量。

（7）按培训计划对膳食从业人员进行制度和岗位职责的现场集中培训，建立人员培训档案。

C:【检查与监管】

（1）膳食科每月对食品安全和供应商原材料质量进行督查，现场反馈并落实整改。

（2）膳食科每季度抽查膳食科员工对制度和岗位职责的知晓率，现场反馈并持续改进。

A:【成效】

所有食品管理符合食品卫生管理要求。

6.9.4.4 有突发食品安全事件应急预案

P:【计划与规范】

《食品安全突发事件应急处置预案》。

D:【执行要点】

（1）膳食科每半年组织职工进行食品安全突发事件应急预案的现场集中培训，并考核。

（2）膳食科每年组织食品安全突发事件应急演练，对发现的问题进行总结、分析，并落实整改。

C:【检查与监管】

应急办每年对膳食科食品安全应急预案的演练进行检查，有评价，通过OA系统反馈给科室持续改进。

A:【成效】

无食品安全事件发生。

6.9.5有健全的医疗废物、废液管理制度，医疗废物的分类、收集、运送、暂存、转移、登记造册和操作人员职业防护符合规范，污水管理和处置符合规定

6.9.5.1建立健全医疗废物、废液处理管理规章制度和相关人员岗位职责

P:【计划与规范】

（1）《医疗废物管理制度》《废液管理制度》《医疗废物回收处置管理制度》《医疗废物暂存点管理制度》《导管室医疗废物管理制度》等。

（2）《医疗废物回收人员岗位职责》。

（3）《医疗废物管理条例》。

D:【执行要点】

（1）医疗废物、废液处理流程符合相关法律、法规的要求。

（2）新职工、保洁员上岗前有医疗废物正确分类的培训及考核。

（3）各科室有废物处置监管人员，废物分类收集、分区放置，每日由经过培训的专业人员负责医疗废物的回收、登记、运送。委托政府指定的废物处理公司集中处置，每日清运两次。

（4）医疗废物处置暂存点设有感应式水龙头、洗眼器、门禁系统，粘贴明显、规范的警示标识，并有防鼠、防蝇、防蟑螂和防渗漏措施。

（5）医疗废液管理符合要求。

1）医疗废液有独立的储存点，配有通风和监控设施，并实施双人双锁管理。

2）操作人员搬运废液时应戴上防护眼镜、防护帽子、围裙、雨鞋、手套。

3）废液有明确标识，交接记录注明类别、收集时间、数量、产生科室，并有双人签名。

4）按照相应性质分类收集、存放，分别交由专业公司集中处理。

C:【检查与监管】

（1）科室每季度对医疗废物、废液的处置情况进行自查，对存在的问题进行分析并落实整改。

（2）院感科每季度对医疗废物管理进行督查，督查结果及改进建议通过管理软件平台反馈给科室进行整改。

（3）总务处每季度对医疗废液管理进行检查，存在的问题以书面形式反馈给科室进行整改。

A:【成效】

医疗废物、废液管理规范，并符合相关法律、法规的要求。

6.9.5.2医疗废物处置和污水处理符合规定

P:【计划与规范】

（1）《医疗废物回收处置管理制度》《医疗废物管理制度》《医院污水管理制度》《医疗废物暂存点管理制度》《污水处理站工作制度》。

（2）《医疗废物意外事件应急预案》《污水处理应急预案》。

D:【执行要点】

（1）医疗废物处置暂存点符合院感要求，分类收集，分区域堆放，医疗废物处置暂存点有专人负责回收、清点、登记、转交、记录，有完整的运行日志及交接记录。

（2）医疗废物采用电子称重、电子扫码，无线网络传送数据，专用车辆运输，固定线路转运。

（3）医疗废物回收车符合政府要求，运送人员按要求着装，委托政府指定的医疗废物处理公司对医疗废物进行集中处置。

（4）污水处理站由两名有资质的专职人员对设备进行日常操作维护及安全运行监控。交接班记录，日常运行记录及污水处理系统巡检记录完整。

（5）污水处理设备通过环保部门评审，污水检测符合环保和排水部门的要求，每月有废水排放检测报告。

（6）有医疗废物意外事件应急预案和污水处理应急预案，每年演练一次，有总结和改进措施。

C:【检查与监管】

（1）总务处每月对医疗废物暂存点区域分类是否符合要求、废物回收过程操作是否规范进行检查，每季度跟车检查医疗废物运输、回收车人员着装是否规范，存在的问题以书面形式反馈给医疗废物处理公司并督促整改。

（2）总务处每季度对污水处理站进行安全运行检查，对运维人员的资质、工作态度、个人防护、运维情况等进行考核，存在的问题现场反馈并采取改进措施。

（3）应急办、总务处每年对医疗废物处置、污水处理应急演练进行检查、评估，通过OA系统反馈并落实整改。

A:【成效】

（1）医疗废物处置和污水处理均达到要求。

（2）医院医疗废物无遗失。

（3）医院无安全生产事故发生。

6.9.6 安全保卫组织健全，制度完善；安全保卫设备与设施完好，重点环境、重点部位安装视频监控设施，监控室符合相关标准

6.9.6.1 安全保卫组织健全，制度完善；保卫科人员配备合理，岗位职责明确，落实创建"平安医院"要求

P:【计划与规范】

（1）《安全保卫工作责任制度》《安全保卫计划》《保卫科工作制度》《保卫科科室服务计划》《医院探视、陪护人员管理制度》《用火安全管理制度》《院内交通和停车管理制度》《重大治安案件责任追究制度》《失物招领工作制度》《治安工作奖惩制度》《保安质量管理巡视制度》《保安质量管理例会制度》《保安巡逻制度》。

（2）《保卫科岗位职责》。

D:【执行要点】

（1）医院有保卫科、下设保安队，有人员配备清单，有全院安防设施清单。

（2）保卫科每周在科务会上对科室成员、保安队中层进行安保制度和岗位职责的现场集中培训。

（3）落实创建"平安医院"要求的措施。

1）医院的组建"平安医院"创建领导小组，制定创建方案，有"平安医院"创建考核标准，每年有实施情况及总结报告。

2）每年签订院科责任书，建立安全生产责任制度。

3）合理配置保安岗位，定期进行业务技能培训。

4）设置宣传窗，每两个月更新安全防范知识，每年进行安全教育培训。

5）完善安防监控系统、消防报警系统、一键报警系统。

6）对恶性医疗纠纷案件实行警医联动，联防控制机制，防止医暴。

7）全院实行备用钥匙、门禁、窗户限位等安全管理。

C:【检查与监管】

（1）保卫科设立了保安督导员，每日对保安工作进行检查指导，并填写《保安工作评价及督查情况反馈》记录本，存在的问题现场反馈给保安队整改。

（2）保卫科每月对全院安全安保工作进行巡查，存在的问题以书面形式反馈给保安公司整改。

（3）保安服务质量测评小组每月进行保安服务质量测评，测评结果以书面形式反馈给保安公司整改。

（4）安全和安保、消防安全、监控设施质量与安全管理小组每季度对医院的安全情况进行检查、分析，结果在设施安全管理委员会会议上汇报。

A:【成效】

（1）监测指标：医务人员对安保服务满意度持续正向高值。

（2）医院配备安保人员的数量遵循"就高不就低"原则，符合20张病床1名保安的标准配备。

6.9.6.2 安全保卫设备与设施完好，重点环境、重点部位安装视频监控设施，监控室符合相关标准

P:【计划与规范】

《视频监控管理制度》。

D:【执行要点】

（1）有安全保卫设备与设施配置平面图，有全院安全设备与设施清单，建立监控系统维修群。

（2）在重点环境、重点部位（如财务、仓库、厨房、医疗废物和废液处置暂存点、档案室、计算机中心、新生儿室、麻醉药品库房、重要设备等）安装视频监控设施，并有完善的防盗报警系统。

（3）视频监控室设置为禁区，符合相关标准，并按公安部《视频安防监控系统技术要求》安装视频监控系统。

（4）视频监控系统出现故障时，拨打维保单位的维修电话或用微信群报修，维保单位1小时内现场响应，保卫科派专人进行现场追踪维修落实情况。

（5）专业监控维保公司每月对监控、报警系统进行维护保养，有完整的维护记录。

C:【检查与监管】

（1）保卫科每月对重点环境、部位的监控设备和视频监控系统的运行记录进行检查，对存在的问题采取改进措施。

（2）保卫科每月对维保公司的服务情况进行考核，书面反馈并追踪整改情况。

A:【成效】

（1）重点环境、重点部位监控完全达到要求。

（2）监控指标：监控摄像头完好率持续正向高值。

6.9.6.3 合理使用视频监控资源

P:【计划与规范】

《视频监控管理制度》。

D:【执行要点】

（1）有严格的视频监控资源使用审批程序，查询监控记录需要通过保卫科审批，如是警方查询监控，需要出示单位介绍信，查询事项详细登记在记录本上，查询人员、操作人员、审批人员均要签字。

（2）实行24小时图像记录，保存时间≥30天。

（3）视频监控系统有时间与日期的显示、记录和调整功能，每日定时核对系统的日期和时间，时间误差≤30秒。

C:【检查与监管】

（1）保卫科每月对使用监控视频的审批流程及记录进行检查，对存在的问题进行整改并与绩效挂钩。

（2）保卫科每月对监控视频的保存时间、系统时间进行检查，对存在的问题及时进行整改。

A:【成效】

视频监控信息完全符合国家相关要求。

6.9.7 医院消防系统、特种设备、危险品管理符合国家相关法律、法规和标准

6.9.7.1 消防安全管理

P:【计划与规范】

（1）《消防安全管理制度》《消防安全管理计划》《消防安全教育、培训制度》《消防设施、器材维护制度》《消防管理规程》《用火管理制度》《医院个性化消防预防管理制度》《消防安全例会制度》。

（2）《灭火和应急疏散预案》。

（3）《消防管理人员岗位职责》。

D:【执行要点】

（1）医院每年签订院、科两级消防安全责任书。

（2）建立消防编组，分通讯联络员、疏散引导班、灭火行动班、安全防护班、医疗救护班，每班人员有明确职责。

（3）建立微型消防站，24小时全天候执勤，负责扑救初起火灾；各科室配备消防应急箱。

（4）各科室设立消防协管员，保卫科每年对科室消防协管员进行消防知识、技能的现场集中培训，科室消防协管员对本科室职工进行报警、初期火灾处置程序和方法、灭火器材的使用、自救互救和逃生，以及消防应急预案的现场培训。

（5）保卫科每年对所有职工进行消防技能考核，发放消防培训合格证。

（6）保卫科每年年初制订全院消防演练计划，演练有记录，有总结，有改进。

（7）医院每年开展一次院级消防演练，重点科室每年至少进行二次消防演练。

（8）按照《浙江省火灾高危单位消防安全管理规定》，开展年度、季节性、专项消防检查。

（9）按照国家标准设置火灾探测报警系统及灭火系统，实现早期火灾探测和初期火灾扑救；所有建筑取得消防验收合格证书。

（10）科室每日进行消防安全检查，填写《员工岗位防火自查情况记录表》。

（11）保安队每日巡查消防通道是否保持通畅，疏散标识和防火器材（灭火器、消防栓等）的完好情况，填写《每日防火巡查记录表》，每月进行2次灭火器专项检查。

（12）保卫科和保安队每月检查重点部门、重要部位的防范措施到位情况。

（13）消防维保单位每月进行一次消防系统检查、测试和维护，每年对消防设备进行维护保养。

（14）保安队每日对院内零星基建维修项目的施工安全进行巡查；保卫科分阶段对院内基建项目的施工现场进行消防安全检查。

C：【检查与监管】

（1）各科室每月对本科室的消防通道、疏散标识、职工消防知识和技能、防火器材等进行自查并及时整改。

（2）保卫科每月对全院的消防安全管理进行检查，抽查职工对消防安全常识、消防安全技能的知晓与掌握情况，现场反馈给科室进行整改。

（3）保卫科每月对维保公司的服务情况进行考核，书面反馈并追踪整改情况。

（4）基建科、保卫科、院感科每月对基建项目进行安全风险评估，现场反馈并落实整改。

（5）安全和安保、消防安全、监控设施质量与安全管理小组每季度对医院的消防管理情况进行检查、分析，结果在设施安全管理委员会会议上汇报。

（6）消防队、市卫健委不定期对消防安全进行检查、监督，并有记录，存在的问题现场反馈给医院整改。

（7）每年请专业的第三方公司对消防系统进行检测，对全院的消防安全进行评估。

A：【成效】

（1）所有建筑均符合消防安全要求。

（2）监测指标：安全出口指示灯完好率持续正向高值。

（3）医院全体职工及在医院内工作和学习的工人、保安、学生等其他人员消防安全培训考核率达到100%，持续两年以上，职工消防安全知识和技能水平明显提高。

6.9.7.2 加强特种设备管理

P：【计划与规范】

（1）《供气管理制度》《液氧站管理制度》《电梯安全管理制度》《负压吸引、压缩空气机房管理制度》《电梯机房管理制度》《特种设备安全管理制度》《瓶装气体管理制度》《消毒供应中心职业安全防护管理制度》《消毒供应中心安全管理制度》《消毒供应中心灭菌器管理与维护制度》。

（2）《停气应急预案》《消毒供应中心压力蒸汽灭菌器故障应急预案》。

（3）《电梯安全管理员岗位职责》《电梯司机岗位职责》《氧站、吸引空压机房管理岗位职责》《气瓶管理员岗位职责》。

D：【执行要点】

（1）有全院特种设备清单，由专人负责并实行同质化管理。

（2）有电梯、空压机、压力容器等特种设备操作规范，特种设备操作人员持证上岗。

（3）每年对特种设备操作人员进行安全教育现场培训，培训信息记录在"三级安全教育卡"上。

（4）每台特种设备有"身份证"，定期维修、维护、保养、验收，记录完整。

（5）特种设备及安全附件定期年检合格，并公示年检合格标签。

（6）有停气应急预案、消毒供应中心压力蒸汽灭菌器故障应急预案，每年组织应急演练至少一次，有总结，有改进措施。

C:【检查与监管】

（1）使用科室对特种设备管理制度的落实、维护情况进行自查，对存在的问题落实整改。

（2）主管部门对特种设备清单、使用科室的自查情况、操作人员的操作记录等进行检查与监管，以书面形式反馈给科室进行整改。

（3）主管部门每年对停气应急演练、消毒供应中心压力蒸汽灭菌器故障应急演练进行检查，对存在问题有整改措施，并有记录。

A:【成效】

特种设备管理规范，无违规使用现象。

6.9.7.3 加强危险品管理

P:【计划与规范】

（1）《危险品管理制度》。

（2）《危险品安全事件处置预案》。

D:【执行要点】

（1）保卫科是全院危险品安全管理部门，有制度和岗位职责。保卫科危险品管理人员具有危化品生产（安全）员资质，持证上岗；是全院危险品使用科室的管理联络员。

（2）医院建有危化品仓库，由专人进行管理，可以储备1～2个月的使用量，有必要的安全设施和通风装置，尤其对易燃、易爆、有毒有害物品和放射源等危险品实施重点管理。

（3）有全院和科室的危险品种类与目录清单及分布图。

（4）医院有统一危险品标识，张贴于危险品存放处醒目位置。

（5）配备危险品专用储存柜（防爆柜和酸碱柜），设专人负责并有监管，有危险品使用的科室均按制度执行。

（6）使用危化品的场所，需根据《危险化学品安全管理条例》的规定，要置备该物质的化学品安全技术说明书（MSDS），并放置在各使用单位作业场所明显、随手可及之处，MSDS每年更新一次。

（7）确定采购部门，新增危化品要向管理部门报备，尽量以低毒或无毒物品代替有毒物品。

（8）科室实行限量控制，按需增加领用次数，不得超限额存放。科室酒精总量不能超过2000ml，危化品总量超过3000ml的必须使用防爆柜储存。

（9）重点科室（病理科、检验科、内镜中心、手术室等）由于品种多、使用量大，储存场地有通风口或通风系统，配备防爆柜，实行"双人双锁"管理，一般科室使用铁皮柜，上锁管理。

（10）实行危化品出入库登记和使用登记，实行动态管理，有详细、完整的记录，登记表上领用时间精确到几时几分，定期对危化品进行盘点，确保账物相符。

（11）医院根据危化品的特性为职工配备防护物品，应急处理包摆放在醒目的地方，有危化品泄漏处置标准流程。

（12）医院每年通过软件平台组织全院职工学习危化品管理制度和安全操作规程。

（13）保卫科每年对新职工进行危险品管理的岗前培训。

（14）使用科室协助保卫科进行科室内的危化品知识，使用、存放、处理及弃置等安全操作程序，泄漏、泼洒防范与处理和应急预案的现场集中培训。

（15）重点科室每年至少组织一次危化品泄漏应急演练，一般科室按需演练，有记录，有整改。

C:【检查与监管】

（1）科室危险品管理联络员每月对本科室的危险品进行管理和自查，对存在的问题采取改进措施。

（2）保卫科每月对危险品使用科室进行巡检和督查，有分析，存在的问题通过现场反馈或OA系统反馈并追踪科室整改情况。

（3）有害物质管理小组每季度对各科室进行危险品管理检查、分析，在设施安全委员会会议上反馈。

（4）应急办每年对危化品管理的培训和各项应急演练的情况进行检查与监管，每季度有评价、分析，通过OA系统反馈给科室持续改进。

A:【成效】

（1）医院无危险品管理违规现象。

（2）开展PDCA项目《提高危险化学品管理达标率》，达到目标值并维持4个月以上。

6.9.8 为患者提供清洁、温馨、舒适的医院环境，符合爱国卫生运动相关要求，美化、硬化、绿化达到医院环境标准要求

6.9.8.1 环境卫生符合爱国卫生运动相关要求，环境美化、绿化，道路硬化，做到优美、整洁、舒适

P:【计划与规范】

《爱国卫生运动委员会工作计划》《戒烟门诊工作制度》《健康教育科服务计划》《消防安全管理制度》《控烟工作实施方案》《医院控烟工作制度》《清洁管理制度》《病区环境卫生质量评比制度》《医院院区环境管理制度》《绿化管理制度》。

D:【执行要点】

（1）有爱国卫生委员会的文件、有指定部门和人员负责医院的环境卫生工作。

（2）爱国卫生委员会制定环境卫生工作计划和全院卫生检查标准，并组织实施，每季度进行总结、评比及表彰。

（3）开展病媒生物防制工作，每月投放老鼠药，在外环境降低老鼠密度，每季度投放蟑螂药，清理外环境积水，消灭蚊虫滋生地。

C:【检查与监管】

（1）主管部门每季度对院区进行控烟检查，对检查结果做记录，存在的问题通过OA系统反馈给科室进行整改。

（2）主管部门每季度召开会议，对垃圾分类、病媒生物防制、控烟、环境卫生管理、医疗污水处理的工作情况进行分析、总结，现场反馈并落实整改。

A:【成效】

（1）工作计划落实到位，完全符合爱国卫生运动的相关要求。

（2）监测指标：医院环境满意度调查持续正向高值。

（3）医院获"全国文明单位""最美医院"等荣誉称号。

（4）省内外21批次170余人参观医院建筑及环境。

（5）《"厕所革命"提升医院品味》2018年发表在《医养环境设计》杂志。

6.9.9 落实医疗机构内生活垃圾分类管理要求，明确生活垃圾分类投放、分类处置

6.9.9.1 对产生的生活垃圾实现准确分类投放、暂存，并按分类与各类垃圾回收单位进行有效衔接，做到分类运输、分类处理

P:【计划与规范】

《生活垃圾分类管理工作制度》。

D:【执行要点】

（1）总务处负责医院生活垃圾分类的管理工作。

（2）实行分类管理，分为有害垃圾、易腐垃圾、可回收物和其他垃圾四类。规范各类垃圾桶颜色与图案，张贴垃圾分类标识，根据生活垃圾所属的类别将其投放至对应的垃圾容器内。

（3）易腐垃圾采用可密闭的垃圾桶进行装载，运输过程中加强对泄漏、撒泼和臭气的控制，且每次倾倒后立即进行清洁，避免垃圾桶异味。

（4）其他垃圾、可回收垃圾每次倾倒后对垃圾容器进行清洁。

（5）总务处每年通过软件平台、新职工岗前培训、现场集中培训等方式，对医院职工进行垃圾分类相关知识的培训。

（6）签订餐厨垃圾回收协议、生活垃圾清运合同，进行分类运输、分类处理，对于可回收物进行拍卖处置。

C:【检查与监管】

（1）总务处每季度对垃圾分类进行督查，对存在的问题采取整改措施。

（2）每月行政查房时对各被查区域的垃圾分类工作进行抽查，存在的问题通过OA系统反馈给科室进行整改。

A:【成效】

生活垃圾分类规范率逐步提高，达到相关要求。

十、医学装备管理

6.10.1根据国家法律、法规及卫生健康行政部门规章、管理办法、标准要求，建立和完善医学装备管理部门，人员配置合理，制定常规与大型医学装备配置方案

6.10.1.1建立和完善医学装备管理体系、医学装备管理制度和岗位职责

P:【计划与规范】

（1）《医学装备管理委员会制度》《医疗设备采购计划与论证审批制度》《医疗设备采购管理制度》《医疗设备验收管理制度》《医疗设备临床使用管理制度》《医疗设备操作培训和考核制度》《医疗设备维修管理制度》《医疗设备巡检制度》《医疗设备预防性维护制度》《医疗设备维护保养制度》《医疗设备的报损制度》等。

（2）《设备处岗位职责》。

（3）《医学装备管理委员会工作计划》《医疗设备年度采购计划》。

D:【执行要点】

（1）成立院级领导、设备处、相关临床医技科室负责人和专家组成的医学装备管理委员会，负责医院医学装备发展规划、年度装备计划的论证及重大事项的评估、论证和咨询，批准《医疗设备管理计划》，指导设备处制定全院医疗设备管理相关制度。

（2）设备处根据医院功能和任务需求，配备管理和专业技术人员。设备处负责医学装备管理委员会的日常工作，按照医疗设备管理计划，有序开展医学装备的管理工作。

（3）设备处根据人员资历、技术水平进行分工、分组，分片区负责医疗设备的日常巡检、预防性维护、质控、维修。

C:【检查与监管】

设备处每季度对工作计划的进展情况和人员管理进行检查、分析，在医学装备管理委员会会议上反馈，设备处撰写设备管理持续改进简报，上报医院质量与安全管理委员会。

A:【成效】

（1）医学装备发展规划落实到位。

（2）大型设备配置合理，有PET-CT、双源CT、3.0T磁共振等，配置处于地市级医院的领先地位。

（3）人员配置合理，管理体系完善，医疗设备全周期管理有成效。

6.10.1.2根据国家法律、法规及卫生健康行政部门规章、管理办法、标准要求，制定常规与大型医学装备配置方案

P:【计划与规范】

《医疗设备临床使用管理制度》《医疗设备操作培训和考核制度》《医疗设备采购计划与论证审批制度》《医疗设备采购管理制度》《医疗设备验收管理制度》《医疗设备预防性维护制度》等。

D:【执行要点】

（1）医院制定《医疗设备配置管理指导意见》，作为医疗设备配置的论证原则，得到有效落实。

（2）医院在五年规划中对大型医用设备的配置提出前瞻性规划，按照计划落实。

（3）各学科设备配置申请经医学装备管理委员会审核后执行。

（4）医学装备配置时选择能够满足临床需求的国产医疗设备，符合国家产业政策。

（5）医院建立了医疗设备的全程管理制度体系，包括：论证、决策、购置、验收、培训、使用、保养、维修、应用分析和更新。

（6）新到设备在验收前必须完成操作人员的培训和实操考核，必要时派出人员参加厂家的集中培训。设备验收前必须完成操作培训和考核。

（7）医学装备使用科室都设有兼职设备管理人员，协助科室负责人管理科室医疗设备，各科室组织常规设备的内部培训，定期对常规设备的使用进行考核，考核合格后方可上岗操作。

（8）设备处通过软件平台提供法律法规、医疗器械管理知识、常用设备的使用等知识培训和考核。

C:【检查与监管】

每季度召开医学装备管理委员会会议，分析设备的采购情况，对设备管理工作进行审核并提出建议，设备处每季度撰写设备管理持续改进简报，上报医院质量与安全管理委员会。

A:【成效】

（1）医学装备配置方案和管理要求得到有效落实。

（2）大型医用设备的配置都通过省卫健委的配置许可，无违规配置。

（3）有先进的医学装备的配置（PET-CT、双源CT、3.0T磁共振等）支持，浙中区域重点学科——放射科的建设成效明显。

6.10.2 根据医院功能定位和发展规划，有大型医用设备使用、功能开发、社会效益、成本效益等分析评价

6.10.2.1 有大型医用设备使用、功能开发、社会效益、成本效益等分析评价

P:【计划与规范】

《医疗设备档案管理制度》《医疗设备临床使用评价制度》《医疗设备采购计划与论证审批制度》《医疗设备采购管理制度》《医疗设备临床使用管理制度》。

D:【执行要点】

（1）医院单价在50万元及以上的医学装备有可行性论证。大型设备的配置在省卫健委的配置许可下合理配置，制定了医疗设备配置管理指导意见，合理配置大中型医疗设备。

（2）对大型医用设备的使用效益做评估，在医学装备管理委员会会议上报告。

（3）有根据国务院食品药品监督管理部门制定的医疗器械仪器设备分类与代码，建立医学装备分类、分户电子账目，实行信息化管理，每年对医院设备进行盘点，做到账实相符。

（4）医学装备档案资料齐全、账目明晰、账物相符，对单价在5万元及以上医学装备的档案集中在医院档案室统一管理。

（5）设备处对大型医用设备的使用合理性、功能开发情况、社会效益和成本效益进行阶段性分析。

（6）通过收集报告、实地调查等形式了解设备的利用效率、运行状态和临床对设备功能的需求，设备处进行设备使用评价，每季度向医院医学装备管理委员会报告结果，并在设备购置论证决策中作为参考。

C:【检查与监管】

（1）设备处对制度建设、档案资料、账目、设备管理和使用情况等进行自查、分析、整改。

（2）设备处每季度对医学装备配置、审计结果、分析报告进行监管，提出改进建议，并报送医学装备管理委员会。

A:【成效】

医学装备管理工作得到落实。

6.10.3加强医学装备安全管理，对医疗器械临床使用安全控制与风险管理有明确的工作制度与流程；建立医疗器械临床使用安全事件监测与报告机制

6.10.3.1加强医学装备安全管理，对医疗器械临床使用安全控制与风险管理有明确的工作制度与流程；建立医疗器械临床使用安全事件监测与报告机制

P:【计划与规范】

《医疗器械缺陷召回制度》《医学装备管理委员会制度》《医疗设备风险评估与管理制度》《医疗设备临床使用管理制度》《医疗设备临床使用安全控制与风险管理制度》《医疗设备质量与安全管理小组工作制度》《医疗设备质量控制与安全检测制度》《医疗设备临床使用评价制度》《急救、生命支持设备使用和管理制度》《医疗器械安全事件（不良事件）监测与报告制度》。

D:【执行要点】

（1）设备处根据医疗设备风险等级评估表进行评估，将医疗设备分为高风险、中等风险、低风险、极低风险，按照风险等级制定预防性维护周期。

（2）对暂停或终止使用的高风险器械设置禁用标志，保证待机设备100%完好。

（3）对生命支持类、急救类、植入类、辐射类、灭菌类和大型医用设备等医学装备开展临床使用安全检测，主要方式有每月巡检、按周期预防性维护、性能检测、计量检测等，信息系统有记录。

（4）设备处在OA系统、软件平台上传培训课件，对临床及医技科室使用人员及设备处技术人员进行培训和考试，对新职工进行岗前有关医疗设备使用安全知识的培训和考核。

（5）医疗设备不良事件通过数创不良事件上报系统上报，设备处按时进行处置，如属于医疗器械不良事件的还要上报到国家药品监督管理局。

C:【检查与监管】

（1）使用科室每日检查医疗设备的外观、性能，进行清洁或消毒并登记。

（2）使用科室通过数创软件平台报告医疗设备不良事件，设备处及时处置，每月做汇总分析。

（3）护理部每季度按《仪器设备管理质量评价标准》开展检查，通过OA系统进行评价，反馈给科室进行整改。

（4）设备处每月对设备的使用情况进行巡查、分析、现场反馈，督促使用科室进行整改，每月召开安全分析会议；设备处质量安全小组每季度开展督查，并形成《医疗设备质量安全管理与持续改进记录册》，向医学装备管理委员会汇报。

A:【成效】

（1）落实医疗器械临床使用安全管理的改进措施，安全隐患整改有成效。

（2）急救、生命支持类设备完好率为100%；医疗设备维护保养执行达标率为100%；医疗器械不良事件5个工作日处理率为100%，均维持在4个月以上。

6.10.3.2放射与放射治疗等医学装备的相关机房环境安全符合要求

P:【计划与规范】

《放射科环境管理制度》《放射科机房及设备管理制度》《放射科辐射防护制度》《放射防护用品管理制度》。

D:【执行要点】

（1）医院新建、扩建、改进放射诊疗建设项目符合规范要求，放射与放疗等医学装备的机房设计、建设、防护装修和设施，经过环评及控制效果预评、竣工验收等环节，符合安全、环保等有关要求，资料统一管理。

（2）有全院放射、放疗设备（装置）清单。

（3）设备处通过专题培训、软件平台、现场巡检、督查等途径对放射设备使用人员进行防护培训并考核。

（4）设备机房外有明显的警示标识、防护告示、工作指示灯及一米线。

（5）放射诊疗机房内设环境温湿度监测仪并每日登记。

（6）全院防护用品统一管理，防护服有统一标识，每半年检测一次。

C:【检查与监管】

（1）科室每日对机房温湿度进行自查和监测，有记录。

（2）设备处每月对放射机房环境、防护设施（门灯、防护门、观察窗、铅衣、安全联锁等装置）进行巡检及督查，在每月安全分析会议上反馈，科室有整改。

（3）每年委托第三方检测机构对放射机房防护、设备性能进行检测。

A:【成效】

放射与放射治疗等医学装备机房的防护有保障，机房安全管理措施落实到位。

6.10.3.3 加强特种设备和特殊医学装备安全管理

P:【计划与规范】

（1）《医用特种设备的使用和管理制度》《医用辐射设备的使用和管理制度》。

（2）《压力蒸汽灭菌器故障应急预案》《蒸汽泄漏应急预案》。

D:【执行要点】

（1）特殊医学装备（如高压容器，放射装置等）具有生产、安装合格证，合格压力容器使用证。

（2）每年有资质的委托第三方检测机构对放射科放射装置及场地进行检测，有报告。

（3）建立特种设备使用人员、设备、附件台账，有压力容器清单和医院放射装置清单。

（4）特殊医学装备操作人员有上岗证，操作人员每年培训，有记录。

（5）设备处每年对特种设备使用人员进行现场培训及考核。

（6）定期对消毒供应中心灭菌器、蒸汽发生器进行大维保，委托第三方有资质的检测机构每年检测灭菌器性能。

（7）按照特种设备管理规定，按时对特种设备及附件进行校验。

（8）使用科室与设备处每年进行压力蒸汽灭菌器故障、蒸汽泄漏的应急演练，有记录，有整改。

C:【检查与监管】

（1）使用科室每月对特种设备和特殊医学装备的使用状况进行自查，有记录。

（2）设备处每月对特种设备和特殊医学装备的使用状况、使用人员上岗证、计量合格证等进行检查和监测，每月召开安全分析会议，重大情况向医学装备管理委员会报告。

A:【成效】

（1）特种设备和特殊医学装备安全措施得到有效落实。

（2）创新设置特种设备（压力容器）"身份证"，在压力容器设备醒目位置张贴塑封"身份证"，内容有设备及附件（安全阀、压力表）的基本信息，用红色标记"下次检定时间"，提醒定期检测、维护保养的时间，保证特种设备安全使用，成效明显。

（3）开展PDCA项目《降低消毒供应中心蒸汽发生器故障发生率》，达到目标值并维持4个月以上。

6.10.3.4 定期校正放射诊疗设备及其相关设备，技术指标、安全和防护性能符合有关标准与要求

P:【计划与规范】

（1）《医用辐射设备的使用和管理制度》《大型医用设备使用维护制度》《放射质量与安全计划》《放射科设备管理制度》《放射防护用品管理制度》《放射科数字胃肠机房管理制度》《放射科环境管理制度》《放射科辐射防护制度》《放射科MR检查安全管理制度》《放射科机房及设备管理制度》。

（2）《放射和诊断影像设备的岗位职责》。

D:【执行要点】

（1）有全院放射诊疗设备清单，设备处每月对科室医疗设备进行巡检、其相关安全问题进行反馈。

（2）每年根据风险等级评估表制定PM周期，按照PM周期进行维护保养。

（3）每年委托质量检测部门对CT、DR等放射诊疗设备进行计量检测并张贴计量标签。

（4）第三方检测机构每年对放射诊疗场所的防护、设备性能进行检测，有合格证明文件。

（5）防护用品统一标识、统一管理，每年检测2次，检测不合格作报损处理。

C:【检查与监管】

（1）放射诊疗科室对医疗设备的使用管理情况进行自查，设备使用登记有记录。

（2）设备处每月巡检，检查设备参数、伪影、数据库清理、内部清洁，按期通知有关部门进行检测，督促保修单位及时维护。

（3）医疗设备质量安全管理小组每季度对使用记录、设备日常保洁情况、校正记录等进行督查，存在的问题现场反馈给科室进行整改。

（4）每年委托有资质的检测机构对放射诊疗设备进行计量、性能检测，对设备机房进行防护检测，有检测报告并持续改进。

A:【成效】

所有放射诊疗设备检测均符合要求，防护用品安全有效。

6.10.3.5 加强计量设备监测管理

P:【计划与规范】

（1）《工作计量器具管理制度》《计量管理小组工作制度》。

（2）《计量设备管理岗位职责》。

D:【执行要点】

（1）建立全院计量设备档案。

（2）每年制订计量检定计划，通过网络平台上报浙江省质量技术检测院，有检测记录。

（3）维修后的计量设备报检。

（4）计量合格标志粘贴在计量器具上，标志显示检测时间与登记记录相一致。

（5）通过现场和软件平台，设备处对使用人员进行计量器具管理知识的培训和考核。

C:【检查与监管】

（1）使用科室每月对计量设备进行自查、分析、有整改记录。

（2）设备处分管工程师配合使用科室每月对计量设备进行巡查监管，有记录。

（3）每半年召开计量管理小组会议，分析医院工作计量器具的使用管理状况、计量制度的执行情况，指导解决计量管理中的难点问题。在医学装备管理委员会会议上汇报计量设备计量校准情况。

A:【成效】

（1）计量设备使用均符合规范。

（2）使用计量器具100%有计量检测合格标志，100%在有效期内。

6.10.4 加强医疗仪器设备使用人员的操作培训，为医疗器械临床合理使用提供技术支持与咨询服务

6.10.4.1 建立医疗仪器设备使用人员操作培训和考核制度，主管部门加强监管，提供咨询服务与技术指导

P:【计划与规范】

《医疗设备操作培训和考核制度》《医疗设备巡检工作制度》《医疗设备临床使用安全控制与风险管理制度》。

D:【执行要点】

（1）设备处编写培训课件，制定医疗设备（监护仪、除颤仪、呼吸机、抢救物品等）使用人员操作的培训计划。

（2）设备处制作急救类及生命支持设备操作指南PPT上传OA系统、软件平台，供使用者自行学习，培训内容涵盖意外情况处理措施。

（3）设备处每年对新职工进行医疗设备使用安全的岗前培训。

（4）设备处制作《病区常用医疗设备操作规程》和《手术室医疗设备操作规程》，提供给临床使用科室。

（5）医疗设备操作规程随设备悬挂或上墙，并且可以扫设备二维码查阅设备的操作规程或说明书。

（6）设备处每月医疗设备巡查时询问是否有培训需求，如果有需求，设备处工程师或厂家工程师提供

再培训服务。

（7）设备处为临床科室提供医疗器械技术支持和咨询，如巡检时讲解、维修时讲解、护理上课、重大手术现场保障等。

（8）对于新医疗设备的使用培训考核有现场培训考核、异地学习培训，现场培训考核有记录。

（9）设备处每季度医疗设备管理督查时，对医疗设备的安全使用及应急处置知识进行考核。

C:【检查与监管】

（1）使用科室每月对常用仪器、设备和抢救物品的使用培训和考核进行自查。

（2）设备处每月对医疗设备的管理进行巡查，收集培训需求，制订临时培训计划并及时实施。

（3）护理部每季度按《仪器设备管理质量评价标准》对护理单元仪器设备的使用登记等进行检查，通过OA系统评价反馈给科室进行整改。

（4）每年对医疗仪器设备使用人员操作的培训考核情况进行分析与改进，并形成分析报告。

A:【成效】

（1）全院仪器设备使用人员操作和维护符合规范。

（2）监测指标：医疗仪器设备使用人员培训考核率达到100%。

6.10.5建立保障医学装备处于完好状态的制度与规范，对用于急救、生命支持系统仪器装备要始终保持在待用状态，建立全院应急调配机制

6.10.5.1建立保障医学装备处于完好状态的制度、规范

P:【计划与规范】

《大型医用设备使用维护制度》《医疗设备管理计划》《医疗器械缺陷召回制度》《医疗设备维护保养制度》《医疗设备巡检工作制度》《医疗设备风险评估与管理制度》《医疗设备预防性维护制度》《医疗设备维修管理制度》《医疗设备临床使用安全控制与风险管理制度》《医用灭菌设备的使用和管理制度》《医用特种设备的使用和管理制度》《医用辐射设备的使用和管理制度》《医疗设备质量与安全管理小组工作制度》《急救、生命支持设备使用和管理制度》《医疗设备临床使用管理制度》等。

D:【执行要点】

（1）制订医疗设备管理计划，制定医疗设备使用、维护保养、维修、校验的相关制度。

（2）有全院医疗设备清单，由设备处统一负责全院医疗设备的保养、维修、校验等；通过巡检交流，指导使用人员做好日常保养；使用科室通过设备管理软件查阅到本科室医疗设备的资产信息。

（3）医疗设备故障时使用人员可以通过扫描医疗设备二维码进行报修，分管工程师接到报修后立即响应，维修完成后登记维修信息。

（4）设备处有全院医疗设备清单和具体保障要求与规范，登记资料完整。

（5）设备处有各种设备维护保养记录和维修记录。

（6）使用科室人员对医疗设备进行日常维护保养并记录。

（7）设备管理软件记录预防性维护及维修情况。

（8）按照医疗设备风险等级制定预防性维护周期，根据周期进行预防性维护；每年设备处对急救、生命支持类医疗设备进行性能、电气安全检测，没有条件检测的医疗设备请厂家或第三方检测公司进行检测。

C:【检查与监管】

（1）设备处每月对医疗设备进行巡检，设备故障维修、保修情况有分析报告和建议，有年度总结分析；对大型医疗设备及故障率较高的常用设备进行维修情况分析，采取整改。

（2）设备处每月召开安全分析会议，分析设备使用安全风险，故障维修情况，管理改进情况，向医学装备管理委员会汇报。

A:【成效】

（1）医学装备管理和使用规范，满足临床使用需求。

（2）监测指标：医疗设备48小时维修完成率持续正向高值。

6.10.5.2用于急救、生命支持系统仪器装备要始终保持在待用状态

P:【计划与规范】

《急救、生命支持设备使用和管理制度》。

D:【执行要点】

（1）通过资产管理软件管理全院的医疗设备资产，建立七大类急救类、生命支持类医学装备清单。

（2）临床使用科室每日对急救类、生命支持类医学装备进行清洁消毒、开机检查、功能检查等日常维护保养。

（3）设备处每半年对急救类、生命支持类医学装备进行预防性维护。

（4）每年设备处对急救、生命支持类医学装备进行性能、电气安全检测，没有条件检测的医疗设备请厂家或第三方检测公司进行检测。

（5）发生故障时，临床科室可以通过扫描二维码立即报修，设备处及时响应。各科室急救类、生命支持类医学装备时刻保持100%完好待用状态。

C:【检查与监管】

（1）设备处分管工程师每月对所负责科室的急救、生命支持类设备进行巡查，存在的问题现场反馈给科室进行整改。

（2）设备处每季度对急救、生命支持类设备的完好情况进行督查，现场反馈并持续改进。

A:【成效】

急救、生命支持类医疗设备完好率达到100%。

6.10.5.3建立全院保障医学装备的应急调配机制

P:【计划与规范】

（1）《医疗设备的应急调配制度》《急救、生命支持设备使用和管理制度》。

（2）《急救设备的应急调配预案》《医疗器械临床使用安全事件应急预案》《停电、停水医疗设备应急处置预案》。

D:【执行要点】

（1）设备处配备呼吸机、心电监护仪、微量注射泵、血压仪、氧气减压器、脚踩吸引器等应急设备，有全院急救、生命支持类设备分布图和设备处应急物资清单。

（2）设备处分管工程师每月巡检时，对医务人员进行医疗装备应急管理与替代程序、医疗设备应急流程、急救设备紧急调度流程等知识进行现场培训。

（3）制定医学装备应急备用方案，建立医疗设备备用库和应急库，满足日常急用和突发情况下的医疗设备应急使用。

（4）每年有医疗设备紧急调拨应急演练计划，设备处按计划开展医疗设备停电应急演练、急救设备应急调度演练。

C:【检查与监管】

（1）设备处每季度考核使用科室医疗装备的应急管理与替代程序和应急处置能力并落实整改。

（2）设备处对临床科室医学装备应急调配演练有监管和总结，存在的问题制定整改措施，有落实记录。

A:【成效】

（1）全院医学装备应急调配有保障。

（2）监测指标：应急设备调配及时率持续正向高值。

6.10.6依据国家相关规定，加强对医用耗材的溯源、不良事件的监测与报告管理

6.10.6.1依据国家相关规定，加强高值医用耗材、一次性使用的无菌器械和其他医用耗材的管理

P:【计划与规范】

《医疗器械安全事件（不良事件）监测与报告制度》《高值医用耗材采购制度》《检验试剂及耗材采购制度》《新增及特殊医用耗材申购制度》《医用耗材遴选制度》《医用耗材管理委员会工作制度》《医用耗材

购置论证小组工作制度》《医用耗材临床使用督查小组工作制度》《医用耗材使用质量管理制度》《医用耗材使用前质量检查制度》《植（介）入类医用耗材管理制度》《一次性使用无菌医用耗材管理制度》《高值医用耗材管理制度》《医用耗材新产品试用管理制度》。

D:【执行要点】

（1）建立医院物资管理信息系统，确保医用耗材（包括置入类耗材）和一次性使用无菌器械等产品可溯源。

1）验收、入库时将到货时间、产品名称、供货企业及生产企业名称、型号规格、产品数量、注册证号或备案号、生产批号或产品编号、灭菌批号和产品有效期等信息录入物资管理信息系统。

2）高值医用耗材均有院内收费码和产品条形码，通过条形码可以追溯产品及手术相关信息（包括病人信息、手术名称、手术医师、跟台护士姓名等）；置入（介入）类高值医用耗材须填写《丽水市中心医院医用耗材使用登记表》；高值医用耗材验收及使用记录均录入信息化管理系统。

（2）医用耗材使用不良事件通过医疗安全（不良）事件报告系统软件上报，按医院不良事件流程管理，同时上报国家医疗器械不良事件监测系统。

（3）设立医用耗材管理委员会，下设医用耗材购置论证小组、临床应用督查小组（包括医务处、质管处、院感科、纪检监察室、审计科、采购中心等）。

C:【检查与监管】

（1）临床科室每季度通过《科室管理自查表》对高值医用耗材的使用情况进行自查，存在的问题在科室医疗质量与安全管理会议上通报，落实整改，并记录在《科室医疗质量与安全管理持续改进记录册》上传至质管处。

（2）医用耗材管理委员会每季度召开会议，分析全院医用耗材使用不良事件并提出整改措施；审批预购入医用耗材、医用耗材品种、供货企业的调整等；审核医院新进医用耗材供应目录。

（3）医用耗材临床应用督查小组每季度通过《医用耗材临床使用督查表》对高值医用耗材的采购、使用情况进行检查、评估、分析，并通过现场及医疗质量与安全管理委员会会议反馈给各科室整改。

（4）医用耗材管理委员会每季度对医用耗材进行用量及金额统计，排名前20位的医用耗材用量、金额进行公示，对使用量及金额异常的情况进行分析，反馈给科室进行整改。

A:【成效】

（1）医院医用耗材实施全程管理，并符合相关要求。

（2）建立智慧型医用耗材SPD管理模式。我院成为全省第一家实现医用耗材定数管理、智能补货、主动推送、扫码消耗的精细化管理模式的医院。

（3）《医用耗材使用登记表》信息登记完整率达到100%。

（4）开展PDCA项目《提高医用耗材到货≤3天及时率》，达到目标值并维持4个月以上，在院级PDCA项目竞赛中获奖。

6.10.7 医学装备部门与使用部门共同管理医学装备，医学装备部门建立质量安全小组，使用部门将医学装备纳入科室管理

6.10.7.1 医学装备部门建立由部门负责人和相关设备技术人员共同组成的质量安全小组，负责管理全院医疗设备使用和安全管理

P:【计划与规范】

《医疗设备质量与安全管理小组工作制度》《医疗设备维护保养制度》《医疗设备维修管理制度》《医疗设备风险评估与管理制度》《医疗设备巡检工作制度》《医疗设备预防性维护制度》《医疗设备的应急调配制度》《医疗设备操作培训和考核制度》。

D:【执行要点】

（1）成立医疗设备质量与安全管理小组，制定制度和职责。

（2）设备处管理人员参加医学装备管理基本技能和质量管理基本知识培训和考核，并有培训档案。

（3）设备处定期对设备采购预算的完成情况、大型设备的配置情况及设备的使用、维修、报废情况进

行分析，形成分析报告向医学装备管理委员会汇报。

C:【检查与监管】

（1）设备处分管工程师每月巡检医疗设备的使用和安全管理情况，现场反馈给科室并落实整改。

（2）设备处每月召开安全分析会议，每季度形成《医疗设备质量安全管理与持续改进记录册》向医学装备委员会汇报。

（3）医学装备质量与安全管理小组每季度对使用科室人员的医疗设备相关知识的掌握情况、医疗设备的日常保养情况及资产管理情况，分管工程师维护维修情况，特殊医学装备的管理情况等进行督查，并有分析、评估和反馈记录，促使相关科室整改。

A:【成效】

（1）医学装备管理规范、使用科室的满意度不断提高。

（2）监测指标：设备处服务满意度持续正向高值。

6.10.7.2 医学装备使用科室（或部门）将医疗仪器设备管理和使用纳入科室管理

P:【计划与规范】

《医疗设备维护保养制度》《医疗设备验收管理制度》《医疗设备操作培训和考核制度》《医疗设备临床使用管理制度》《医疗设备的报损制度》《医疗设备的应急调配制度》。

D:【执行要点】

（1）使用科室设立医疗设备专管员，参与医疗设备的安装、验收、使用、存放、维修、保养，知晓设备的管理规定和资产报废程序。

（2）科室使用人员必须经过培训考核，考核合格后方可使用设备。培训内容包括设备介绍，临床使用范围、禁忌，正确的操作方法，紧急情况处置，设备的日常维护保养等。

（3）新设备安装有安装验收报告，厂家、设备处、使用科室共同参与验收。设备验收前厂家工程师必须完成操作培训和考核。

（4）新机培训由设备处组织，科室新成员培训由科室自行组织，设备处协助，并考核，合格后上岗。

（5）使用科室建立医疗设备日常维护记录单（本），每日进行维护保养并记录。

C:【检查与监管】

（1）使用科室每月对医疗设备维护保养和管理进行自查，有记录并落实整改。

（2）设备处每月对医疗设备安全使用、培训情况，计量设备使用情况，急救、生命支持类医疗设备完好情况，以及特殊医疗设备安全隐患进行巡查，收集使用科室存在的问题，每月召开安全分析会议，每季度向医学装备委员会汇报。

（3）医学装备质量与安全管理小组每季度对使用科室的医疗设备相关知识的掌握程度、医疗设备的日常保养及资产管理情况，分管工程师维护维修情况，特殊医学装备管理情况等进行督查，现场反馈给相关科室，有整改记录。

A:【成效】

（1）全院医学装备使用管理规范。

（2）开展PDCA项目《提高医疗设备维护保养执行达标率》，达到目标值并维持4个月以上，并在医院PDCA项目竞赛中获奖。

十一、院务公开管理

6.11.1 按照国家有关规定，医院向社会及员工公开信息

6.11.1.1 医院有向社会及员工公开信息的管理部门、工作制度与程序

P:【计划与规范】

《院务信息公开制度》。

D:【执行要点】

（1）由院务公开领导小组和指定部门负责院务公开工作，专人负责定期收集院内、外对医院服务的意

见和建议。

（2）党办、院办（党政综合办）、组织人事处、财务处、绩效管理处、基建科、设备处、采购中心、总务处等部门的重大事项按院务公开流程进行公开公示。

（3）院务公开的形式有网站、院报、公示栏、OA系统、中层干部例会等。

（4）通过职工代表大会、OA系统、意见箱、院长信箱、座谈会、院领导分管例会等途径征求和收集职工对信息公开具体内容的意见与建议。

C:【检查与监管】

（1）纪检监察室每周收集意见箱的建议，进行分析并及时反馈，整改措施及落实情况有完整记录。

（2）纪检监察室每季度对院务的公开情况进行监督检查，对存在的问题以书面形式反馈给相关部门进行整改。

A:【成效】

社会和员工对公开方式与公开内容满意。

十二、医院文化建设

6.12.1重视医院文化建设，建立医院文化建设制度，把医院文化培育成核心竞争力，以文化建设助推医院发展

6.12.1.1重视医院文化建设，建立医院文化建设制度，并在实际工作中体现

P:【计划与规范】

（1）《医院文化建设制度》。

（2）《医院发展"十三五"规划》《医院文化建设五年规划》。

D:【执行要点】

（1）《医院发展"十三五"规划》明确医疗与人文并重，努力营造医院和谐团结、敬业奉献、崇德重礼的文化氛围。在职工中积极倡导"礼貌、尊重、关怀、敬业、忠诚、责任、合作、进取"的中心医院职工精神，使职工的道德修养、人文素养、敬业精神与社会文明发展相适应。

（2）有明确的医院核心文化元素

1）院训：面对生命，我们尽心尽职。

2）使命：为区域居民提供最合适的医疗服务、最悉心的人文关怀。

3）核心价值观：敬业唯精、协同唯和、创新唯绩、务实唯信。

4）愿景：患者满意、职工爱戴、同行称赞、政府放心、社会推崇。

5）目标：打造全国地市级标杆医院。

6）宗旨：为人民提供高质量的医疗保健服务。

（3）对全院职工开展多场次有关医院文化建设的现场集中培训：《做一个平民的贵族》《讲故事传精神》等，有目标地加强职工人文修养、礼仪规矩等方面的培训。

（4）每年对新职工开展医院文化的岗前培训。

（5）在院内公共场所张贴、悬挂各式医院自行设计的海报、标语，宣传医院特色文化。

（6）定时发送手机哲理短信、OA系统人文修养园地内容。

（7）医院工作电脑的屏保设置为医院的愿景、使命、核心价值观等。

C:【检查与监管】

（1）科室每季度对本科室职工医院核心文化元素的知晓情况和人文素养进行自查，对存在的问题落实整改。

（2）宣传统战处每季度对职工知晓医院核心文化元素的情况和科室开展文化活动的情况进行抽查，现场反馈并督促整改。

A:【成效】

（1）医院文化建设有特色，全体员工知晓医院的核心价值观。

（2）"医院八大文化管理体系建设"入选年度中国现代医院管理典型案例，被收录为国家卫健委能力建设和继续教育中心教学案例，作为现场教学点，并在全行业推广。

十三、医院评价工作

6.13.1重视医院评价工作，设计与确定多维度、全方位社会满意度测评指标体系，开展社会评价活动

6.13.1.1按照患者的服务流程，社会对其要求满足程度的感受，设计与确定医院社会满意度测评指标体系，开展社会评价活动

P:【计划与规范】

《信访工作制度》《随访工作制度》《医疗服务投诉流程及管理规定》《真情反馈问卷满意度调查工作制度》。

D:【执行要点】

（1）建立社会满意度测评工作，有多维度、全方位满意度测评指标体系，开展社会评价活动。

1）根据国家卫健委开展满意度调查试点工作的部署，结合国家卫健委满意度调查的要求，使用国家卫健委患者满意度调查表，开展患者满意度调查。

2）根据市卫健委关于开展市直医院第三方满意度测评方案，每年第二季度开始每季度由第三方调研机构开展门诊及住院患者满意度测评。

3）医院应用自行设计的真情反馈问卷每月开展满意度调查工作。

（2）院内设立意见箱，公开投诉电话、流程和受理部门，畅通意见反馈渠道。

（3）纪检监察室每周检查意见箱及意见簿，及时处理患者的投诉及信访件，对投诉和信访件有回复。

（4）健康教育科专人负责出院患者随访工作，收集患者对医院服务的建议，及时处理。

C:【检查与监管】

（1）医院每月进行真情反馈问卷满意度调查、分析，结果在中层干部例会上通报并落实整改。

（2）第三方满意度测评机构每季度进行患者满意度测评，结果在中层干部例会上通报并落实整改。

（3）纪检监察室不定期对患者满意度调查问卷的发放情况进行监督，存在的问题现场反馈并追踪整改情况。

（4）院外行风监督员不定期对医院行风工作进行监督，现场反馈并持续改进。

A:【成效】

社会满意度不断提高。

6.13.1.2重视员工满意度监测，建立多维度、全方位员工满意度测评指标体系，开展员工评价活动

P:【计划与规范】

《职工代表大会制度》《职工代表大会提案制度》《信访工作制度》《年度院科约谈制度》《院领导分管例会制度》。

D:【执行要点】

（1）根据国家卫健委开展满意度调查试点工作的部署，结合国家卫健委满意度调查的要求，使用国家卫健委员工满意度调查表，开展员工满意度调查。

（2）医院自行设计职工满意度调查问卷表，依托"问卷星"开展员工满意度调查。

（3）通过职工代表大会提案、院科约谈、院领导分管例会、院长信箱、意见箱、行政查房等途径收集职工的意见和建议。

（4）每年在职工代表大会上向职工通报各类提案的落实情况。

（5）党办、院办（党政综合办）接待并及时受理职工信访，有回复，记录完整。

C:【检查与监管】

纪检监察室每周查看意见箱、意见簿，对存在的问题及时反馈并落实整改。

A:【成效】

员工满意度不断提高。

附件

法律法规参考目录

一、综合类

1. 华人民共和国环境保护法（主席令第9号2014年修订）
2. 中华人民共和国预算法（2018年修正）（主席令第22号）
3. 中华人民共和国劳动法（2018年修正）（主席令第24号）
4. 中华人民共和国执业医师法（主席令第18号）
5. 中华人民共和国会计法（主席令第81号2017年修订）
6. 中华人民共和国药品管理法（主席令第27号2015年修订）
7. 中华人民共和国安全生产法（主席令第13号2014年修订）
8. 中华人民共和国放射性污染防治法（主席令第6号）
9. 中华人民共和国传染病防治法（2013年修正）（主席令第5号）
10. 中华人民共和国审计法（主席令第48号）
11. 中华人民共和国计算机信息系统安全保护条例（国务院令第588号2011年修订）
12. 中华人民共和国残疾人保障法（2018年修正）（主席令第16号）
13. 中华人民共和国药品管理法实施条例（国务院令第709号2019年修订）
14. 企事业单位内部治安保卫工作条例（国务院令第421号）
15. 信访条例（国务院令第431号）
16. 艾滋病防治条例（国务院令457号）
17. 医疗机构基本标准（试行）（卫医发〔2006〕第150号）
18. 医院洁净手术部建设技术规范（建设部公告第90号）
19. 关于事业单位试行人员聘用制度有关工资待遇等问题的处理意见（试行）的通知（国人部发〔2004〕63号）
20. 建立健全教育、制度、监督并重的惩治和预防腐败体系实施纲要（中发〔2005〕3号）
21. 关于进一步规范医疗机构命名有关问题的通知（卫医发〔2006〕433号）
22. 关于卫生事业单位岗位设置管理的指导意见（国人部发〔2007〕35号）
23. 关于发布国家标准《综合医院建筑设计规范》的公告（住建部公告第655号）
24. 建立健全惩治和预防腐败体系2008—2012年工作规划（中发〔2008〕9号）
25. 关于修订《医疗机构管理条例实施细则》部分附表的通知（卫办医发〔2008〕125号）
26. 国务院深化医药卫生体制改革领导小组关于进一步推广深化医药卫生体制改革经验的若干意见
27. 关于印发互联网诊疗管理办法（试行）等3个文件的通知（国卫医发〔2018〕25号）
28. 医疗质量管理办法（国家卫生计生委令第10号）
29. 卫生部医院工作制度与人员岗位职责（卫生部医疗服务监管司2010年9月）
30. 关于印发2011年公立医院改革试点工作安排的通知（国办发〔2011〕10号）
31. 关于印发"十二五"期间深化医药卫生体制改革规划暨实施方案的通知（国发〔2012〕11号）
32. 中华人民共和国献血法（主席令第93号）
33. 中华人民共和国招标投标法（2017年修正）（主席令第86号）
34. 中华人民共和国政府采购法（2014年修正）（主席令第14号）
35. 中华人民共和国固体废物污染环境防治法（2016年修正）（主席令第57号）
36. 中华人民共和国突发事件应对法（主席令第69号）
37. 中华人民共和国消防法（2019年修正）（主席令第29号）
38. 中华人民共和国食品安全法（2018年修正）（主席令第22号）
39. 中华人民共和国统计法（主席令第15号）
40. 中华人民共和国侵权责任法（主席令第21号）
41. 中华人民共和国社会保险法（2018年修正）（主席令第25号）
42. 中华人民共和国职业病防治法（2018年修正）（主席令第24号）
43. 中华人民共和国精神卫生法（2018年修正）（主席令第6号）

44. 医疗机构管理条例（国务院令第666号2016年修订）

45. 医疗器械监督管理条例（国务院令第680号2017年修订）

46. 突发公共卫生事件应急条例（国务院令第588号2011年修订）

47. 人体器官移植条例（国务院令第491号）

48. 医疗事故处理条例（国务院令第351号）

49. 危险化学品安全管理条例（国务院令第591号）

50. 中华人民共和国招投标法实施条例（国务院令第613号）

51. 关于推进医疗联合体建设和发展的指导意见（国办发〔2017〕32号）

52. 国家突发公共事件总体应急预案（国发〔2005〕11号）

53. 浙江省突发公共卫生事件预防与应急办法（省政府令第284号2010年修订）

54. 《医疗纠纷预防和处理条例》（国务院令第701号）

55. 《医疗机构管理条例实施细则》（国家卫生计生委令第12号）

56. 灾害事故医疗救援工作管理办法（卫生部令第39号）

57. 关于印发事业单位试行人员聘用制度有关问题的解释的通知（国人部发〔2003〕61号）

58. 国家突发公共卫生事件相关信息报告管理工作规范（试行）（卫办应急发〔2005〕288号）

59. 国家突发公共事件医疗卫生救援应急预案

60. 全国卫生部门卫生应急管理工作规范（试行）（卫应急发〔2007〕262号）

61. 关于批准发布《综合医院建设标准》的通知（建标〔2008〕164号）

62. 关于印发《全国健康教育专业机构工作规范》的通知（卫妇社发〔2010〕42号）

63. 医院财务制度（财社〔2010〕306号）

64. 医疗器械监督管理条例（国务院令第680号2017年修订）

65. 医疗机构水污染物排放标准（GB184166-2005）

66. 医务人员手卫生规范（WS/T313-2009）

67. 关于建立医务人员医德考评制度的指导意见（试行）（卫办发〔2007〕296号）

68. 医院评审暂行办法（卫医管发〔2011〕75号）

69. 关于印发医院评审专家库管理办法的通知（卫办医管发〔2011〕159）号

70. 关于做好医院评审工作的通知（卫办医管函〔2012〕196号）

71. 关于规范医院评审工作的通知（卫办医管函〔2012〕574号）

72. 医疗机构从业人员行为规范（卫办发〔2012〕45号）

73. 机关、团体、企业、事业单位消防安全管理规定（公安部令第61号）

二、医院管理类

1. 关于全面推进县域医疗卫生服务共同体建设的意见（浙委办发〔2018〕67号）

2. 关于印发深化干部人事制度改革纲要的通知（中办发〔2000〕15号）

3. 关于中央级大、中型基本建设项目竣工财务决算签署审核意见有关问题的函（财建〔2000〕69号）

4. 关于印发医院信息系统基本功能规范》的通知（卫办发〔2002〕116号）

5. 关于在事业单位试行人员聘用制度意见的通知（国办发〔2002〕35号）

6. 关于印发建设工程价款结算暂行办法的通知（财建〔2004〕369号）

7. 关于实施"万名医师支援农村卫生工程"的通知（卫医发〔2005〕165号）

8. 关于印发《餐饮业和集体用餐配送单位卫生规范》的通知（卫监督发〔2005〕260号）

9. 关于印发《国家级继续医学教育项目申报、认可办法》和《继续医学教育学分授予与管理办法的通知（全继委发〔2006〕11号）

10. 中共中央纪委关于严格禁止利用职务上的便利谋取不正当利益的若干规定（中纪发〔2007〕7号）

11. 关于进一步加强医疗器械集中采购管理的通知（卫规财发〔2007〕208号）

12. 关于加强适宜卫生技术推广工作的指导意见（卫科教发〔2008〕2号）

13. 关于组织实施2008年度西部卫生人才培养项目的通知（卫办人发〔2008〕115号）

14. 卫生部、教育部关于印发《医学教育临床实践管理暂行规定》的通知（卫科教发〔2008〕45号）

15. 关于进一步规范医疗机构药品集中采购工作的意见（卫规财发〔2009〕7号）

16. 关于2011年起全国医疗卫生系统全面禁烟的决定（卫妇社发〔2009〕48号）

17. 关于印发《医疗质量控制中心管理办法（试行）》的通知（卫医政发〔2009〕51号）

18. 关于巩固和发展新型农村合作医疗制度的意见（卫农卫发〔2009〕68号）

19. 卫生部关于在公立医院施行预约诊疗服务工作的意见（卫医管发〔2009〕95号）

20. 关于进一步改善医疗机构服务管理工作（卫医政发〔2010〕12号）

21. 关于改进公立医院服务管理的若干意见（卫医管发〔2010〕14号）

22. 关于开展国家临床重点专科评估试点的通知（卫医政发〔2010〕26号）

23. 卫生部公布首批通过复审测试的数字证书认证机构（卫生部通告〔2010〕23号）

24. 第二批通过卫生部复审、测试的数字证书认证服务机构名单（卫生部通告〔2011〕1号）

25. 医院财务报表审计指引（中国注册会计师协会会协〔2011〕3号）

26. 关于印发医药卫生中长期人才发展规划（2011—2020年）》的通知（卫人发〔2011〕15号）

27. 基于电子病历的医院信息平台建设技术解决方案（卫办综发〔2011〕39号）

28. 卫生综合管理信息平台建设指南（试行）（卫办综函〔2011〕350号）

29. 关于印发浙江省医疗卫生服务领域深化"最多跑一次"改革行动方案的通知（浙政办发〔2018〕45号）

30. 关于全面开展卫生行业信息安全等级保护工作的通知（卫办综函〔2011〕1126号）

31. 关于进一步加强12320公共卫生公益电话建设工作的通知（卫办发〔2012〕14号）

32. 关于发布《卫生信息基本数据集编制规范》等23项行业标准的通告（卫通〔2012〕5号）

33. 关于印发医用耗材专项整治活动方案的通知（国卫办医函〔2017〕698号）

34. 关于切实维护医疗机构治安秩序的通知（卫发明电〔2012〕5号）

35. 关于贯彻执行《卫生部、公安部关于维护医疗机构秩序的通告》的紧急通知（卫发明电〔2012〕10号）

36. 关于印发2017年纠正医药购销和医疗服务中不正之风专项治理工作要点的通知（国卫医函〔2017〕249号）

37. 关于发布《公共场所集中空调通风系统卫生规范》等3项卫生行业标准的通告（卫通〔2012〕16号）

38. 关于发布《糖尿病筛查和诊断》等2项卫生行业标准的通告（卫通〔2012〕17号）

39. 关于进一步加强食源性疾病相关工作的通知（卫监督发〔2012〕70号）

40. 关于印发《卫生部关于加强"十二五"期间继续医学教育工作的指导意见》的通知（卫科教发〔2012〕85号）

41. 关于加强公立医疗机构廉洁风险防控的指导意见（卫办发〔2012〕61号）

42. 医疗废物管理条例（国务院令第588号2011年修订）

43. 《卫生系统内部审计工作规定》（中华人民共和国国家卫生和计划生育委员会令第16号）

44. 医疗器械注册管理办法（2014）（国家食品药品监督管理总局令第4号）

45. 一次性使用无菌医疗器械监督管理办法（暂行）（国家药品监督管理局令第24号）

46. 公共场所卫生管理条例实施细则（卫生部第80号令）

47. 特种设备作业人员监督管理办法（质检总局第140号令）

48. 职业性外照射个人监测规范（GBZ128-2016）

49. 电离辐射防护与辐射源安全基本标准（GB18871-2002）

50. 易制爆危险化学品名录（公安部公告2011年版）

51. WHO实验室生物安全手册（第三版）（世界卫生组织）

52. 关于对艾滋病病毒感染者和艾滋病病人的管理意见的通知（卫疾控发〔1999〕第164号）

53. 继续医学教育规定（试行）（卫科教发〔2000〕477号）

54. 艾滋病及常见机会性感染免、减费药物治疗管理办法（试行）（卫疾控发〔2004〕107号）

55. 大型医用设备配置与使用管理办法（试行）（国卫规划发〔2018〕12号）

56. 关于印发传染病信息报告管理规范（2015年版）的通知（国卫办疾控发〔2015〕53号）

57. 关于印发《国家卫生统计信息网络直报管理规定（试行）》的通知（卫办发〔2007〕267号）

58. 关于印发无烟医疗卫生机构标准试行的通知（卫妇社发〔2008〕15号）

59. 卫生部、教育部关于印发《医学教育临床实践管理暂行规定》的通知（卫科教发〔2008〕45号）

60. 《医疗器械不良事件监测和再评价管理办法》（国家市场监督管理总局令第1号）

61. 关于印发《全国自然灾害卫生应急预案（试行）》的通知（卫应急发〔2009〕40号）

62. 国家临床重点专科评估管理办法（试行）（卫医政发〔2010〕26号）

63. 医疗卫生机构医学装备管理办法（卫规财发〔2011〕24号）

64. 关于突发中毒事件卫生应急处置15个技术方案的通知（卫应急发〔2011〕94号）

65. 卫生部关于进一步推进预约诊疗服务工作的通知（卫办医管发〔2011〕111号）

66. 预约诊疗服务考核评价标准（卫医管综信便函〔2012〕68号）

67. 关于印发电子病历系统应用水平分级评价管理办法（试行）及评价标准（试行）的通知（国卫办医函〔2018〕1079号）

68. 关于印发《卫生行业信息安全等级保护工作的指导意见》的通知（卫办发〔2011〕85号）

69. 关于印发甲类大型医用设备集中采购工作规范（试行）的通知（卫办规财发〔2012〕96号）

70. 关于深化城乡医院对口支援工作进一步提高县级医院医疗服务能力的通知（卫医管发〔2012〕60号）

71. 关于进一步加强医疗废物管理工作的通知（国卫办医发〔2013〕45号）
72. 医疗卫生机构医疗废物管理办法（卫生部令第36号）
73. 医疗卫生服务单位信息公开管理办法（试行）（卫生部令第75号）
74. 关于下发《医疗机构诊疗科目名录》的通知（卫医发〔1994〕第27号）
75. 关于印发《医疗机构病历管理规定（2013年版）》的通知（卫医发〔2013〕31号）
76. 关于印发《医疗废物分类目录》的通知（卫医发〔2003〕287号）
77. 关于发布《医疗废物专用包装物、容器标准和警示标识规定》的通知（环发〔2003〕188号）
78. 关于进一步规范医疗废物管理工作的通知（国卫办医发〔2017〕32号）
79. 医疗废物管理行政处罚办法（环保总局令第21号）
80. 关于明确医疗废物分类有关问题的通知（卫办医发〔2005〕292号）
81. 关于进一步加强医疗废物管理工作的通知（国卫办医发〔2013〕45号）
82. 关于印发涉及人的生物医学研究伦理审查办法（试行）》的通知（卫科教发〔2007〕17号）
83. 关于在《医疗机构诊疗科目名录》中增加"重症医学科"诊疗科目的通知（卫医政发〔2009〕9号）
84. 关于印发医疗机构校验管理办法（试行）》的通知（卫医政发〔2009〕57号）
85. 城乡医院对口支援工作管理办法（试行）（卫医管发〔2009〕72号）
86. 医院投诉管理办法（试行）（卫医管发〔2009〕111号）
87. 关于印发《医疗器械临床使用安全管理规范（试行）》的通知（卫医管发〔2010〕4号）
88. 关于印发《病历书写基本规范》（卫医政发〔2010〕11号）
89. 关于改进公立医院服务管理方便群众看病就医的若干意见（卫医管发〔2010〕14号）
90. 关于印发电子病历应用管理规范（试行）的通知（国卫办医发〔2017〕8号）
91. 关于加强医疗机构类别和医院妇幼保健院级别审批管理的通知（卫办医政发〔2010〕57号）
92. 关于印发医疗机构、医师、护士电子化注册管理规范（试行）等文件的通知（国卫办医发〔2017〕18号）
93. 电子病历系统功能规范（试行）（卫医政发〔2010〕114号）
94. 国家卫生计生委现行有效部门规章目录（国家卫生计生委公告2018年第1号）
95. 关于印发医疗机构内部价格管理暂行规定的通知（卫规财发〔2011〕32号）
96. 关于统一使用医疗质量安全事件信息报告系统的通知（卫办医管函〔2011〕337号）
97. 医疗机构从业人员违纪违规问题调查处理暂行办法（驻卫纪发〔2011〕22号）
98. 关于加强医疗机构设置审批和校验工作的通知（卫办医管函〔2012〕713号）
99. 关于维护医疗机构秩序的通知（卫通〔2012〕7号）
100. 关于加强医疗安全防范系统建设的指导意见（国卫办医发〔2013〕28号）
101. 关于印发《医疗机构消防安全管理九项规定》的通知（国卫办发〔2015〕86号）
102. 关于印发进一步改善医疗服务行动计划（2018—2020年）的通知（国卫医发〔2017〕73号）
103. 危险化学品目录（2015版）（国家安全生产监督管理局等8部门公告2015年第5号）
104. 易制毒化学品管理条例（国务院令第445号2018年修订）
105. 关于加强植入性医疗器械临床使用监管工作的通知（国卫办医函〔2013〕61号）
106. 关于进一步加强卫生计生系统行风建设的意见（国卫纠〔2015〕1号）

三、医疗管理类

1. 血液制品管理条例（国务院令第666号2016年修订）
2. 关于印发住院医师规范化培训管理办法（试行）的通知（国卫科教发〔2014〕49号）
3. 关于《氧舱安全技术监察规程》（TSG 24-2015）的实施意见（质检特函〔2016〕24号）
4. 临床肠内及肠外营养操作指南（草案）（2004）（中华外科学会临床营养支持学组）
5. 临床诊疗指南（卫医发〔2006〕139号）
6. 临床实验室室间质量评价要求（GB/T20470-2006）
7. 危重病人营养支持指导意见（2006）（卫生部委托中华医学会重症医学分会）
8. 临床核医学放射卫生防护标准（GBZ120-2006）
9. 医护人员职业防护手册（中国医药科技出版社2007）
10. 患者安全目标手册（科学技术文献出版社2008）
11. 临床诊疗指南——肠外肠内营养学分册（2008年版）（卫生部委托中华医学会编著·人民卫生出版社）
12. 医学实验室质量和能力认可准则（CS-CL02：2008）
13. 关于发布和实施《手术安全核查表与手术风险评估表》的通知（医协会发〔2009〕7号）

66. 临床实验室质量保证的要求（WS/T 250-2005）

67. 医学实验室质量和能力的专用要求（ISO15189：2007）

68. 组织病理学技术（周庚寅编. 北京大学医学出版社）

69. 临床技术操作规范全集（43册）（人民军医出版社）

70. 病原微生物实验室生物安全管理条例（国务院令第698号2018年修订）

71. 关于印发浙江省病原微生物实验室生物安全管理办法（试行）的通知（浙卫发〔2016〕44号）

72. 放射性同位素与射线装置安全和防护条例（国务院令第709号2019年修订）

73. 放射性同位素与射线装置安全许可管理办法（国家环境保护总局令第47号2017年修正）

74. 全血及成分血质量要求（GB18469-2012）

75. 放射工作人员的健康要求（GBZ98-2017）

76. 临床核医学放射卫生防护标准（GZ120-2006）

77. 关于印发造血干细胞移植技术管理规范（2017年版）等15个"限制临床应用"医疗技术管理规范和质量控制指标的通知（国卫办医发〔2017〕7号）

78. 关于实施有关病种临床路径的通知（国卫办医函〔2017〕537号）

79. 医用氧舱安全管理规定（质技监局锅发〔1999〕218号）

80. 关于印发《全国艾滋病检测工作管理办法》的通知（卫疾控发〔2006〕218号）

81. 体外诊断试剂注册管理办法（试行）（国食药监械〔2007〕229号）

82. 关于印发《常用康复治疗技术操作规范（2012年版）》的通知（卫办医政发〔2012〕51号）

83. 输血医学常用术语（WS/T203-2001）

84. 放射诊疗管理规定（卫生部令第46号2016年修订）

85. 放射工作人员职业健康管理办法（卫生部令第55号）

86. 关于废止、修改部分环保部门规章和规范性文件的决定（环境保护部令第16号）

87. 决定废止《全国城乡孕产期保健质量标准和要求》等7件部门规章（卫生部令第83号）

88. 医疗机构临床用血管理办法（卫生部令第85号）

89. 关于印发《临床输血技术规范》的通知（卫医发〔2000〕184号）

90. 关于印发《内镜清洗消毒技术操作规范（2004年版）的通知（卫医发〔2004〕100号）

91. 关于加强对人类辅助生殖技术和人类精子库监督管理的通知（卫科教发〔2005〕7号）

92. 关于印发《医疗机构口腔诊疗器械消毒技术操作规范》的通知（卫医发〔2005〕73号）

93. 关于印发人类辅助生殖技术与人类精子库校验实施细则的通知（卫科教发〔2006〕44号）

94. 关于医疗机构间医学检验、医学影像检查互认有关问题的通知（卫办医发〔2006〕32号）

95. 关于印发《医疗机构临床实验室管理办法》的通知（卫医发〔2006〕73号）

96. 关于印发《医师定期考核管理办法》的通知（卫医发〔2007〕66号）

97. 关于进一步加强抗菌药物临床应用管理的通知（卫办医发〔2008〕4号）

98. 关于加强多重耐药菌医院感染控制工作的通知（卫办医发〔2008〕130号）

99. 关于内科执业医师出具心电图诊断报告单有关问题的批复（卫医政函〔2008〕557号）

100. 关于印发《重症医学科建设与管理指南（试行）》的通知（卫医政发〔2009〕23号）

101. 医疗技术临床应用管理办法（中华人民共和国国家卫生健康委员会令第1号）

102. 关于印发《病理科建设与管理指南（试行）》的通知（卫办医政发〔2009〕31号）

103. 关于印发综合医院中医临床科室基本标准的通知（国中医药发〔2009〕6号）

104. 关于印发第一批单病种质量控制指标的通知（卫办医政函〔2009〕425号）

105. 关于印发（急诊科建设与管理指南（试行））的通知（卫医政发〔2009〕50号）

106. 关于印发《健康体检管理暂行规定》（卫医政发〔2009〕77号）

107. 关于开展单病种质量管理控制工作有关问题的通知（卫办医政函〔2009〕757号）

108. 关于印发（医院手术部（室）管理规范（试行））的通知（卫医政发〔2009〕90号）

109. 关于印发医疗机构临床路径管理指导原则的通知（卫医管发〔2017〕49号）

110. 关于印发《妇科内镜诊疗技术管理规范》的通知（卫办医政发〔2009〕183号）

111. 关于印发《新生儿病室建设与管理指南（试行）》的通知（卫医政发〔2009〕123号）

112. 关于规范活体器官移植的若干规定（卫医管发〔2009〕126号）

113. 关于对医疗机构血液透析室实行执业登记管理的通知（卫医政发〔2010〕32号）

114. 关于印发《医疗机构血液透析室管理规范》的通知（卫医政发〔2010〕35号）

115. 关于印发第二批单病种质量控制指标的通知（卫办医政函〔2010〕909号）

116. 关于印发《医疗机构临床基因扩增管理办法》的通知（卫办医政发〔2010〕194号）

117. 关于印发《医疗质量安全事件报告暂行规定》的通知（卫办医管发〔2011〕4号）

118. 关于印发《多重耐药菌医院感染预防与控制技术指南（试行）》的通知（卫办医政发〔2011〕5号）

119. 关于印发《医疗机构临床心理科门诊基本标准（试行）》的通知（卫医政发〔2011〕22号）

120. 关于开展"癌痛规范化治疗示范病房"创建活动的通知（卫办医政发〔2011〕43号）

121. 关于印发《综合医院康复医学科建设与管理指南》的通知（卫医政发〔2011〕31号）

122. 关于印发《综合医院中医药工作指南（试行）》的通知（国中医药医政发〔2011〕14号）

123. 关于印发《综合医院康复医学科基本标准（试行）》的通知（卫医政发〔2011〕47号）

124. 关于推广应用疾病诊断相关分组（DRGS）开展医院评价工作的通知（卫办医管函〔2011〕683号）

125. 关于修订住院病案首页的通知（卫医政发〔2011〕84号）

126. 关于印发住院病案首页数据填写质量规范（暂行）和住院病案首页数据质量管理与控制指标（2016版）的通知（国卫办医发〔2016〕24号）

127. 关于印发《癌症疼痛诊疗规范（2011年版）》的通知（卫办医政发〔2011〕161号）

128. 关于印发《机器人手术系统辅助实施心脏手术技术规范（2012年版）》和《机器人手术系统辅助实施心脏手术技术培训管理规范（2012年版）》的通知（卫办医政发〔2012〕15号）

129. 关于印发《"十二五"时期康复医疗工作指导意见》的通知（卫医政发〔2012〕13号）

130. 关于印发第三批单病种质量控制指标的通知（卫办医政函〔2012〕376号）

131. 关于印发人工髋关节置换技术管理规范（2012年版）的通知（卫办医政发〔2012〕68号）

132. 国家卫生健康委办公厅关于印发心血管疾病介入等4个介入类诊疗技术临床应用管理规范的通知（国卫办医函〔2019〕828号）

133. 关于取消第二类医疗技术临床应用准入审定有关工作的通知（浙卫发〔2015〕73号）

134. 关于印发浙江省医疗技术临床应用事中事后监管实施方案（试行）的通知（浙卫发〔2017〕30号）

135. 关于印发人工关节置换技术管理规范（2012年版）的通知（卫办医政发〔2012〕93号）

136. 关于印发（医疗机构手术分级管理办法（试行）》的通知（卫办医政发〔2012〕94号）

137. 关于人工关节置换技术管理的补充通知（卫办医政函〔2012〕705号）

138. 关于印发《呼吸内镜诊疗技术管理规范（2012年版）》的通知（卫办医改发〔2012〕100号）

139. 关于血液透析室登记及人员执业等有关问题的批复（卫医政函〔2012〕255号）

140. 关于加强艾滋病患者和病毒感染者医疗服务工作的通知（卫发明电〔2012〕23号）

141. 关于规范健康体检应用放射检查技术的通知（卫办监督发〔2012〕148号）

142. 关于印发《疾病分类与代码（修订版）》的通知（卫办综发〔2011〕166号）

143. 关于印发医疗质量安全核心制度要点的通知（国卫医发〔2018〕8号）

144. 关于进一步加强患者安全管理工作的通知（国卫办医发〔2018〕5号）

145. 医师执业注册管理办法（国家卫生计生委令第13号）

146. 关于下发《关于医师执业注册中执业范围的暂行规定》的通知（卫医发〔2001〕169号）

147. 关于取消非行政许可审批事项的决定（国发〔2015〕27号）

148. 关于取消第三类医疗技术临床应用准入审批有关工作的通知（国卫医发〔2015〕71号）

四、护理管理类

1. 关于印发《临床护理实践指南（2011版）》的通知（卫医政发〔2011〕55号）

2. 关于开展全国三级医院优质护理服务检查评价的通知（卫办医政函〔2011〕973号）

3. 关于印发《专科护理领域护士培训大纲》的通知（卫办医发〔2007〕90号）

4. 中国护理事业发展规划纲要（2011—2015年）（卫医政发〔2011〕96号）

5. 护士条例（国务院令第517号）

6. 关于印发《医护人员艾滋病病毒职业暴露防护工作指导原则（试行）》的通知（卫医发〔2004〕108号）

7. 护士守则（中华护理学会）

8. 关于印发《综合医院分级护理指导原则（试行）》的通知（卫医政发〔2009〕49号）

9. 关于印发《住院患者基础护理服务项目（试行）》等三个文件的通知（卫医政发〔2010〕9号）

10. 关于印发《医院实施优质护理服务工作标准（试行）》的通知（卫医政发〔2010〕108号）

11. 关于实施医院护士岗位管理的指导意见（卫医政发〔2012〕30号）

五、医院感染管理类

1. 关于印发《辐射损伤医学处理规范》的通知（卫法监发〔2002〕133号）

2. 关于印发《血液透析器复用操作规范》的通知（卫医发〔2005〕330号）

3. 血源性病原体职业接触防护导则（GBZT 213-2008）

4. 关于进一步做好预防艾滋病母婴传播工作的通知（卫办妇社发〔2008〕74号）

5. 医院消毒供应中心管理规范（WS310.1-2016）

6. 医院消毒供应中心清洗消毒及灭菌技术操作规范（WS310.2-2016）

7. 医院消毒供应中心清洗消毒及灭菌效果监测标准（WS310.3-2016）

8. 口腔器械消毒灭菌技术操作规范（WS506-2016）

9. 软式内镜清洗消毒技术规范（WS807-2016）

10. 医院医用织物洗涤消毒技术规范（5508-2016）

11. 重症监护病房医院感染预防与控制规范（WS509-2016）

12. 病区医院感染管理规范（WS510-2016）

13. 经空气传播疾病医院感染预防与控制规范（WS511-2016）

14. 医疗机构环境表面清洁与消毒管理规范（WS512-2016）

15. 医院感染暴发控制指南（WS/T524-2016）

16. 医院感染管理专业人员培训指南（WS/T525-2016）

17. 医疗机构门急诊医院感染管理规范（WS/T591-2018）

18. 医院感染预防与控制评价规范（WS/T592-2018）

19. 关于印发《传染病防治日常卫生监督工作规范》的通知（卫监督发〔2010〕82号）

20. 酚类消毒剂卫生要求（GB27947-2011）

21. 空气消毒剂卫生要求（GB27948-2011）

22. 医疗器械消毒剂卫生要求（GB/T27949-2011）

23. 手消毒剂卫生要求（GB27950-2011）

24. 皮肤消毒剂卫生要求（GB27951-2011）

25. 普通物体表面消毒剂的卫生要求（GB27952-2011）

26. 疫源地消毒剂卫生要求（GB27953-2011）

27. 粘膜消毒剂通用要求（GB27954-2011）

28. 过氧化氢气体等离子体低温灭菌装置的通用要求（GB27955-2011）

29. 酸性氧化电位水生成器安全与卫生标准（GB28234-2011）

30. 紫外线空气消毒器安全与卫生标准（GB28235-2011）

31. 医院消毒卫生标准（GB15982-2012）

32. 公共场所集中空调通风系统清洗消毒规范（WS/T 396-2012）

33. 公共场所集中空调通风系统卫生规范（WS/T394-2012）

34. 公共场所集中空调通风系统卫生学评价规范（WST395-2012）

35. 医院空气净化管理规范（WS/T368-2012）

36. 关于印发《基孔肯雅热预防控制技术指南（2012年版）》的通知（卫办控发〔2012〕128号）

37. 关于加强医疗机构传染病管理工作的通知（国卫办医函〔2017〕250号）

38. 关于加强肠道传染病防控工作的通知（卫办疾控发〔2012〕132号）

39. 关于印发流感样病例暴发疫情处置指南（2012年版）的通知（卫办疾控发〔2012〕133号）

40. 突发公共卫生事件和传染病疫情监测信息报告管理办法（卫生部令第37号）

41. 医院隔离技术规范（WS/T311-2009）

42. 性病防治管理办法（卫生部令第89号）

43. 消毒管理办法（卫生计生委令第18号2017年修订）

44. 医疗机构传染病预检分诊管理办法（卫生部令第41号）

45. 医院感染管理办法（卫生部令第48号）

46. 关于印发医院感染诊断标准（试行）的通知（卫医发〔2001〕2号）

47. 关于二级以上综合医院感染性疾病科建设的通知（卫医发〔2004〕292号）

48. 关于印发《二级以上综合医院感染性疾病科工作制度和工作人员职责》和《感染性疾病病人就诊流程》的通知（卫办医发〔2004〕166号）

49. 关于修改《突发公共卫生事件与传染病疫情监测信息报告管理办法》的通知（疾控发〔2006〕332号）

50. 医院感染规范（WS/T312-2009）

51. 关于印发《医院感染暴发报告及处置管理规范》的通知（卫医政发〔2009〕73号）

52. 关于加强非结核分枝杆菌医院感染预防与控制工作的通知（卫办医政发〔2010〕88号）

53．关于印发《外科手术部位感染预防与控制技术指南（试行）》等三个技术文件的通知（卫办医政发〔2010〕187号）

54．关于统一使用医院感染暴发信息报告系统的通知（卫办医政函〔2011〕815号）

55．关于认真贯彻落实医院感染管理相关技术标准的通知（卫办医政发〔2012〕70号）

56．关于印发预防与控制医院感染行动计划（2012—2015年）的通知（卫办医政〔2012〕63号）

57．医疗机构消毒技术规范（WS/T367-2012）

58．可感染人类的高致病性病原微生物菌（毒）种或样本运输管理规定（卫生部令第45号）

59．人间传染的病原微生物菌（毒）种保藏机构管理办法（卫生部令第68号）

60．重症监护病房医院感染预防与控制规范（WS/T509-2016）

61．关于印发《医务人员艾滋病病毒职业暴露防护工作指导原则（试行）》的通知（卫医发〔2004〕108号）

62．关于印发《血液透析器复用操作规范》的通知（卫医发〔2005〕330号）

六、药事管理类

1．药品说明书和标签管理规定（国家食品药品监督管理局令第24号）

2．药品召回管理办法（国家食品药品监督管理局令第29号）

3．关于印发《医疗机构药品监督管理办法（试行）》的通知（国食药监安〔2011〕442号）

4．关于印发《国家基本药物临床应用指南》和《国家基本药物处方集》的通知（卫办药政发〔2009〕232号）

5．国家基本药物处方集（国家基本药物处方集编委会主编，人民卫生出版社，2010）

6．关于印发《药物临床试验伦理审查工作指导原则》的通知（国食药监注〔2010〕436号）

7．关于印发《二、三级综合医院药学部门基本标准（试行）》的通知（卫医政发〔2010〕99号）

8．医疗用毒性药品管理办法（国务院令第23号）

9．放射性药品管理办法（国务令第25号）

10．麻醉药品和精神药品管理条例（国务院令第666号2016年修订）

11．药物临床试验质量管理规范（国食药监督局令第3号）

12．医疗机构制剂注册管理办法（试行）（国家食品药品监督管理局令第20号）

13．药品类易制毒化学品管理办法（卫生部令第72号）

14．药品不良反应报告和监测管理办法（卫生部令第81号）

15．关于印发《糖皮质激素类药物临床应用指导原则》的通知（卫办医政发〔2011〕23号）

16．处方管理办法（卫生部令第53号）

17．抗菌药物临床应用管理办法（卫生部令第84号）

18．关于印发药物临床试验机构资格认定管理办法（试行）的通知（国食药监安〔2004〕44号）

19．关于进一步加强抗菌药物临床应用管理工作的通知（国卫办医发〔2015〕42号）

20．关于印发抗菌药物临床应用指导原则（2015年版）的通知（国卫办医发〔2015〕43号）

21．关于进一步加强抗菌药物临床应用管理遏制细菌耐药的通知（国卫办医发〔2017〕10号）

22．关于加强抗菌药物临床应用分级管理工作的通知（浙卫办医政〔2016〕1号）

23．关于印发遏制细菌耐药国家行动计划（2016—2020年）的通知（国卫医发〔2016〕43号）

24．关于印发《麻醉药品、第一类精神药品购用印鉴卡管理规定》的通知（卫医发〔2005〕421号）

25．关于印发《医疗机构麻醉药品、第一类精神药品管理规定》的通知（卫医发〔2005〕438号）

26．关于印发《麻醉药品临床应用指导原则》的通知（卫医发〔2007〕38号）

27．关于印发《精神药品临床应用指导原则》的通知（卫医发〔2007〕39号）

28．关于印发《医院中药饮片管理规范》的通知（国中医药发〔2007〕11号）

29．关于印发医疗机构中药煎药室管理规范的通知（国中医药发〔2009〕3号）

30．关于印发医院中药房基本标准的通知（国中医药发〔2009〕4号）

31．关于抗菌药物临床应用管理有关问题的通知（卫办医政发〔2009〕38号）

32．关于印发《医院处方点评管理规范（试行）》的通知（卫医管发〔2010〕28号）

33．关于印发《静脉用药集中调配质量管理规范》的通知（卫医政发〔2010〕62号）

34．关于加强医疗机构废弃药品包装处置管理工作的通知（卫办医政函〔2012〕681号）

35．关于印发《医疗机构药事管理规定》的通知（医政发〔2011〕11号）

36．关于继续深入开展全国抗菌药物临床应用专项整治活动的通知（卫办医政发〔2012〕32号）

37．关于加强抗菌药物临床应用和细菌耐药监测工作的通知（卫办医政发〔2012〕72号）

38．关于加强孕产妇及儿童临床用药管理的通知（卫办医政发〔2011〕112号）